协和听课笔记

局部解剖学

白熠洲　朱一鸣　主　编

中国协和医科大学出版社

图书在版编目（CIP）数据

局部解剖学／白熠洲，朱一鸣主编. —北京：中国协和医科大学出版社，2020.11

（协和听课笔记）

ISBN 978-7-5679-1598-5

Ⅰ．①局… Ⅱ．①白… ②朱… Ⅲ．①局部解剖学-医学院校-教学参考资料 Ⅳ．①R323

中国版本图书馆 CIP 数据核字（2020）第 186954 号

协和听课笔记

局部解剖学

主　　编：白熠洲　朱一鸣
责任编辑：张　宇

出版发行：中国协和医科大学出版社
　　　　　（北京市东城区东单三条 9 号　邮编 100730　电话 010-65260431）
网　　址：www.pumcp.com
经　　销：新华书店总店北京发行所
印　　刷：北京玺诚印务有限公司

开　　本：889×1194　　1/32
印　　张：9.75
字　　数：210 千字
版　　次：2020 年 11 月第 1 版
印　　次：2020 年 11 月第 1 次印刷
定　　价：45.00 元

ISBN 978-7-5679-1598-5

编者名单

主　编　白熠洲　朱一鸣

编　委（按姓氏笔画排序）

王雅雯（中国医学科学院肿瘤医院）

白熠洲（清华大学附属北京清华长庚医院）

朱一鸣（中国医学科学院肿瘤医院）

朱晨雨（北京协和医院）

李　炎（北京协和医院）

李晗歌（北京协和医学院）

杨　寒（中山大学肿瘤防治中心）

吴春虎（阿虎医学研究中心）

张　镭（南方医科大学南方医院）

陈　玮（中日友好医院）

夏小雨（中国人民解放军总医院第七医学中心）

蔺　晨（北京协和医院）

管　慧（北京协和医院）

前　言

　　北京协和医学院是中国最早的一所八年制医科大学，在100多年的办学过程中积累了相当多的教学经验，在很多科目上有其独特的教学方法，尤其是各个学科的任课老师，都是其所在领域的专家、教授。刚进入协和的时候，就听说协和有三宝：图书馆、病案和教授。更有人索性就把协和的教授誉为"会走路的图书馆"。作为协和的学生，能够在这样的环境中学习，能够聆听大师们的教诲，我们感到非常幸运。同时，我们也想与大家分享自己的所学所获，由此，推出本套丛书。

　　本套丛书是以对老师上课笔记的整理为基础，再根据第9版教材进行精心编写，实用性极强。

　　本套丛书的特点如下：

　　1. 结合课堂教学，重难点突出

　　总结核心问题，突出重难点，使读者能够快速抓住内容；精析主治语录，提示考点，减轻读者学习负担；精选执业医师历年真题，未列入执业医师考试科目的学科，选用练习题，以加深学习记忆，力求简单明了，使读者易于理解。

　　2. 紧贴临床，实用为主

　　医学的学习，尤其是桥梁学科的学习，主要目的在于为临床工作打下牢固的基础，无论是在病情的诊断、解释上，还是在治疗方法和药物的选择上，都离不开对人体最基本的认识。桥梁学科学好了，在临床上才能融会贯通，举一反三，学有所用，学以致用。

3. 图表形式，加强记忆

通过图表的对比归类，不但可以加强、加快相关知识点的记忆，通过联想来降低记忆的"损失率"，也可以通过表格中的对比来区分相近知识点，避免混淆，帮助大家理清思路，最大限度帮助我们理解和记忆。

局部解剖学是临床医学，特别是外科学、妇产科学等手术学科和影像诊断学科的重要基础学科，是人体解剖学的重要组成部分，具有很强的实际应用意义。全书共分9章，基本涵盖了教材的重点内容。每个章节都由本章核心问题、内容精要等部分组成，重点章节配精选习题，重点内容以下划线标注，有助于学生更好地把握学习重点。

本套丛书可供各大医学院校本科生、专科生及七年制、八年制学生使用，也可作为执业医师和研究生考试的复习参考用书，对住院医师也具有很高的学习参考价值。

由于编者水平有限，如有错漏，敬请各位读者不吝赐教，以便修订、补充和完善。如有疑问，可扫描下方二维码，会有专属微信客服解答。

编　者

2020 年 7 月

目 录

第一章　绪　　论

一、局部解剖学的学习目的与学习方法

局部解剖学是在人体系统解剖学的基础上，着重研究人体各局部由浅入深的组成结构、形态特点及其层次和毗邻关系的解剖学。

（一）学习目的

主要是通过解剖与观察人体标本，使学生掌握人体各部位器官和结构的位置、形态以及层次和毗邻关系，从而为学习临床课程，进而成为一名优秀的临床医师打下良好的基础。

（二）学习方法

1. 理论指导实践　在认真地学习和复习系统解剖学和局部解剖学理论知识的同时，再进行解剖操作，做到既动手又动脑，才能更好地掌握人体各局部的结构和形态特点以及层次和毗邻关系。

2. 掌握解剖技能　必须熟悉各种解剖器械的使用方法和各种人体结构的解剖要领。

3. 密切联系临床　局部解剖学是介于基础和临床之间的桥梁课程，学习时要密切联系临床应用实际，注意推演解剖的人体各部位器官结构和毗邻关系在临床疾病诊断和手术治疗时的应用目的，并在未来各专科学习过程不断回顾局部解剖相关知

识，达到融会贯通、学以致用的效果。

4. 注重体表标志　人体的体表标志在疾病诊断和外科手术中具有重要应用价值。因此在解剖前要注意重要结构体表标志的扪摸和体表投影的观察，可以利用自己和同学的身体来学习表面解剖，必要时可以提前了解一些诊断学相关知识，加深解剖与症状和体征之间关系的理解。

5. 重视相关知识　断层解剖和管腔铸型等相关知识有助于深刻理解局部解剖学。

6. 借助新兴媒体　对学习解剖学有较大帮助。

二、解剖器械的准备和使用

（一）解剖器械的准备

常用器械包括解剖刀、解剖镊、解剖剪、拉钩、肋骨剪、椎管锯和咬骨钳等。必须保持解剖刀、解剖剪和肋骨剪等的锋利。每次解剖操作完成以后，必须把所有使用过的解剖器械擦拭干净，妥善保存，防止生锈，防止刀尖和刀刃等受到损坏。

（二）解剖器械的使用

1. 解剖刀

（1）刀刃常用于切开皮肤和切断肌。刀尖常用于修洁血管、神经和肌。刀柄常用于钝性分离或探查。使用刀刃或刀尖时，一般右手持刀，其方式应视需要而定。

（2）做皮肤切口时，常用抓持式或执弓式（操琴法），即用拇指与中指、环指、小指夹持刀柄，示指按于刀背，形如持小提琴的弓。

（3）解剖或修洁肌、血管和神经等，则常用执笔法（反挑法），即用拇指、示指、中指三指捏持刀柄的前部接近刀片处，犹如执笔写字。当手指和手腕运动时，刀尖或刀刃做小范围活动，以利于解剖操作准确、细致。

2. 解剖镊　解剖镊有无齿和有齿2种。

（1）无齿的解剖镊用于夹持和分离血管、神经和肌等。

（2）有齿的解剖镊仅用于夹持皮肤或非常坚韧的结构，切不可用于夹持血管、神经和肌等容易损坏的结构。

（3）解剖操作时，一般右手持解剖刀，左手持解剖镊。也可以两手同时持解剖镊，分离血管和神经。使用解剖镊一般采用执笔式，动作要简练明快，不可用力推扭，以免镊齿对合不良。

3. 解剖剪　有不同的长短和弯直。刀尖有尖头和圆头之分，也有一尖一圆的。

（1）圆头解剖剪一般用于剪开组织或剪断神经、血管，有时也可以用于撑开或分离组织。

（2）一尖一圆的或尖头的直剪，常用于剪线或拆线。

（3）正确使用解剖剪的方法是将右手的拇指和环指各伸入解剖剪的一个环内，中指放在环的前方，示指顶压在解剖剪的运动轴处，起到稳定和定向的作用。

4. 血管钳或称止血钳　主要作用之一是钳夹组织，达到显露、固定、牵引、悬吊、对抗、引导等目的。另外，可用作钝性分离：在没有重要结构穿行的软组织区域，通过钳子尖的探入、开合等动作，将无定形的软组织牵拉撕开，使得有一定韧性的重要结构如血管、神经、肌腱、韧带、淋巴结、筋膜等显现出来。直钳更多用于固定和牵引大范围的坚韧组织，如在皮瓣分离牵引时使用。弯钳更常用于分离组织和精细小结构的夹持、显露。直角钳常用于血管的分离、解剖和结扎。

5. 拉钩　有宽窄不同、深浅不同和弯曲角度不同的多种类型。一般用于牵拉、暴露和固定结构，以利于解剖操作的进行。

6. 其他解剖器械　常用肋骨剪剪断肋骨，用椎管锯打开椎管，用弓形锯锯开颅骨，用咬骨钳咬断骨并修整骨的断端。

三、解剖操作的基本技术与方法

1. 皮肤剥离法

（1）在皮肤上，先在拟做切口的部位，用刀尖的背划一线痕。切口（图 1-0-1）走行方向通常与此处皮肤纹理方向一致。

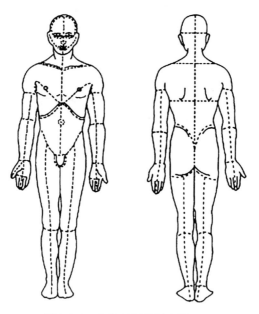

图 1-0-1　人体解剖常用皮肤切口

（2）再沿此线痕，将解剖刀的刀尖与皮肤成直角刺入。感到抵抗力突然减小时，提示刀尖已经抵达浅筋膜，应立即将刀刃倾斜成45°角，持稳解剖刀，切开皮肤。注意切皮要浅，不可损伤皮下结构。要注意体会人体不同部位皮肤的厚度和强度有很大差异。

（3）用有齿解剖镊牵起皮肤的一角，紧贴真皮与皮下组织之间，切断皮肤下的致密结缔组织，剥离皮肤，掀起皮片，准备解剖皮下结构。如果不需要解剖和观察皮下结构，可以将皮肤和皮下组织一并掀起，直接暴露深筋膜。

2. 浅筋膜解剖法

（1）皮下组织内的主要解剖结构是皮神经、浅静脉和浅动脉。

（2）皮神经首先在浅筋膜的深处潜行，逐渐分支，变细浅出。可从皮神经穿出深筋膜处开始，沿其走向剖查，直至其神经末梢。

（3）浅静脉和浅动脉位于浅筋膜中，沿其经过部位，切开皮下结缔组织，即可将其暴露。

（4）某些部位的浅筋膜内有浅淋巴结分布。可用刀尖分开皮下结缔组织，找到淋巴结后将其提起。推开淋巴结周围的结缔组织，可见与淋巴结相连的输入与输出淋巴管。腹股沟是以此法观察淋巴结及其淋巴管的最佳部位。

（5）女性乳房是胸前区浅筋膜中的重要结构，既可原位解剖，又可整体取下，离体解剖。解剖方法为钝性刮除脂肪组织，显露乳腺。

（6）保留需要继续观察的皮神经、浅静脉和浅动脉等结构，将浅筋膜全部去除，暴露深筋膜。

3. 深筋膜解剖法

（1）用有齿的解剖镊将深筋膜提起，解剖刀的刀刃要平贴肌肉表面，与肌纤维的方向一致，将其切除。要注意人体各部位的深筋膜有很大差异。

（2）四肢与背部的深筋膜厚而致密，可成片切除。

（3）躯干的大部分深筋膜与深面的肌肉结合牢固，只能小片切除；某些部位的深筋膜作为肌肉的起点或形成腱鞘，很难切除。

（4）在头颈和四肢的一些部位，深筋膜还形成血管神经鞘、筋膜隔和支持带等重要结构，解剖时需要特别小心。全身最易剥离的深筋膜为肱二头肌筋膜，最难剥离的是背阔肌的筋膜。

4. 肌解剖法

（1）解剖肌需要做到暴露清楚，有利于观察。

（2）要注意修出肌的边界，去除肌表面的结缔组织，清楚观察肌的位置、形态、起止，肌纤维的方向，肌腹和肌腱的配布和血管、神经的分布。并注意理解该肌的作用。

（3）有时为了观察深处的结构，需要将肌切断。此时应注意断端尽量整齐，营养和支配肌的血管和神经尽量保持完整。若需同时切断并排的两块或数块肌时，每块肌的断端应错开1~2cm，以便日后复位观察。

5. 血管神经解剖法

（1）解剖血管和神经的目的是暴露并观察它们。应注意显露并保护重要的血管和神经。通过解剖操作，认清它们的起始、走行、分支和分布范围。解剖应该从粗的血管和神经开始，由粗到细，仔细剖查，直到进入器官为止。

（2）操作应该以钝性分离为主。先用刀尖沿血管和神经的走向，划开包绕它们的结缔组织。然后，用无齿的解剖镊提起血管或神经，沿其两侧，用刀尖的背面或解剖镊或解剖剪做钝性分离。

（3）清除血管或神经周围无用的结构，应该在直视下小心进行。

（4）去除较粗大的静脉，应做双重结扎，在结扎线之间剪断。较小的伴行静脉可直接切除。

6. 浆膜腔探查法

（1）在人体内，有胸膜腔和腹膜腔等形态各异、大小不同的易发生感染、积液或肿瘤细胞转移扩散的浆膜腔。探查浆膜腔的目的，是为了体会和了解其位置、形态、境界、毗邻和大小等。

（2）切开浆膜的壁层以后，用手伸入浆膜腔，按一定的程序仔细探查浆膜腔的各个部分，特别是壁层和脏层的各个部分及其相互移行和反折处。

（3）如果遇到人体的浆膜腔内有明显的粘连，可以用手指小心进行钝性分离以后再探查。

（4）如遇到有的浆膜腔内液体较多，影响探查，应该用电吸引器吸除后再进行探查。

7. 脏器解剖法

（1）脏器分布于头、颈、胸、腹、盆各部。按结构可以分为中空型（腔型）脏器和实质型脏器两类。

（2）实质型脏器多为分叶性结构，如肝、胰、脾、睾丸和肾等；也有卵巢等不是分叶性结构。实质型脏器的血管、神经和功能性管道，一般集中进出脏器，进出之处称为"门"。

（3）解剖脏器的目的是暴露和观察脏器的形态、位置、毗邻和内部结构，探查其血管和神经的分布等。所以，首先要原位暴露脏器，观察其位置、表面形态、浆膜配布、毗邻关系和体表投影，然后解剖暴露血管和神经，必要时切断血管、神经和功能管道等固定装置，整体取下脏器，进一步观察解剖。

8. 骨性结构处理法

骨组织比较坚硬，需要用肋骨剪剪断肋骨，用椎管锯打开椎管，用钢丝锯或弓形锯锯开颅骨，用咬骨钳咬断骨和修整骨的断端。

四、解剖操作的具体要求

1. 要体现人文精神 局部解剖所用的人体标本均来源于具

有无私奉献精神的遗体捐献者，是医学生无言的老师。建议在首次解剖课前，做默哀仪式，有条件的学校可同时进行献花仪式。解剖时要举止庄重，严肃认真，要像在患者身上实施手术一样，精益求精，不随意破坏任何一个机构，借此养成严谨的工作作风和良好的职业风范。

2. 珍惜动手机会　认真进行人体解剖操作是学习局部解剖学最重要和最有效的途径。要非常重视人体解剖操作，要珍惜爱护人体。不怕脏、不怕累、不怕异味刺激。勤动手，善观察，多动脑。注意团结协作，加强讨论总结，充分用好人体，努力学好局部解剖学。

3. 认真做好预习　预习是保证解剖操作正确顺利，提高课堂效果的必要准备。每次解剖操作之前，必须认真阅读教材的文字和插图，复习系统解剖学的知识，研究有关的解剖学图谱，准备好必须使用的解剖器械，了解将要解剖内容的重点、难点和大致的解剖顺序，做到心中有数。

4. 规范解剖操作　规范的解剖操作是保证解剖质量和学好局部解剖学的必要前提。应该严格按照教师和教材规定的解剖步骤和操作要求，依次进行。既要解剖清楚、暴露充分，又不可盲目切割、任意行事。在实际操作中，要慢慢积累和体会一些与解剖和手术有关的基本操作思想和技巧。如充分显露的思想、对好光源（充分照明）的思想、对抗和牵拉的思想、组织分离的技巧、爱护皮瓣的思想等。

5. 仔细观察辨认　观察和辨认清楚解剖结构，是学习局部解剖学的根本目的。要边解剖，边观察，注意辨认，并理论联系实际进行思考。在解剖的学习和实践中，要特别重视胚胎发育学和比较解剖学的知识，将系统发育和物种进化的理念融入人体解剖中来，反复揣摩、加深理解。要特别注意体会筋膜、间隙、包膜/被膜等结构在局部的分布规律和解剖特点。

6. 要重视变异与畸形 在解剖人体的操作过程中，往往会发现与教科书的文字描述或图谱显示有不同的现象，往往会遇到文字和图谱没有反映的变异或畸形。变异是指人体的个体差异，出现率可高可低，往往对外观和功能影响不大；畸形是指异常的形态和结构，出现率相当低，往往对外观或功能有严重的影响。某些变异（如血管的起点、走行和分支类型）和畸形（如先天性心血管畸形）具有十分重要的临床意义。所以，在解剖过程中，一旦发现变异和畸形，不要轻易放过。要报告老师，让更多的同学一起观察，开展讨论和学习，抓住不可多得的学习和提高的机会。

除此以外，无论大体老师（即解剖所用标本）因何原因去世，造成其死亡的根本原因和直接诱因，均或多或少会在其解剖结构上有所体现；生命历程中各种组织器官的退行性改变，也会在其解剖结构上有所反映。在解剖学习时，应仔细识别这些生理性改变或病理性异常，并与正常结构进行对比，深刻领会和理解疾病和老化对人体解剖结构造成的影响。

第二章 头 部

核心问题

1. 危险三角定义。
2. 腮腺床的构成、腮腺咬肌筋膜、海绵窦、头皮。
3. 颅顶软组织分层及各层结构特点。
4. 腮腺和面神经的关系。

内容精要

头部由颅与面两部分组成。颅容纳脑及其被膜。面部有视器、位听器、口、鼻等器官。头部的血液供应来自颈内、外动脉和椎动脉，经颈内、外静脉回流至心。淋巴直接或间接注入颈深淋巴结。神经主要是脑神经。

第一节 概 述

一、境界与分区

头部借下颌骨下缘、下颌角、乳突尖端、上项线和枕外隆凸的连线与颈部分界。头部又借眶上缘、颧弓上缘、外耳门上缘和乳突的连线，分为后上方的颅部和前下方的面部。

二、表面解剖

（一）体表及骨性标志

1. 眉弓 位于眶上缘上方的弓状隆起，适对大脑额叶的下缘，其内侧份的深面有额窦。

2. 眶上切迹（或眶上孔） 位于眶缘的中、内 1/3 交界处，眶上血管和神经由此通过。用力按压该处，可引起明显疼痛。

3. 眶下孔 位于眶下缘中点的下方约 0.8cm 处，眶下血管及神经由此穿出。此处可进行眶下神经阻滞麻醉。

4. 颏孔 通常位于下颌第二前磨牙根下方，下颌体上、下缘连线的中点，距正中线约 2.5cm 处。此孔呈卵圆形，开口多向后、上、外方，有颏血管和神经通过，为颏神经麻醉的穿刺部位。

5. 翼点 位于颧弓中点上方约两横指处，额、顶、颞、蝶四骨在此相接，多呈 H 形的缝。翼点是颅骨的薄弱部分，其内面有脑膜中动脉前支通过，此处受暴力打击时，易发生骨折，并常伴有上述动脉的断裂出血，形成硬膜外血肿。

6. 颧弓 由颞骨的颧突和颧骨的颞突共同构成，颧弓上缘相当于大脑颞叶前端的下缘，颧弓下缘与下颌切迹间的半月形中点为咬肌神经封闭及上、下颌神经阻滞麻醉的进针点。

7. 耳屏 为位于耳甲腔前方的扁平突起。在耳屏前上方约 1cm 处可触及颞浅动脉的搏动。耳屏前方也可以检查颞下颌关节的活动情况。

8. 髁突 位于颧弓下方，耳屏的前方。在张、闭口运动时，可触及髁突向前后滑动，若髁突滑动受限，将导致张口困难。

9. **下颌角**　位于下颌体下缘与下颌支后缘相交处，有较明显的性别差异。下颌角位置突出，骨质较为薄弱，为下颌骨骨折的好发部位。

10. **乳突**　位于耳垂后方，其根部的前内方有茎乳孔，面神经由此孔出颅。在乳突后部的颅底内面有乙状窦沟，容纳乙状窦。行乳突根治术时，应防止伤及面神经和乙状窦。

11. **前囟点**　为冠状缝与矢状缝的相交点，故又称冠矢点。新生儿此处的颅骨骨化尚未完成，仍为结缔组织膜性连接，呈菱形，称为前囟，在1~2岁时闭合。临床上可借前囟的膨出或内陷，判断颅内压的高低。

12. **人字点**　为矢状缝与人字缝的相交点。有的人此处呈一线性凹陷，可以触知。新生儿的后囟即位于此处。后囟较前囟为小，呈三角形，出生后3~6个月即闭合。患佝偻病和脑积水时前、后囟均闭合较晚。

13. **枕外隆凸**　位于枕骨外面正中向后的最突出的隆起，其内面是窦汇。隆凸向两侧的弓形骨嵴称上项线。枕外隆凸的下方有枕骨导血管，颅内压增高时此导血管常扩张。行颅后窝开颅术若沿枕外隆凸做正中切口时，注意勿伤及导血管和窦汇，以免导致大出血。

14. **上项线**　为自枕外隆凸向两侧延伸至乳突的骨嵴，内面与横窦平齐。

（二）体表投影

为了判定脑膜中动脉和大脑半球上外侧面主要沟回的体表投影，可先确定以下六条标志线。①下水平线：通过眶下缘与外耳门上缘。②上水平线：经过眶上缘，与下水平线平行。③矢状线：从鼻根越颅顶正中线到枕外隆凸的弧线。④前垂直线：通过颧弓中点。⑤中垂直线：经髁突中点。⑥后垂直线：经过乳突基部后缘。这些垂直线向上延伸，与矢状线相交。

1. 脑膜中动脉的投影 本干经过前垂直线与下水平线交点；前支通过前垂直线与上水平线的交点；后支则经过后垂直线与上水平线的交点。脑膜中动脉的分支状况，时有变异。探查前支，钻孔部位在距额骨颧突后缘和颧弓上缘各 4.5cm 的两线相交处；探查后支，则在外耳门上方 2.5cm 处进行。

2. 中央沟的投影 在前垂直线和上水平线交点与后垂直线和矢状线交点的连线上，介于中垂直线与后垂直线间的一段。中央沟位于冠状缝的后方约两横指，且与冠状缝平行，其上端在鼻根与枕外隆凸连线中点后方 1cm 处。

3. 中央前、后回的投影 分别位于中央沟投影线前、后各 1.5cm 宽的范围内。

4. 运动性语言中枢的投影 通常位于左侧大脑半球额下回后部的运动性语言中枢，其投影区在前垂直线与上水平线相交点稍上方。

5. 外侧沟的投影 其后支位于上水平线与中央沟投影线夹角的等分线上，前端起自翼点，沿颞骨鳞部上缘的前份向后，终于顶结节下方不远处。

6. 大脑下缘的投影 为由鼻根中点上方 1.25cm 处开始向外，沿眶上缘向后，经颧弓上缘、外耳门上缘至枕外隆凸的连线。

第二节 面 部

面部可划分为眶区、鼻区、口区和面侧区。面侧区为介于颧弓、鼻唇沟、下颌骨下缘与胸锁乳突肌上部前缘之间的区域，又可分为颊区、腮腺咬肌区和面侧深区。

一、面部浅层结构

1. 皮肤与浅筋膜

（1）面部皮肤薄而柔软，富有弹性，含有较多的皮脂腺、汗腺和毛囊，是皮脂腺囊肿和疖肿的好发部位。面部皮肤表面有不同走向的皮纹，故面部皮肤切口方向应尽可能与皮纹一致。

（2）浅筋膜由疏松结缔组织构成，其中颊部脂肪聚成的团块，称颊脂体。睑部皮肤最薄，皮下浅筋膜组织疏松，一般不含脂肪，易出现水肿。浅筋膜内有表情肌以及神经、血管和腮腺管等穿行。

（3）面静脉与颅内的海绵窦借多条途径相交通，因此面部感染有向颅内扩散的可能，尤其是口裂以上，两侧口角至鼻根的三角形区域，因该处面静脉缺乏静脉瓣，感染向颅内扩散的可能性更大，被称为危险三角区。面部的小动脉有丰富的内脏运动神经分布，反应灵敏，当情绪激动或患某些疾病时，色泽也随之变化。

2. 面肌　又称表情肌，属于皮肌，薄而纤细，起自面颅诸骨或筋膜，止于皮肤，主要围绕在眼裂、口裂和鼻孔的周围，有缩小或开大孔裂的作用，且收缩时可牵动皮肤，使面部呈现各种表情。面肌由面神经分支支配。

3. 血管　分布于面部浅层的主要动脉为面动脉，静脉回流入面静脉。

（1）面动脉：起自颈外动脉，行向前内上方，经二腹肌后腹与茎突舌骨肌深面，进入下颌下三角，继经下颌下腺的深方，在咬肌止点前缘处绕过下颌体下缘转至面部。通常经面神经下颌缘支浅面，迂曲行向内上，经口角和鼻翼外侧至内眦，改称内眦动脉。在下颌骨下缘与咬肌前缘相交处可以触及面动脉的搏动，面浅部出血，可压迫此处止血。面动脉的分支主要有颏下动脉、下唇动脉、上唇动脉和鼻外侧动脉等。

主治语录：面动脉所属的颈外动脉系统与颈内动脉系统存在某些交通支，如颞浅动脉-大脑中动脉、枕动脉-椎动脉、颌内动脉-眼动脉交通等。这些吻合血管正常时大多处于关闭状态，但在面部浅层进行高压注射等操作时，有可能引起侧支开放，注射物进入颅内，引起脑血管栓塞。面部美容操作如注射玻尿酸、自体脂肪、胶原蛋白等引起脑梗死造成的视力缺损、听力受损、发音障碍、偏瘫、昏迷甚至死亡，是该类手术的最严重并发症。

（2）面静脉：起始于内眦静脉，伴行于面动脉的后方，向外下越下颌体下缘至下颌角下方，与下颌后静脉的前支汇合成面总静脉，穿颈深筋膜浅层，于舌骨大角高度注入颈内静脉。面静脉可经眼静脉与海绵窦交通，也可通过面深静脉、翼静脉丛等与海绵窦交通。口角平面以上的一段面静脉通常无静脉瓣，当面部因细菌感染致疖、痈时，可循上述交通途径延及海绵窦，导致颅内感染。

主治语录：临床上将两侧口角至鼻根连线所形成的三角区域称为"危险三角区"。

4. 淋巴　面部浅层的淋巴管非常丰富，常吻合成网，通常注入下颌下淋巴结和颏下淋巴结。此外，面部还有一些不恒定的淋巴结，如位于眶下孔附近的颧淋巴结，颊肌表面的颊淋巴结和位于咬肌前缘处的下颌淋巴结。以上3群淋巴结的输出管，均注入下颌下淋巴结。

5. 神经　分布于面部的感觉神经来自三叉神经，支配面肌活动的是面神经的分支。

（1）三叉神经：为混合神经，发出眼神经、上颌神经和下颌神经三大分支（表 2-2-1）。

表 2-2-1　三叉神经的分支

名称	走行、分布
眶上神经	为眼神经的分支，与同名血管伴行，由眶上切迹或眶上孔穿出至皮下，分布于额部皮肤
眶下神经	为上颌神经的分支，与同名血管伴行，穿出眶下孔，在提上唇肌的深面下行，分为数支，分布于下睑、鼻翼及上唇的皮肤和黏膜
颏神经	为下颌神经的分支，与同名血管伴行，出颏孔，在降口角肌深面分为数支，分布于颏部及下唇的皮肤

（2）面神经：由茎乳孔出颅，向前外穿入腮腺，先分为上、下两干，再各分为数支并相互交织成丛，最后呈扇形分为五组分支（表 2-2-2），由腮腺上缘、前缘及下端穿出，支配面肌。

表 2-2-2　面神经的分支

名称	数量	走行、分布	临床意义
颞支	1～2 支，常为 2 支	由腮腺上缘穿出，斜越颧弓后段浅面行向前上，分布至枕额肌额腹、眼轮匝肌上份及耳部肌	颞支损伤，同侧额纹消失
颧支	1～4 支，多为 2～3 支	由腮腺前缘穿出，上支分布上、下眼轮匝肌下部，下支分布颧肌及上唇肌深面	颧支与颞支共同管理眼睑闭合，对保护眼球起重要作用
颊支	常为 3～5 支	由腮腺前缘穿出，分别位于腮腺导管上方和下方，水平行向口角，支配颊肌和口裂周围诸肌	颊支损伤，可出现鼻唇沟变浅

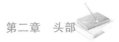

名称	数　量	走行、分布	临床意义
下颌缘支	常为 1~3 支	从腮腺下端穿出后，行于颈阔肌深面，沿下颌体下缘前行，越过面动、静脉的浅面，支配下唇诸肌及颏肌	临床上颌下区手术时，可选用于下颌骨下缘下 1.5~2cm 处与其平行的切口，以免损伤下颌缘支
颈支	多为 1~2 支	由腮腺下端穿出，在下颌角附近至颈部，行于颈阔肌深面，并支配该肌	—

二、面侧区

（一）腮腺咬肌区

此区指腮腺和咬肌所在的下颌支外面和下颌后窝，其上界为颧弓与外耳道，下界为下颌骨下缘平面，前界为咬肌前缘，后界为乳突和胸锁乳突肌上部的前缘。下颌支后缘以后的部分称下颌后窝。此区主要结构为腮腺、咬肌以及有关的血管、神经等。

1. 腮腺

（1）腮腺位置和毗邻

1）腮腺位于面侧区，上缘邻近颧弓、外耳道和颞下颌关节，下缘平下颌角，前缘邻咬肌、下颌支和翼内肌的后缘，后缘邻乳突前缘及胸锁乳突肌上部的前缘。

2）腮腺略呈锥体形，底向外，尖向内突向咽旁，通常以下颌支后缘或以穿过腮腺的面神经丛平面为界，将腮腺分为浅、深两部，浅部多呈三角形或不规则卵圆形向前延伸，覆盖于咬肌后份的浅面；深部位于下颌后窝内及下颌支的深面，向内深至咽侧壁。

3）位于腮腺深面的茎突及茎突诸肌，颈内动、静脉以及后4对脑神经，共同形成"腮腺床"。

（2）腮腺咬肌筋膜

1）腮腺咬肌筋膜为颈深筋膜浅层向上的延续，在腮腺后缘分为浅、深两层，包绕腮腺形成腮腺鞘，两层在腮腺前缘处融合，覆盖于咬肌表面，称为咬肌筋膜。

2）腮腺鞘与腮腺结合紧密，并发出许多间隔伸入腺体，将其分隔为许多小叶，因此腮腺化脓时可形成多个散在的小脓灶，在切开排脓时，应注意引流每一个脓腔。

3）腮腺鞘的浅层致密，而深层薄弱且不完整，在茎突和翼内肌之间有一裂隙，腮腺深部经此与咽旁间隙和翼下颌间隙相通。故腮腺化脓时，脓肿易穿过深层，形成咽旁脓肿。

（3）腮腺管：由腮腺浅部的前缘发出，在颧弓下一横指处，向前横行越过咬肌表面，至咬肌前缘呈直角转向内，穿过颊脂体和颊肌，开口于与上颌第二磨牙相对处颊黏膜上的腮腺乳头，临床可经此乳头插管，进行腮腺造影。腮腺管上方有面神经的上颊支及面横动、静脉，下方有面神经的下颊支。腮腺管的体表投影相当于自鼻翼与口角间的中点至耳屏间切迹连线的中1/3段。

（4）腮腺淋巴结：位于腮腺表面和腺实质内。浅淋巴结引流耳郭、颅顶前部和面上部的淋巴，深淋巴结收集外耳道、中耳、鼻、腭和颊深部的淋巴，其输出管均注入颈外侧淋巴结。

2. 面神经与腮腺的关系　面神经在颅外的行程中，因穿经腮腺而分为3段。

（1）第1段：为面神经干从茎乳孔穿出至进入腮腺以前的一段，位于乳突与外耳道之间的切迹内。此段长1~1.5cm，在腮腺覆盖下，向前经过茎突根部的浅面进入腮腺，此段尚未进入腮腺实质内，故显露面神经主干可在此处进行。

（2）第2段：为腮腺内段。面神经主干于腮腺后内侧面进入腮腺，在腮腺内，面神经干位于下颌后静脉和颈外动脉的浅面，分为颞面干和颈面干，自干再发出分支，彼此交织成丛，最后形成颞支、颧支、颊支、下颌缘支、颈支五组分支。

　　主治语录：腮腺切除术时应注意保护面神经，以免引起面瘫。

（3）第3段：为面神经穿出腮腺以后的部分。面神经的五组分支，分别由腮腺浅部的上缘、前缘和下端穿出，呈扇形分布，至各相应区域，支配面肌。

3. 穿经腮腺的血管和神经　纵行的有颈外动脉、下颌后静脉、颞浅动脉、颞浅静脉和耳颞神经。横行的有上颌动脉、上颌静脉、面横动脉、面横静脉及面神经的分支。上述血管和神经由浅入深依次为：面神经分支、下颌后静脉、颈外动脉和耳颞神经。

（1）下颌后静脉

1）颞浅静脉与颞浅动脉伴行，自腮腺上缘穿入腮腺深面，在腮腺内与上颌静脉汇合形成下颌后静脉。

2）下颌后静脉在颈外动脉的浅面下行至腮腺的下端，分前、后两支，前支与面静脉汇合，注入颈内静脉；后支与耳后静脉和枕静脉汇合形成颈外静脉。

（2）颈外动脉：由颈部上行，经二腹肌后腹和茎突舌骨肌深面上行，入下颌后窝，由深面穿入腮腺，行于下颌后静脉的后内侧，至下颌颈平面分为上颌动脉和颞浅动脉两个终支。上颌动脉经下颌颈内侧入颞下窝，颞浅动脉在腮腺深面发出面横动脉，然后越颧弓根部表面至颞区。

（3）耳颞神经：在腮腺深面上行，出腮腺至颞区，当耳颞神经因腮腺肿胀或受肿瘤压迫时，可引起由颞区向颅顶部放射的剧痛。

4. 咬肌　起自颧弓下缘及其深面，止于下颌支外侧面和咬肌粗隆，该肌的后上部为腮腺浅部所覆盖，表面覆以咬肌筋膜，浅面有面横动脉、腮腺管、面神经的颊支和下颌缘支横过。

5. 颞下颌关节

（1）又称下颌关节，是由下颌骨的下颌头与颞骨的下颌窝及关节结节构成的联合关节（两侧关节必须同时运动）。关节囊上方附于下颌窝及关节结节周缘，故关节结节完全在关节囊内；下方附于下颌颈。关节囊外侧有韧带加强。关节内有纤维软骨构成的关节盘，盘周缘附于关节囊，故将关节腔分隔为上、下两部分。关节囊的前份较薄弱，下颌关节易向前脱位。

（2）下颌骨可做上提、下降、后退和侧方运动。张口时下颌体下降并伴有下颌头和关节盘向前的运动，故大张口时，下颌体降向下后方，而下颌头与关节盘滑至关节结节下方。如果张口过大且关节囊过分松弛时，下颌头可滑至关节结节前方而不能退回关节窝，造成下颌关节脱位。手法复位时，必须先将下颌骨拉向下，超过关节结节，再将下颌头纳回下颌窝内。

（二）面侧深区

此区位于颅底下方，口腔及咽的外侧，即颞下窝的范围，其上部通颞窝。

1. 境界　由一顶、一底和四壁围成：顶为蝶骨大翼的颞下面，底平下颌骨下缘，前壁为上颌骨体的后面，后壁为腮腺深部，外侧壁为下颌支，内侧壁为翼突外侧板和咽侧壁。

2. 内容　此区内有翼内、外肌及出入颅底的血管和神经通过。

（1）翼内、外肌

1）翼内肌：起自翼窝，肌纤维斜向外下，止于下颌角内侧面的翼肌粗隆。翼内肌单侧收缩时，使下颌骨向对侧移动，两侧同时收缩时，使下颌骨上提和前移。

2）翼外肌：有两头，上头起自蝶骨大翼的颞下面，下头起自翼突外侧板的外面，两束肌纤维均斜向外后方，止于下颌颈前面的翼肌凹。

3）翼内、外肌两肌腹间及其周围的疏松结缔组织中，有血管与神经交错穿行。

（2）翼丛

1）位于翼内、外肌与颞肌之间。

2）翼丛收纳与上颌动脉分支伴行的静脉，最后汇合成上颌静脉，回流至下颌后静脉。

3）翼丛经过面部的深静脉与面静脉交通，并经卵圆孔网及破裂孔导血管与海绵窦交通，故口、鼻、咽等部的感染，可沿上述途径蔓延至颅内。

（3）上颌动脉：平下颌颈高度起自颈外动脉，经下颌颈的深面入颞下窝，行经翼外肌的浅面（少数在深面）、经翼上颌裂入翼腭窝。上颌动脉以翼外肌为标志可分为三段。

1）第1段：又称下颌段。自起始处至翼外肌下缘。其主要分支有：①下牙槽动脉经下颌孔入下颌管，分支至下颌骨、下颌牙及牙龈，终支出颏孔，分布于颏区。②脑膜中动脉行经翼外肌深面，穿耳颞神经两根之间垂直上行，经棘孔入颅中窝，分为前、后两支分布于颞顶区内面的硬脑膜。

2）第2段：又称翼肌段。为最长的一段。位于翼外肌的浅面（少数在深面），分支至咀嚼肌和颞下颌关节表面，另发出颊动脉与颊神经伴行，分布于颊肌及颊黏膜。

3）第3段：又称翼腭窝段。为上颌动脉的末段，经翼上颌裂进入翼腭窝。主要分支有：①上牙槽后动脉，向前下穿入上颌骨后面的牙槽孔，分布于上颌窦黏膜、上颌后份的牙槽突、牙及牙龈等。②眶下动脉，经眶下裂、眶下沟及眶下管，出眶下孔，沿途发出分支，分布于上颌前份的牙槽突、牙、牙龈，最后分布于下睑及眶下方的皮肤。

（4）下颌神经：是三叉神经最大的分支，为混合性神经。自卵圆孔出颅至翼外肌深面立即分为数支。下颌神经发出咀嚼肌神经支配咀嚼肌，还发出下述4条神经。

1）颊神经：经翼外肌两头之间穿出，沿下颌支前缘的内侧下行至咬肌前缘，穿颊肌、颊脂体分布于颊黏膜、颊侧牙龈及颊部和口角的皮肤。

2）耳颞神经：多以两根环绕脑膜中动脉后合成一干，沿翼外肌深面，绕下颌颈的内侧至下颌后窝，穿入腮腺鞘，于腮腺上缘处穿出，分布于外耳道、耳郭及颞区的皮肤。

3）舌神经：在翼外肌深面与面神经发出的鼓索汇合，行于下颌支与翼内肌之间，向前下弓形越过下颌下腺的上方，再沿舌骨舌肌的浅面前行至口底，分布于下颌舌侧牙龈、下颌下腺、舌下腺、舌前2/3及口底的黏膜。

4）下牙槽神经：位于舌神经的后方，与同名血管伴行，于翼内肌外侧下行，经下颌孔入下颌管，前行至颏孔，发支分布于下颌骨及下颌诸牙。出颏孔后称颏神经，分布于颏区皮肤。下牙槽神经中的运动纤维在下牙槽神经进入下颌孔前离开该神经，组成下颌舌骨肌神经至下颌舌骨肌和二腹肌前腹。

三、面部的间隙

面部的间隙位于颅底与上、下颌骨之间，散在于筋膜间、筋膜与肌肉间、肌肉与骨膜间之间的潜在间隙，彼此相通。各间隙内均为疏松结缔组织所充满，间隙感染时，可局限于一个间隙，也可沿间隙扩散，由近及远波及一个或数个间隙。

1. **咬肌间隙** 位于咬肌与下颌支之间的狭隙。咬肌的血管、神经通过下颌切迹穿入此隙，从深面进入咬肌。咬肌间隙下部前邻下颌第三磨牙，后为腮腺。许多牙源性感染如第三磨牙冠周炎、牙槽脓肿和下颌骨骨髓炎等均有可能扩散至此间隙。

2. **翼下颌间隙** 位于下颌支与翼内肌之间，与咬肌间隙仅隔下颌支，两间隙经下颌切迹相通。前邻颊肌，后为腮腺。此间隙内有舌神经，下牙槽神经和下牙槽动、静脉通过。下牙槽神经阻滞，即注射麻醉药液于此间隙内，牙源性感染常累及此间隙。

3. **舌下间隙** 位于下颌体的内侧，上界为口底黏膜，下界为下颌舌骨肌和舌骨舌肌，前外侧为下颌舌骨线以上的下颌骨体内侧面骨壁，后界止于舌根。间隙内有舌下腺、下颌下腺的深部及腺管、下颌下神经节、舌神经、舌下神经和舌下血管等。舌下间隙向后在下颌舌骨肌后缘处与下颌下间隙相交通，向后上通翼下颌间隙，向前与对侧舌下间隙相交通。

第三节 颅　　部

颅部由颅顶、颅底、颅腔及其内容物等部分组成。颅顶分为额顶枕区和颞区，由颅顶软组织和其深面的颅盖骨等构成。颅底有内、外面之分，有许多重要的孔道，是神经和血管出入颅的部位。

一、颅顶

（一）额顶枕区

1. **境界** 前界为眶上缘，后界为枕外隆凸及上项线，两侧借上颞线与颞区分界。

2. 层次 覆盖于此区的软组织，由浅入深可分为五层，依次为皮肤、浅筋膜（皮下组织）、帽状腱膜及枕额肌、腱膜下疏松结缔组织和颅骨外膜。深部两层连接疏松，较易分离。

主治语录：额顶枕区的浅部三层紧密结合，不易分离，常被合称为头皮。

（1）皮肤：厚而致密，含有大量的毛囊、汗腺、皮脂腺以及丰富的血管、淋巴管，为疖肿和皮脂腺囊肿的好发部位，同时也是一个良好的供皮区，临床上可在此处多次切取表皮片覆盖创面，而不影响头发的生长。如外伤易致出血，但创口愈合较快。

（2）浅筋膜：由致密结缔组织和脂肪组织构成，致密结缔组织形成许多纵向走行的纤维隔，使皮肤和帽状腱膜紧密相连，将脂肪分隔成无数小格，内有血管和神经穿行。此层感染时，炎症渗出物不易扩散，早期即可压迫神经末梢引起剧痛。小格内的血管壁多被周围结缔组织紧密固定，创伤后血管断端不易回缩闭合，故出血较多，常需压迫或缝合止血。

浅筋膜的血管和神经主要位于此层内，且多相伴呈辐辏状的走行，按其位置和分布，可分为前、后、外三组。

1）前组：又包括内、外侧两组。内侧组距正中线约2cm处，有滑车上动、静脉和滑车上神经；外侧组距正中线约2.5cm处，有眶上动、静脉和眶上神经。分布于额、顶区软组织。眶上神经和滑车上神经都是眼神经的分支，所以三叉神经痛患者可在眶上缘的内、外1/3处有压痛。

2）后组：有枕动、静脉和枕大神经等，分布于枕区。枕动脉是颈外动脉的分支，从颈部向后走行，经颞骨乳突的枕动脉沟，斜穿枕部一些肌肉而达枕部皮下。枕大神经穿过项深部肌群后，在上项线平面距正中线 2cm 处穿斜方肌腱膜，然后和枕动脉伴行，走向颅顶。枕动脉在枕大神经外侧，两者间有一定的距离。封闭枕大神经可于枕外隆凸下方一横指处，向两侧约 2cm 处进行。

3）外侧组：包括耳前和耳后两组，来源于颞区（见后述）。

（3）帽状腱膜：位于此区中部，坚韧致密，前连枕额肌的额腹，后连该肌枕腹，两侧至颞区逐渐变薄，与颞浅筋膜相续。临床上的"头皮"就是这三层的合称。

头皮外伤若未伤及帽状腱膜，则伤口裂开不明显；如帽状腱膜同时受伤，由于枕额肌的牵拉则伤口裂开，尤以横向裂口为甚。缝合头皮时一定要将此层缝好，一方面可以减少皮肤的张力，有利于伤口的愈合，另一方面也有利于止血。开颅术后因脑水肿和颅内压增高等行硬膜不缝合减压时，更应密缝帽状腱膜层，以免伤口感染及脑脊液外漏。

（4）腱膜下疏松结缔组织：又称腱膜下间隙。是一层疏松结缔组织，头皮借此层与颅骨外膜疏松结合，头皮撕脱伤多自此层分离。此隙范围较广，移动性较大，开颅时可经此间隙将皮瓣游离后翻起；若此层内积血或积脓时，可广泛蔓延至全颅顶。

主治语录：此间隙内有静脉网，借导静脉与颅骨的板障静脉和颅内的硬脑膜静脉窦相通。若发生感染，可继发颅骨骨髓炎或颅腔感染，故临床上常称此层为颅顶部的"危险层"。

（5）颅骨外膜：由致密结缔组织构成，借少量疏松结缔组织与颅骨表面相连，容易剥离。但在骨缝处则与缝韧带结合紧密，不易分开。骨膜下感染或血肿，常局限于一块颅骨的范围。

（二）颞区

1. 境界 位于颅顶的两侧，上界为上颞线，下界为颧弓上缘，前界为额骨和颧骨的结合部，后界为上颞线的后下段。

2. **层次** 此区的软组织，由浅入深依次为皮肤、颞浅筋膜、颞筋膜、颞肌和颅骨外膜五层。

（1）皮肤：前部较薄，移动性较大，后部较厚。手术时无论选择纵行切口或横行切口，均易缝合，愈合后的瘢痕亦不明显。

（2）浅筋膜：含脂肪组织较少，上方与帽状腱膜相续，下方与其深面的颞筋膜的浅层汇合，附着于颧弓外缘。其内的血管和神经可分为耳前和耳后两组。

1）耳前组：有颞浅动、静脉和耳颞神经，三者伴行出腮腺上缘，越颧弓到达颞区，分布于颞区和额顶区。颞浅动脉为颈外动脉的两终支之一，其搏动可在耳屏前方触及，该动脉在颧弓上方2~3cm处分为前、后两支；颞浅静脉汇入下颌后静脉；耳颞神经是三叉神经第三支下颌神经的分支，可在耳轮脚前方进行局部阻滞麻醉。

2）耳后组：有耳后动、静脉和枕小神经，主要分布于颞区后部。耳后动脉起自颈外动脉；耳后静脉汇入颈外静脉；枕小神经来自第2、3颈神经，属颈丛的分支。

（3）颞筋膜：较致密，上方附着于上颞线，向下分为浅、深两层，浅层附着于颧弓上缘的外面，深层附着于颧弓上缘的内面，浅、深两层之间有脂肪组织和颞中血管。

（4）颞肌：呈扇形，起自颞窝和颞筋膜深面，肌束经颧弓深面，止于下颌骨的冠突。经颞区开颅术切除部分颞骨鳞部后，颞肌及其深面的颞筋膜足以保护脑膜和脑，故颞区为开颅术常采用的入颅部位。颞肌深部有颞深血管和神经上行进入该肌。

（5）骨膜：较薄，紧贴于颞骨表面。骨膜与颞肌之间含有大量脂肪组织，称颞筋膜下疏松结缔组织，向下经颧弓深面与颞下间隙相通，向前则与面部的颊脂体相连续。因此，颞筋膜下疏松结缔组织间隙中有出血或炎症时，可向下蔓延至面部，形成面深部的血肿或脓肿，而面部炎症，如牙源性感染也可蔓延到颞筋膜下疏松结缔组织中。

（三）颅顶骨

1. 颅顶骨在胚胎时是膜内化骨，出生时尚未完全骨化。因此，在某些部位仍保留膜性结构，如前囟和后囟等处。

2. 颅顶各骨均属扁骨。前方为额骨，后方为枕骨。在额骨、枕骨之间是左、右顶骨。两侧前方小部分为蝶骨大翼；后方大部分为颞骨鳞部。颅顶各骨之间以颅缝相接合，发生颅内压增高时，在小儿骨缝可稍分离。

3. 成年人颅顶骨厚约 0.5cm，最厚的部位可达 1cm，颞区最薄，仅有 0.2cm。由于颅顶骨各部的厚度不一，故开颅钻孔时应予注意。

4. 颅顶骨呈圆顶状，并有一定的弹性。成年人骨折线多以受力点为中心向四周放射，而小儿颅顶骨弹性较大，故外伤后常发生凹陷性骨折。

5. 颅顶骨分为外板、板障和内板三层。外板较厚，对张力的耐受性较大，弧度较内板为小。内板较薄，质地亦较脆弱，又称玻璃样板。因此，外伤时外板可保持完整，而内板却发生骨折，同时，骨折片可刺伤局部的血管、脑膜和脑组织等而引起血肿。

6. 板障是内、外板之间的骨松质，含有骨髓，并有板障静脉位于板障管内。板障管在 X 线平片上呈裂纹状，有时可被误认为骨折线，应注意鉴别。由于板障静脉位于骨内，手术时不能结扎，常用骨蜡止血。板障静脉通常可归纳为四组：①额板障静脉。②颞前板障静脉。③颞后板障静脉。④枕板障静脉。当头皮撕脱伤伤及颅骨骨膜时，应在颅骨上密集钻孔至板障层，

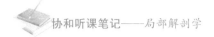

等待肉芽组织长出后再植皮封闭创面。

二、颅底内面

(一) 颅前窝

1. 颅前窝容纳大脑额叶，前外侧部形成额窦和眶的顶部，后界为蝶骨小翼的后缘。窝的中部凹陷处为筛骨筛板，构成鼻腔顶，筛板上有许多筛孔；前外侧部形成额窦和眶的顶部。

2. 颅前窝骨折伤及筛板时，常伴有脑膜和鼻腔顶部黏膜撕裂以及嗅神经受损，引起鼻出血、脑脊液外漏等，导致嗅觉障碍；骨折线经过额骨眶板时，可见结膜下或眶内出血。此外，额窦亦常受累，脑脊液和血液也可经额窦而流入鼻腔。

3. 颅前窝的动脉血供主要来自大脑前动脉，它是颈内动脉的两个终末支之一，在视神经前上方走行，到达大脑纵裂在此通过较短的横行的前交通动脉（长 4~8mm）与对侧大脑前动脉吻合，并分出皮质支和中央支，供应额叶及其附近区域。大脑前动脉发出的走行于眶面的皮质支主要有眶额内侧动脉和额极动脉，供应相应区域。

(二) 颅中窝

颅中窝容纳大脑颞叶和脑垂体，前界为蝶骨小翼的后缘，后界为颞骨岩部的上缘及鞍背。可分为较小的中央部（蝶鞍区）和两个较大而凹陷的外侧部。

1. **蝶鞍区** 颅中窝中央部的蝶鞍及其周围的区域。该区主要的结构有垂体、垂体窝和两侧的海绵窦等。

(1) 蝶鞍：包括前床突、交叉前沟、鞍结节、垂体窝、鞍背和后床突。依前、后床突间距的不同，可分为三型，开放型、闭锁型、半开放型。

（2）垂体与垂体窝

1）垂体。位于蝶鞍体中央的垂体窝内，借漏斗和垂体柄穿鞍膈中央的膈孔与第三脑室底的灰结节相连。垂体呈椭圆形或圆形。

2）垂体窝。前方为鞍结节，前外侧界为视神经管，后方为鞍背，垂体窝的两侧为海绵窦，顶为硬脑膜形成的鞍膈，鞍膈的前上方有视交叉和视神经，底仅隔一薄层骨壁与蝶窦相邻。

3）垂体前叶的肿瘤可将鞍膈的前部推向上方，压迫视交叉，出现视野缺损。垂体肿瘤向上突入第三脑室，可引起脑脊液循环障碍，导致颅内压增高；向下生长可使垂体窝的深度增加，甚至侵及蝶窦；若向两侧扩展，可压迫海绵窦，发生海绵窦淤血及脑神经受损症状。在垂体肿瘤切除术中，要注意避免损伤视神经、视交叉、海绵窦和颈内动脉等。

主治语录：垂体窝底部的骨质菲薄，紧邻鼻腔和蝶窦，故临床上常由此处建立手术通道，经鼻入路对垂体、鞍区的肿瘤实施微创切除。

（3）海绵窦

1）为一对重要的硬脑膜静脉窦，位于蝶鞍的两侧，前达眶上裂内侧部，后至颞骨岩部的尖端。窦内间隙有许多结缔组织小梁，将窦腔分隔成许多相互交通的小腔隙。窦中血流缓慢，感染时易形成栓塞。

2）海绵窦的上壁向内侧与鞍膈相移行，下壁借薄的骨壁与蝶窦相邻，外侧壁内有动眼神经、滑车神经、眼神经和上颌神经通过，内侧壁上部与垂体相邻，窦腔内有颈内动脉及其外侧的展神经通过。

（4）基底动脉环：位于蝶鞍上方脚间池深部的蛛网膜下腔内，连合了颈内动脉和椎-基底动脉系统，是调节其血流的重要结构。大脑中动脉第一个分支处是脑动脉瘤的好发部位。

2. 颅中窝外侧部

（1）容纳大脑颞叶。前方的眶上裂内有动眼神经、滑车神经、眼神经、展神经及眼上静脉等穿行，在眶上裂内侧端的后方，由前内向后外依次有圆孔、卵圆孔和棘孔呈弧形排列，分别有上颌神经、下颌神经及脑膜中动脉通过。

（2）后方有位于颞骨岩部前面中份的弓状隆起，其外侧为鼓室盖，由薄层骨质构成，分隔鼓室与颞叶及脑膜。在颞骨岩尖处的浅窝，称三叉神经压迹，是三叉神经节所在部位。

（3）在蝶鞍两侧的浅沟为颈动脉沟，沟的后端有由颞骨岩尖和蝶骨体围成的破裂孔，该孔续于颈动脉管内口，颈内动脉经此入颅。

（三）颅后窝

1. 容纳小脑、脑桥和延髓。前界为鞍背，前外侧界为颞骨岩部上缘，后外侧界为横窦沟。

2. 窝底的中央有枕骨大孔。孔的前后径约 3.6cm，横径约 3cm。孔内有延髓与脊髓连接，并有副神经的脊髓根和左、右椎动脉通过。颅内的三层脑膜在枕骨大孔处与脊髓被膜相移行，但硬脊膜于枕骨大孔处与骨膜紧密愈着，故脊髓周围的硬膜外隙不通颅内。

3. 枕骨大孔的前方为斜坡，承托脑桥和延髓；后方有枕内隆凸，为窦汇所在处。横窦起自窦汇，向两侧在同名沟内行向颞骨岩部上缘的后端，续于乙状窦。乙状窦沿颅侧壁下行，继而转向内侧，达颈静脉孔，续于颈内静脉。

4. 枕骨大孔的前外侧方有三对孔

（1）舌下神经管内口：舌下神经经此管出颅。

（2）颈静脉孔：常有骨桥将此孔分为两部分。前内侧部通过岩下窦、舌咽神经、迷走神经和副神经；后外侧部通过颈内静脉。

（3）内耳门：有面神经、前庭蜗神经和迷路动、静脉通过。

5. 枕骨大孔的后上方邻近小脑半球下面内侧部有小脑扁桃体。当颅内压增高时，小脑扁桃体受挤压而嵌入枕骨大孔，形成枕骨大孔疝，压迫延髓内的呼吸中枢和心血管运动中枢，会危及患者的生命。

6. 小脑幕是介于大脑枕叶与小脑上面之间的半月襞，由硬脑膜形成的一个呈水平位的拱形隔板，构成颅后窝的顶。

7. 小脑幕的后外侧缘附着于横窦沟及颞骨岩部的上缘，前内侧缘游离，向前延伸附着于前床突，形成一个朝向前方的弧形切迹，即小脑幕切迹。小脑幕切迹与鞍背共同形成一个包绕着中脑的卵圆形裂孔。

8. 幕切迹上方与大脑颞叶的海马旁回钩紧邻。当颅内压增高时，海马旁回钩可通过此裂孔移至幕切迹的下方，形成小脑幕切迹疝，致使脑干和动眼神经受压，出现同侧瞳孔扩大和瞳孔对光反射消失，对侧肢体轻瘫等临床体征。

9. 颅后窝骨质最厚，发生骨折较颅前窝、颅中窝为少。骨折时由于出血和渗漏的脑脊液无排出通道，易被忽视，而更具危险性。如骨折发生于枕骨大孔处，易伤及延髓，危及生命。

主治语录：脑疝的发生常危及生命，属于神经外科急症，必须尽快实施钻孔、去骨瓣等手术减压。

（四）脑的静脉

脑干的静脉引流到脊髓，小脑的静脉引流其相邻的静脉窦，大脑半球外侧和内侧静脉分别引流到大脑半球的外侧面和内部。颅内外静脉的交通如下。

1. 通过面部静脉与翼丛的交通途径（图 2-3-1）

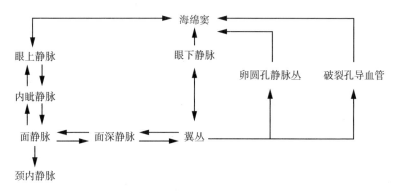

图 2-3-1　面部静脉与翼丛的交通途径

2. 通过导静脉的交通途径

（1）顶导静脉：使颞浅静脉与上矢状窦相交通。

（2）乳突导静脉：使枕静脉与乙状窦相交通。

（3）髁导静脉：有时存在，使枕下静脉丛与乙状窦相交通。

（4）额导静脉：使额窦及鼻腔的静脉与上矢状窦相交通。

3. 通过板障静脉的交通途径

（1）额板障静脉：使眶上静脉与上矢状窦相交通。

（2）颞前板障静脉：使颞深前静脉与蝶顶窦相交通。

（3）颞后板障静脉：使颅外浅静脉与横窦相交通。

（4）枕板障静脉：使枕静脉与横窦相交通。

第四节　头部解剖操作

一、解剖面部

1. 体位及切口　人体标本取仰卧位，肩部垫高，使头部后仰。切口形状有面正中切口、眼睑周切口、鼻孔与口裂周切口和下颌骨下缘切口。

2. 层次解剖　①解剖面肌。②面动、静脉。③解剖腮腺区。④解剖眶上神经、眶下神经、颏神经。⑤解剖泪器。⑥解剖咬肌。⑦解剖颞肌及颞下颌关节。⑧解剖面侧深区（颞下窝）和舌下区。⑨解剖面侧深区浅部。⑩解剖面侧深区深部。⑪解剖舌下间隙的内容。

二、解剖颅部

1. 解剖颅顶部软组织　①切口。②解剖浅筋膜内结构。③解剖帽状腱膜、腱膜下疏松结缔组织和颅骨外膜。

2. 开颅取脑　①锯除顶盖。②打开硬脑膜。③取脑。④观察硬脑膜。⑤解剖颅底内面。

第五节　临床病例分析

病例：

男性，22 岁。在篮球比赛中被撞倒，头部重击着地，当即感眩晕伴眼冒金星，视物模糊持续约 20 秒，逐渐缓解，但头痛持续。来院查体见清亮淡血性液体从鼻腔滴出。

临床解剖学问题：

1. 持续头痛提示了什么？

2. 液体从鼻腔持续滴出，液体可能是什么？来自何处？

解答：

1. 患者头部的撞击导致视神经功能上的轻微改变：眼冒金星和视物模糊。假如持续头痛，则提示可能由于颅内出血而导致颅内压增高，以及大脑皮质的挫伤。

2. 脑的被膜自外向内依次为硬脑膜、脑蛛网膜、软脑膜。硬脑膜坚韧而有光泽，由两层合成。外层兼有颅骨内膜的作用，内层较外层坚厚，两层之间有丰富的血管和神经。在颅盖处硬脑膜与颅骨结合较为疏松，易于分离，当硬脑膜血管损伤破裂时，可在颅骨与硬脑膜间形成硬膜外血肿；在颅底处硬脑膜则与颅骨结合紧密，当颅骨骨折时，易将硬脑膜和蛛网膜同时撕裂，使脑脊液外漏，如颅前窝骨折时，脑脊液可流入鼻腔，形成脑脊液鼻漏。如果明显地观察到患者液体从鼻腔滴出，说明颅前窝筛骨筛板骨折，撕裂了紧密结合的硬脑膜和蛛网膜而导致脑脊液从鼻腔漏出（脑脊液鼻漏）。

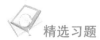

精选习题

1. 关于面肌的描述，哪项是正确的
   A. 面肌属于皮肌，起自皮肤或浅筋膜
   B. 包括眼轮匝肌、口轮匝肌和咬肌等
   C. 主要集中在眼裂、口裂和鼻孔的周围，全部为环状的轮匝肌
   D. 由面神经支配，面神经受损时，可引起面瘫
   E. 由三叉神经支配，三叉神经受损时，可引起面瘫

2. 关于三叉神经的描述，哪项是正确的
   A. 为感觉性神经
   B. 发出眼神经、上颌神经和下颌神经三大分支
   C. 仅支配面部浅层结构

   D. 眶下神经为眼神经的分支
   E. 颏神经为上颌神经的分支

3. 关于腮腺的描述，哪项是正确的
   A. 分为浅、峡、深三部分
   B. 颈深筋膜深层向上的延续，在腮腺后缘分为深、浅两层，包绕腮腺形成腮腺鞘
   C. 腮腺鞘向前延续为咬肌筋膜
   D. 其深部前缘发出腮腺管
   E. 腮腺管于咬肌深面开口于与上颌第二磨牙相对处的颊黏膜上

4. 头皮是指
   A. 头部的皮肤
   B. 额顶枕区的皮肤
   C. 额顶枕区的皮肤和浅筋膜两层
   D. 额顶枕区的皮肤、浅筋膜和

帽状腱膜三层

E. 额顶枕区的皮肤、浅筋膜、帽状腱膜和腱膜下隙四层

5. 颅顶的"危险区"指的是

A. 皮肤

B. 浅筋膜

C. 帽状腱膜

D. 腱膜下疏松结缔组织

E. 颅骨外膜

6. 关于垂体病变的描述，哪项是错误的

A. 垂体前叶的肿瘤可压迫视交

叉，出现视野缺损

B. 垂体病变时，可向下压迫垂体窝使之加深

C. 垂体病变时，向后可压迫鞍背，甚至出现骨质破坏

D. 垂体病变时，一般不累及鞍结节

E. 垂体肿瘤向两侧扩展时，可压迫海绵窦

参考答案：1. D 2. B 3. C

       4. D 5. D 6. D

第三章 颈 部

核心问题

1. 神经点、甲状腺悬韧带、颈动脉鞘、颈动脉三角的定义。
2. 椎外侧区的境界和分区。
3. 颈深筋膜的层次与组成结构。
4. 甲状腺的位置、形态及毗邻关系。
5. 气管切开手术途径的层次及注意事项。
6. 颈动脉三角境界与内容。
7. 肌三角境界与主要结构。
8. 椎动脉三角境界与主要结构。
9. 枕三角境界与主要结构。

内容精要

颈部位于头部、胸部和上肢之间。

颈部前方正中有呼吸道和消化管的颈段；颈部两侧有纵向走行的大血管和神经；颈后部正中有骨性的脊柱颈部；颈根部除有斜行于颈和上肢之间的血管神经束外，还有胸膜顶和肺尖由胸腔突入。

颈部各结构之间，有疏松结缔组织填充，形成筋膜鞘和诸多筋膜间隙。颈部肌肉分为颈浅肌群，舌骨上、下肌群，颈深肌群，可使头、颈灵活运动，并参与呼吸、吞咽和发音等。颈部淋巴结丰富，多沿血管和神经排列，肿瘤转移时易受累。

第一节　概　　述

一、境界与分区

1. 境界　上界以下颌骨下缘、下颌角、乳突尖、上项线和枕外隆凸的连线与头部分界；下界以胸骨颈静脉切迹、胸锁关节、锁骨上缘和肩峰至第 7 颈椎棘突的连线与胸部及上肢分界。

2. 分区　颈部分为固有颈部和项部。

（1）固有颈部：位于两侧斜方肌前缘之间和脊柱颈部前方，即通常所指的颈部。固有颈部分为颈前区、胸锁乳突肌区和颈外侧区。

1）颈前区的内侧界为颈前正中线，上界为下颌骨下缘，外侧界为胸锁乳突肌前缘。颈前区以舌骨为界分成舌骨上区、舌骨下区；舌骨上区含颏下三角和左、右下颌下三角；舌骨下区含左、右颈动脉三角和肌三角。

2）颈外侧区位于胸锁乳突肌后缘、斜方肌前缘和锁骨上缘之间。肩胛舌骨肌将颈外侧区分为枕三角与锁骨上三角（锁骨上大窝）。胸锁乳突肌区即为该肌所在区域。

（2）项部：斜方肌前缘与脊柱颈部后方之间的区域。

二、表面解剖

1. 体表标志

（1）舌骨：位于颏隆凸的下后方，适对第 3、4 颈椎椎间盘平面。循舌骨体向两侧可扪到舌骨大角，是寻找舌动脉的体表标志。

（2）甲状软骨：位于舌骨与环状软骨之间，甲状软骨上缘约平第4颈椎高度，颈总动脉在此处分为颈内、外动脉。成年男子甲状软骨左、右板融合处的上端向前突出，形成喉结。

（3）环状软骨：位于甲状软骨下方，环状软骨弓两侧平对第6颈椎横突。是喉与气管，咽与食管分界标志；也可作为计数气管环的标志。

（4）颈动脉结节：第6颈椎横突前结节，颈总动脉在其前方，平环状软骨弓向后压迫，可暂时阻断颈总动脉血流。

（5）胸锁乳突肌：胸锁乳突肌的胸骨头、锁骨头与锁骨上缘之间为锁骨上小窝。胸锁乳突肌后缘中点有颈丛皮支穿出，为颈部皮肤浸润麻醉的阻滞点。

（6）胸骨上窝：位于胸骨颈静脉切迹上方的凹陷处，在此处可触及气管颈段。

（7）锁骨上三角（锁骨上大窝）：位于锁骨中1/3上方。窝底可触及锁骨下动脉的搏动、臂丛和第1肋。

2. 体表投影

（1）颈总动脉及颈外动脉：自乳突尖与下颌角连线的中点，右侧至右胸锁关节、左侧至左锁骨上小窝做一连线，该线以甲状软骨上缘为界，上段为颈外动脉的体表投影，下段为颈总动脉的体表投影。

（2）锁骨下动脉：右侧自右胸锁关节、左侧自左锁骨上小窝向外上至锁骨上缘中点画一弓形线，弓形线的最高点距锁骨上缘约1cm，即为锁骨下动脉的体表投影。

（3）颈外静脉：为下颌角至锁骨中点的连线。颈外静脉是小儿静脉穿刺的常用部位之一。

（4）副神经：自乳突尖与下颌角连线的中点，经胸锁乳突肌后缘中、上1/3交点，至斜方肌前缘中、下1/3交点的连线。

（5）臂丛：自胸锁乳突肌后缘中、下1/3交点至锁骨中、外 1/3 交点稍内侧的连线。臂丛在锁骨中点后方比较集中，位置浅表，易于触及，常作为臂丛锁骨上入路阻滞麻醉的部位。

（6）颈丛：自胸锁乳突肌后缘中点浅出，呈扇形分布于颈前区及胸壁上区。

（7）胸膜顶及肺尖：由胸腔突出胸廓上口至颈根部，最高点位于距锁骨内侧 1/3 段上方 2~3cm。

第二节 颈部层次结构

一、浅层结构

颈前外侧部皮肤较薄，移动性大，皮纹呈横向分布，手术时，常采用横切口，以利皮肤愈合和术后美观。颈浅筋膜为含有脂肪的一层疏松结缔组织。在颈前外侧部浅筋膜内，有一菲薄的皮肌，称为颈阔肌。该肌深面的浅筋膜内有颈前静脉、颈外静脉、颈外侧浅淋巴结、颈丛的皮支以及面神经的颈支等。

1. 浅静脉

（1）颈前静脉：起自颏下部，在颈前正中线两侧，沿下颌舌骨肌浅面下行，至锁骨上方时转向外侧，穿入胸骨上间隙，汇入颈外静脉末端或锁骨下静脉，少数汇入头臂静脉。左、右颈前静脉在胸骨上间隙内借一横支相吻合，称为颈静脉弓。若左、右颈前静脉合为一支，沿颈前正中线下行，则称颈前正中静脉。

（2）颈外静脉：由下颌后静脉后支与耳后静脉、枕静脉等汇合而成。沿胸锁乳突肌浅面斜行向下行，于锁骨中点上方 2~5cm 处穿颈深筋膜，汇入锁骨下静脉或静脉角。该静脉末端虽有一对瓣膜，但不能阻止血液反流，当上腔静脉血回心受阻时，可致颈外静脉扩张。颈外静脉与颈深筋膜紧密结合，当静脉壁受伤破裂时，可致气体栓塞。

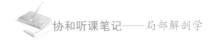

2. 神经

（1）颈丛皮支：颈丛皮支由胸锁乳突肌后缘中点浅出时，位置表浅且相对集中，常为颈丛皮支阻滞麻醉的穿刺点。

1）枕小神经：勾绕副神经后，沿胸锁乳突肌后缘上升，分布至枕部及耳郭背面上部的皮肤。

2）耳大神经：为颈丛皮支中最大的分支。绕胸锁乳突肌后缘，并沿胸锁乳突肌表面上行，分布至耳郭及腮腺区皮肤。

3）颈横神经：横过胸锁乳突肌中份，穿颈阔肌浅面向前，分布至颈前区皮肤。

4）锁骨上神经：分为三支行向外下方。在锁骨上缘处浅出，分布至颈前外侧部、胸前壁上部和肩部等处皮肤。

（2）面神经颈支：自腮腺下缘浅出后行向前下，走行于颈阔肌深面，支配该肌。

二、颈筋膜及筋膜间隙

颈筋膜是位于浅筋膜和颈阔肌深面的深筋膜，包绕颈部、项部的肌和器官。颈筋膜可分为浅、中、深三层，各层之间的疏松结缔组织构成筋膜间隙。

1. 颈筋膜

（1）浅层：即封套筋膜。此层向上附于头颈交界线，向下附于颈、胸和上肢交界线，向前于颈前正中线处左、右相延续，向两侧包绕斜方肌和胸锁乳突肌，形成两肌的鞘，向后侧附于项韧带和第 7 颈椎棘突，因此形成了一个完整的封套结构。此筋膜在舌骨上部分为深浅两层，包裹二腹肌前腹和下颌下腺，在面后部，深浅两层包裹腮腺。在颈静脉切迹上方分为深浅两层，向下分别附着于颈静脉切迹的前、后缘。

（2）中层：又称气管前筋膜或内脏筋膜。此筋膜位于舌骨下肌群深面，包裹着咽、食管颈部、喉、气管颈部、甲状腺和甲状旁腺等器官，并形成甲状腺鞘，在甲状腺与气管、食管上端邻接处，腺鞘后层增厚形成甲状腺悬韧带。前下部覆盖于气管者称为气管前筋膜；后上部覆盖颊肌、咽缩肌者称为颊咽筋膜。气管前筋膜向上附于环状软骨弓、甲状软骨斜线及舌骨，向下经气管前方及两侧入胸腔与心包上部相续。

（3）深层：又称椎前筋膜：位于颈深肌群浅面，向上附着于颅底，向下续于前纵韧带及胸内筋膜。两侧覆盖臂丛、颈交感干、膈神经、锁骨下动脉及锁骨下静脉。此筋膜向下外方，由斜角肌间隙开始，包裹锁骨下动、静脉及臂丛并向腋窝走行，形成腋鞘。

（4）颈动脉鞘：颈筋膜向两侧扩展包绕颈总动脉、颈内动脉、颈外动脉、颈内静脉和迷走神经形成的筋膜鞘。

2. 颈筋膜间隙

（1）胸骨上间隙：颈深筋膜浅层在距胸骨柄上缘 3～4cm 处，分为深浅两层，向下分别附于胸骨柄前、后缘，两层之间为胸骨上间隙。内有颈静脉弓、颈前静脉下段、胸锁乳突肌胸骨头、淋巴结及脂肪组织等。

（2）气管前间隙：位于气管前筋膜与气管颈部之间。内有甲状腺最下动脉、甲状腺下静脉、甲状腺奇静脉丛、头臂干及左头臂静脉。小儿则有胸腺上部、左头臂静脉和主动脉弓等。

（3）咽后间隙：位于椎前筋膜与颊咽筋膜之间，其延伸至咽侧壁外侧的部分为咽旁间隙。

（4）椎前间隙：位于脊柱颈部、颈深肌群与椎前筋膜之间。颈椎结核脓肿多积于此间隙，并向两侧至椎外侧区，经腋鞘扩散至腋窝。当脓肿溃破后，可经咽后间隙向下至后纵隔。

第三节　颈　前　区

颈前区以舌骨为界分为舌骨上区和舌骨下区。

一、舌骨上区

舌骨上区包括颏下三角和两侧的下颌下三角。

1. 颏下三角　由左、右二腹肌前腹与舌骨体围成的三角区，其浅面为皮肤、浅筋膜及封套筋膜，深面由两侧的下颌舌骨肌及其筋膜构成。此三角内有 1~3 个颏下淋巴结。

2. 下颌下三角

（1）境界：下颌下三角由二腹肌前、后腹和下颌骨体下缘围成，又称二腹肌三角。此三角浅面有皮肤、浅筋膜、颈阔肌和封套筋膜，深面有下颌舌骨肌、舌骨舌肌及咽中缩肌。

（2）下颌下腺：包裹在由封套筋膜所形成的筋膜鞘内。此腺呈 U 形，分浅、深两部，浅部较大，位于下颌舌骨肌浅面，绕该肌的后缘向前延至其深面，为该腺的深部。下颌下腺管由腺深部的前端发出，在下颌舌骨肌的深面前行，开口于口底黏膜的舌下阜。

（3）面动脉：平舌骨大角起自颈外动脉，经二腹肌后腹的深面进入下颌下三角，沿下颌下腺深面前行，至咬肌前缘处绕过下颌骨体下缘入面部。

（4）舌下神经：在下颌下腺的内下方，行于舌骨舌肌表面，它与二腹肌中间腱之间有舌动脉及其伴行静脉。舌动脉前行至舌骨舌肌后缘深面入舌。

（5）舌神经：在下颌下腺深部内上方与舌骨舌肌之间前行入舌。下颌下神经节位于下颌下腺深部上方和舌神经下方，上方连于舌神经，向下发出分支至下颌下腺及舌下腺。在下颌下腺的周围有 4~6 个下颌下淋巴结。

二、舌骨下区

该区是指两侧胸锁乳突肌前缘之间，舌骨以下的区域，包括左、右颈动脉三角和肌三角。

（一）颈动脉三角

1. 境界　颈动脉三角由胸锁乳突肌上份前缘、肩胛舌骨肌上腹和二腹肌后腹围成。其浅面有皮肤、浅筋膜、颈阔肌及封套筋膜，深面有椎前筋膜，内侧是咽侧壁及其筋膜。

2. 内容　颈动脉三角内有颈内静脉及其属支、颈总动脉及其分支，舌下神经及其降支，迷走神经及其分支，副神经以及部分颈深淋巴结等。

（1）颈总动脉：位于颈内静脉内侧，约平甲状软骨上缘处分为颈内动脉和颈外动脉。颈内动脉起始部和颈总动脉末端的膨大部分为颈动脉窦，窦壁内有压力感受器。在颈总动脉分叉处的后方借结缔组织连有一米粒大小的扁椭圆形小体，称颈动脉小球，是化学感受器，两者分别有调节血压和呼吸的作用。

（2）颈外动脉：平甲状软骨上缘起自颈总动脉，于颈内动脉前内侧上行，从甲状软骨上缘至舌骨大角处自前壁由下而上依次发出甲状腺上动脉、舌动脉和面动脉；近二腹肌后腹下缘处自后壁向后上发出枕动脉；自起始部内侧壁向上发出咽升动脉。

（3）颈内动脉：颈总动脉发出后，自颈外动脉的后外方行至其后方，该动脉在颈部无分支。

（4）颈内静脉：位于胸锁乳突肌前缘深面，颈总动脉外侧。其颈部的属支为面静脉、舌静脉和甲状腺上、中静脉。

（5）舌下神经：从二腹肌后腹深面进入三角，呈弓形向前越过颈内、外动脉浅面，再经二腹肌后腹深面进入下颌下三角。该神经在弓形处向下发出降支，称颈袢上根，该根沿颈总动脉浅面下降，在环状软骨水平与来自颈丛第2、3颈神经的颈袢下根组成颈袢。

（6）副神经：经二腹肌后腹深面入颈动脉三角，继经颈内动、静脉之间行向后外侧，自胸锁乳突肌上份穿入该肌，并发出肌支支配该肌，本干向后至颈后三角。

（7）迷走神经：行于颈动脉鞘内，沿颈内静脉和颈内动脉及颈总动脉之间的后方下降。在迷走神经上端的下神经节处发出喉上神经，在颈动脉三角还发出心支，沿颈总动脉表面下降，入胸腔参与组成心丛。

（8）二腹肌后腹：颈动脉三角与下颌下三角的分界标志，也是颈部及颌面部手术的主要标志。其表面有耳大神经、下颌后静脉及面神经颈支；深面有颈内动、静脉，颈外动脉，后三对脑神经及颈交感干；其上缘有耳后动脉和面神经及舌咽神经等；下缘有枕动脉和舌下神经。

（二）肌三角

1. 境界　肌三角位于颈前正中线、胸锁乳突肌前缘和肩胛舌骨肌上腹之间。其浅面的结构由浅入深依次有皮肤、浅筋膜、颈阔肌、颈前静脉与皮神经和封套筋膜，深面为椎前筋膜。

2. 内容　肌三角内含有位于浅层的胸骨舌骨肌和肩胛舌骨肌上腹，位于深层的胸骨甲状肌和甲状舌骨肌，以及位于气管前筋膜深部的甲状腺、甲状旁腺、气管颈部、食管颈部等器官。

（1）甲状腺

1）形态。甲状腺呈 H 形，分为左、右两侧及其相连的甲状腺峡。甲状腺峡有的不发达；约有 50% 以上的人有锥状叶，它从甲状腺峡向上伸出，长短不一。

2）被膜。甲状腺被气管前筋膜包裹，该筋膜形成甲状腺假被膜，即甲状腺鞘。甲状腺的外膜称真被膜即纤维囊，两者之间形成的间隙为囊鞘间隙，内有疏松结缔组织、血管、神经及甲状旁腺。假被膜内侧增厚形成的甲状腺悬韧带使甲状腺两侧叶内侧和峡部后面连于甲状软骨、环状软骨以及气管软骨环，将甲状腺固定于喉及气管壁上。当吞咽时，甲状腺可随喉的活动而上下移动。

3）位置。甲状腺的两侧叶位于喉下部和气管颈部的前外侧，上端达甲状软骨中部，下端至第6气管软骨。甲状腺峡位于第2~4气管软骨前方。

4）毗邻。甲状腺的前面由浅入深有皮肤、浅筋膜、封套筋膜、舌骨下肌群及气管前筋膜遮盖，左、右两侧叶的后内侧邻近喉与气管、咽与食管以及喉返神经；侧叶的后外侧与颈动脉鞘及颈交感干相邻。

5）当甲状腺肿大时，如向后内侧压迫喉与气管，可出现呼吸、吞咽困难及声音嘶哑；如向后外方压迫颈交感干时，可出现Horner综合征，即患侧面部潮红、无汗、瞳孔缩小、眼裂变窄、上睑下垂及眼球内陷等。

6）甲状腺上动脉起自颈外动脉起始部前壁，与喉上神经外支伴行向前下方，至甲状腺上端附近分为前、后两支。前支沿甲状腺侧叶前缘下行，分布于侧叶前面；后支沿侧叶后缘下行。甲状腺上动脉发出喉上动脉，伴喉上神经内支穿甲状舌骨膜入喉。

7）喉上神经是迷走神经的分支，沿咽侧壁下行，于舌骨大角处分为内、外两支。内支与同名动脉伴行穿甲状舌骨膜入喉，分布于声门裂以上的喉黏膜及会厌和舌根等处；外支伴甲状腺上动脉行向前下方，在距甲状腺上极0.5~1.0cm处，离开动脉弯向内侧，发出肌支支配环甲肌及咽下缩肌。故在甲状腺次全切除术结扎甲状腺上动脉时，应紧贴甲状腺上极进行，以免损伤外支而出现声音低钝等。

8）甲状腺下动脉是锁骨下动脉甲状颈干的分支，沿前斜角肌内侧缘上升，至第6颈椎平面，在颈动脉鞘与椎血管之间弯向内侧，近甲状腺侧叶下极潜入甲状腺侧叶的后面，发出上、下两支，分别与甲状腺上动脉吻合，分布于甲状腺、甲状旁腺、气管和食管等处。

9）喉返神经是迷走神经的分支。左喉返神经勾绕主动脉弓至其后方，右喉返神经勾绕右锁骨下动脉至其后方，两者均于食管气管旁沟上行，至咽下缩肌下缘、环甲关节后方进入喉内称为喉下神经，其运动纤维支配除环甲肌以外的所有喉肌，感觉纤维分布于声门裂以下的喉黏膜。左喉返神经行程较长，位置深，多在甲状腺下动脉后方与其交叉；右喉返神经行程较短，位置较浅，多在甲状腺下动脉前方与其交叉或穿行于动脉两条分支之间。甲状腺下动脉与喉返神经的相交部位约在侧叶中、下 1/3 交界处的后方。两喉返神经入喉前通常经过环甲关节后方，故甲状软骨下角可作为显露喉返神经的标志。由于喉返神经与甲状腺下动脉的关系在侧叶下极附近比较复杂。因此，施行甲状腺次全切除术结扎甲状腺下动脉时，应远离甲状腺下端，以免损伤喉返神经而致声音嘶哑。

10）甲状腺最下动脉较小，主要起自头臂干或主动脉弓，沿气管颈部前方上行，至甲状腺峡，参与甲状腺动脉之间的吻合，当低位气管切开或甲状腺手术时应加注意。

11）甲状腺上静脉与同名动脉伴行，注入颈内静脉。

12）甲状腺中静脉起自甲状腺侧缘中部，短而粗，管壁较薄，经过颈总动脉的前方，直接注入颈内静脉，此静脉有时缺如。

13）甲状腺下静脉起自甲状腺的下缘，经气管前面下行，主要汇入头臂静脉，两侧甲状腺下静脉在气管颈部前方常吻合成甲状腺奇静脉丛。做低位气管切开时，应注意止血。

（2）甲状旁腺：为两对扁圆形小体，直径 0.6～0.8cm，呈棕黄色或淡红色，上、下各一对，位于甲状腺侧叶的后面，真假被膜之间，有时可位于甲状腺实质内或被膜外气管周围的结缔组织中。一般上甲状旁腺多位于甲状腺侧叶上、中份交界处的后方；下甲状旁腺多位于侧叶下 1/3 的后方。

（3）喉和气管颈部

1）喉：①喉不仅是呼吸的管道，也是发音的器官。以软骨为支架，借关节、韧带和喉肌连结而成。喉位于颈前部中份，上借甲状舌骨膜与舌骨相连，向下与气管相通，喉前面被舌骨下肌群覆盖，后方紧邻咽，两侧为颈部的大血管、神经及甲状腺侧叶等。喉的活动性较大，可随吞咽或发音而上、下移动。②喉的动脉主要来自甲状腺上动脉的喉上动脉和环甲动脉、甲状腺下动脉的喉下动脉，喉上动脉与喉下动脉分布于喉肌和黏膜，两者在喉内吻合。环甲动脉主要营养环甲肌。静脉与同名动脉伴行离喉，喉上静脉通过甲状腺上静脉或面静脉汇入颈内静脉。喉下静脉通过甲状腺下静脉注入头臂静脉。③喉前庭和喉中间腔淋巴管汇合后，穿甲状舌骨膜，伴喉上血管在颈总动脉分叉附近，注入颈外侧深淋巴结。声门下腔淋巴管穿环甲膜或环气管韧带，注入喉前淋巴结或气管旁淋巴结。喉由喉上神经及喉返神经支配，两者均属迷走神经的分支，喉上神经管理声门裂以上喉腔黏膜感觉，支配环甲肌。喉返神经管理声门裂以下喉腔黏膜感觉，支配除环甲肌以外的所有喉内肌。

2）气管颈部：①平第6颈椎下缘，下平胸骨颈静脉切迹处移行为气管胸部。成年人长约6.5cm，横径为1.5~2.5cm，由6~8个气管软骨及其间的软组织构成。②气管周围有疏松结缔组织包绕，故活动性较大，当仰头或低头时，气管可上、下移动1.5cm。头转向一侧时，气管亦随之转向同侧，食管却移向对侧，故常规施行气管切开术时，头应严格保持正中位置，并使头尽量后仰，使气管接近体表，以免伤及食管及周围的血管和神经。③气管颈部的毗邻。前方由浅入深依次为皮肤、浅筋膜、封套筋膜、胸骨上间隙及其内的静脉弓、舌骨下肌群、气管前筋膜和气管前间隙。平第2~4气管软骨前方有甲状腺峡，峡的下方有甲状腺下静脉，甲状腺奇静脉丛及可能存在的甲状腺最下动脉。④气管颈部上端两侧为甲状腺侧叶，后方为食管，在两者之间的气管食管旁沟内有喉返神经上行。其后外侧有颈交感干和颈动脉鞘等。此外，幼儿的胸腺、左头臂静脉和主动脉弓等，常高出胸骨颈静脉切迹达气管颈部前面，故对幼儿进行气管切开术时，应注意不宜低于第5气管软骨，以免伤及上述诸结构。

（4）咽和食管颈部

1）咽：①位于第1~6颈椎前方，为上宽下窄、前后略扁的漏斗形肌性管道，长约12cm，其内腔称咽腔。咽有前、后及侧壁，其后壁借疏松结缔组织连于椎前筋膜；两侧壁是茎突及起于茎突的诸肌，并与颈部大血管和甲状腺侧叶等相毗邻；前壁不完整，自上向下可分别通入鼻腔、口腔和喉腔。②根据咽前方的毗邻，以腭帆游离缘和会厌上缘平面为界，将咽腔分为鼻咽、口咽、喉咽三部，其中后两部是消化道和呼吸道的共同通道。咽后上方的咽扁桃体，两侧的咽鼓管扁桃体、腭扁桃体和前下方舌扁桃体，共同构成咽淋巴环，对消化道和呼吸道具有防御和保护作用。

2）食管颈部：①上端前平环状软骨下缘平面与咽相接，下端在颈静脉切迹平面处移行为食管胸部。②食管颈部的毗邻。前方为气管颈部，食管颈部位置稍偏左侧，故食管颈部手术入路以左侧为宜；后方有颈长肌和脊柱；后外侧隔椎前筋膜与颈交感干相邻；两侧为甲状腺侧叶、颈动脉鞘及其内容物。

第四节　胸锁乳突肌区及颈根部

一、胸锁乳突肌区

（一）境界

胸锁乳突肌区是指该肌在颈部所占据和覆盖的区域。

（二）内容及其毗邻

1. 颈袢　由第 1~3 颈神经前支的分支构成。

（1）来自第 1 颈神经前支的部分纤维先随舌下神经走行，至颈动脉三角内离开此神经，称为舌下神经降支，又称颈袢上根，沿颈内动脉和颈总动脉浅面下行。

（2）来自颈丛第 2、3 颈神经前支的部分纤维组成颈袢下根，沿颈内静脉浅面（或深面）下行，上、下两根在颈动脉鞘表面合成颈袢，该袢位于肩胛舌骨肌中间腱的上缘附近，平环状软骨弓水平。该袢发支支配肩胛舌骨肌、胸骨舌骨肌、胸骨甲状肌。

2. 颈动脉鞘及其内容　颈动脉鞘上起自颅底，下续纵隔。

（1）在鞘内全长有颈内静脉和迷走神经，鞘内上部有颈内动脉，颈总动脉行于其下部。在颈动脉鞘下部，颈内静脉位于前外侧，颈总动脉位于后内侧，在两者之间的后外方有迷走神经。鞘的上部，颈内动脉居前内侧，颈内静脉在其后外方，迷走神经行于两者之间的后内方。

（2）颈动脉鞘浅面有胸锁乳突肌，胸骨舌骨肌，胸骨甲状肌和肩胛舌骨肌下腹，颈袢及甲状腺上、中静脉；鞘的后方有甲状腺下动脉通过，隔椎前筋膜有颈交感干、椎前肌和颈椎横突等；鞘的内侧有咽、颈段食管、喉、颈段气管、喉返神经和甲状腺腺叶等。

3. 颈丛　由第 1~4 颈神经的前支组成，位于胸锁乳突肌上段与中斜角肌、肩胛提肌之间。分支有皮支、肌支和膈神经。

4. 颈交感干　由颈上、中、下交感神经节及其节间支组成，位于脊柱两侧，被颈深筋膜椎前层所覆盖。

（1）颈上神经节最大，呈梭形，位于第 2~3 颈椎横突前方。

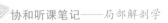

（2）颈中神经节最小或不明显，位于第 6 颈椎横突的前方。

（3）颈下神经节位于第 7 颈椎平面，在椎动脉起始部后方，多与第 1 胸神经节融合为颈胸神经节，又称星状神经节。

以上三对神经节各发出心支入胸腔参与心丛组成。

二、颈根部

颈根部是指颈部与胸部之间的区域，由进出胸廓上口的诸结构占据。

（一）境界

颈根部前界为胸骨柄，后界为第 1 胸椎体，两侧为第 1 肋。其中心标志是前斜角肌，此肌前内侧主要是往来于颈、胸之间的纵行结构，如颈总动脉、颈内静脉、迷走神经、膈神经、颈交感干、胸导管和胸膜顶等；前、后方及外侧主要是往来于胸、颈与上肢间的横行结构，如锁骨下动、静脉和臂丛等。

（二）内容及其毗邻

1. 胸膜顶　覆盖肺尖部的壁胸膜，突入颈根部，高出锁骨内侧 1/3 上缘 2~3cm。前、中、后斜角肌覆盖其前、后及外方。

（1）胸膜顶前方邻接锁骨下动脉及其分支、膈神经、迷走神经、锁骨下静脉以及左颈根部的胸导管。

（2）后方贴靠第 1、2 肋，颈交感干和第 1 胸神经前支。

（3）外侧邻臂丛；内侧邻气管、食管及左侧尚有胸导管和左喉返神经。

（4）上方从第 7 颈椎横突、第 1 肋颈和第 1 胸椎体连至胸膜顶的筋膜，称为胸膜上膜，此膜又称 Sibson 筋膜，起悬吊作用。当行肺萎陷手术时，须切断上述筋膜，才能使肺尖塌陷。

2. 锁骨下动脉　左侧起自主动脉弓，右侧在胸锁关节后方起自头臂干，该动脉于第 1 肋外侧缘续于腋动脉。前斜角肌将其分为三段。

（1）第 1 段：位于前斜角肌内侧，胸膜顶前方。该段动脉前方的毗邻左、右侧不同，右侧有迷走神经跨过，左侧有膈神经及胸导管跨过。该段动脉的分支如下。

1）椎动脉：沿前斜角肌内侧上行于胸膜顶前面，穿经上位 6 个颈椎横突孔，经枕骨大孔入颅，分布于脑、脊髓和内耳。

2）胸廓内动脉：在胸膜顶前方，正对椎动脉起始处起自锁骨下动脉下壁，经锁骨下静脉之后向下入胸腔。

3）甲状颈干：起自锁骨下动脉上壁，分出甲状腺下动脉、肩胛上动脉及颈横动脉。

4）肋颈干：起自锁骨下动脉第 1 段或第 2 段的后壁，分为颈深动脉和最上肋间动脉。

（2）第 2 段：位于前斜角肌后方，上方紧邻臂丛各干，下方跨胸膜顶。

（3）第 3 段：位于前斜角肌外侧，第 1 肋上面，其前下方邻锁骨下静脉，外上方为臂丛。此段动脉有时发出颈横动脉或肩胛上动脉。

3. 胸导管　沿食管左侧出胸腔上口至颈部，平第 7 颈椎高度，形成胸导管弓。其前方为颈动脉鞘；后方有椎动、静脉，颈交感干、甲状颈干、膈神经和锁骨下动脉。胸导管以注入左静脉角者居多，少数可注入左颈内静脉或左锁骨下静脉。左颈干、左锁骨下干及左支气管纵隔干通常注入胸导管末端，也可单独注入静脉。

4. 右淋巴导管　长 1.0~1.5cm，在右颈根部接受右颈干、右锁骨下干和右支气管纵隔干后注入右静脉角。右淋巴导管出现率仅为 20% 左右，各淋巴干也可直接注入右锁骨下静脉或右颈内静脉。

5. 锁骨下静脉　自第 1 肋外缘续于腋静脉。沿第 1 肋上面，经锁骨与前斜角肌之间，向内侧与颈内静脉汇合成头臂静脉。锁骨下静脉壁与第 1 肋、锁骨下肌、前斜角肌的筋膜相愈着，故伤后易致气栓。临床上广泛应用锁骨下静脉穿刺置管，进行长期输液、心导管插管及中心静脉压测定等。

6. 迷走神经　右迷走神经下行于右颈总动脉和右颈内静脉之间，经右锁骨下动脉第 1 段前面时发出右喉返神经，绕经右锁骨下动脉的下面和后方返回颈部。左迷走神经在左颈总动脉和左颈内静脉之间下行入胸腔。

7. 膈神经　位于前斜角肌前面，椎前筋膜深面，由第 3~5 颈神经前支组成，向内下方斜降下行；其前方有胸锁乳突肌、肩胛舌骨肌中间腱、颈内静脉、颈横动脉和肩胛上动脉；左侧前方还邻接胸导管弓；内侧有颈升动脉上行。该神经在颈根部经胸膜顶的前内侧，迷走神经的外侧，穿锁骨下动、静脉之间进入胸腔。

8. 椎动脉三角　内侧界为颈长肌，外侧界为前斜角肌，下界为锁骨下动脉第 1 段，尖为第 6 颈椎横突前结节。三角的后方有胸膜顶、第 7 颈椎横突，第 8 颈神经前支及第 1 肋骨；前方有颈动脉鞘、膈神经及胸导管弓（左侧）等。三角内的主要结构有椎动、静脉，甲状腺下动脉，颈交感干及颈胸神经节等。

9. 斜角肌间隙　颈深肌群包括内侧群和外侧群。

（1）内侧群：位于脊柱颈部的前方有头长肌和颈长肌等，合称椎前肌，能屈头、屈颈。

（2）外侧群：位于脊柱颈部的两侧，主要有前斜角肌、中斜角肌和后斜角肌，各肌均起自颈椎横突，前斜角肌、中斜角肌分别止于第 1 肋上面的前斜角肌结节和锁骨下动脉沟的后方，后斜角肌止于第 2 肋。前斜角肌、中斜角肌与第 1 肋之间形成一三角形的间隙称为斜角肌间隙，内有锁骨下动脉和臂丛通过。

（3）斜角肌的作用。在颈椎固定时，可上提肋，以助吸气；胸廓固定时可使颈前屈，一侧收缩可使颈向同侧侧屈。

第五节　颈外侧区

颈外侧区是由胸锁乳突肌后缘、斜方肌前缘和锁骨中1/3上缘围成的三角区；该区被肩胛舌骨肌下腹分为上方较大的枕三角和下方较小的锁骨上三角。

一、枕三角

1. 境界　枕三角位于胸锁乳突肌后缘、斜方肌前缘与肩胛舌骨肌下腹上缘之间。三角的浅面依次为皮肤、浅筋膜和封套筋膜；深面为椎前筋膜及其所覆盖的前、中、后斜角肌，头夹肌和肩胛提肌。

2. 内容及其毗邻

（1）副神经：自颈静脉孔出颅后，沿颈内静脉前外侧下行，经二腹肌后腹深面，在胸锁乳突肌上部的前缘穿入并发支支配该肌。其本干在胸锁乳突肌后缘上、中1/3交点处进入枕三角，有枕小神经勾绕，是确定副神经的标志。在枕三角内，该神经沿肩胛提肌表面，经枕三角中份，向外下方斜行。此段位置表浅，周围有淋巴结排列，颈淋巴结清扫术时应避免损伤副神经。副神经自斜方肌前缘中、下1/3交界处进入该肌深面，并支配该肌。

（2）颈丛和臂丛的分支：颈丛皮支在胸锁乳突肌后缘中点处穿封套筋膜浅出，分布于头、颈、胸前上部及肩上部的皮肤，臂丛分支有支配菱形肌的肩胛背神经，该神经位于副神经与臂丛上缘之间，略与副神经平行，但位于椎前筋膜深面，可与副神经鉴别。此外还有支配冈上、下肌的肩胛上神经，以及入腋区支配前锯肌的胸长神经等。

二、锁骨上三角

1. 境界　锁骨上三角位于锁骨上方。由于此三角位于锁骨上方，在体表呈明显凹陷，故又称锁骨上大窝。由胸锁乳突肌后缘、肩胛舌骨肌下腹和锁骨上缘中 1/3 围成。其浅面依次为皮肤、浅筋膜及封套筋膜；其深面为斜角肌下份及椎前筋膜。

2. 内容及其毗邻

（1）锁骨下静脉：于第 1 肋外侧缘续于腋静脉，有颈外静脉和肩胛背静脉注入。在该三角内锁骨下静脉位于锁骨下动脉第 3 段的前下方；向内经膈神经和前斜角肌下端的前面，达胸膜顶前方；在前斜角肌内侧与颈内静脉汇合成头臂静脉，两者间形成向外上开放的角，称为静脉角。胸导管和右淋巴导管分别注入左、右静脉角。

（2）锁骨下动脉：经斜角肌间隙进入此三角，走向腋窝。位于此三角内的是该动脉第 3 段，其下方为第 1 肋上面，后上方有臂丛，前下方为锁骨下静脉。在该三角内还可见该动脉的直接和间接的分支，肩胛背动脉、肩胛上动脉和颈横动脉，分别至斜方肌深面及肩胛区。

（3）臂丛：由第 5~8 颈神经和第 1 胸神经前支的大部分组成臂丛的五个根，经斜角肌间隙进入此三角，臂丛在锁骨下动脉后上方合成三个干，各干再分为前、后两股。根、干、股组成臂丛锁骨上部，在锁骨中点上方，为锁骨上臂丛神经阻滞麻醉处。在此三角内，臂丛发出肩胛背神经、肩胛上神经及胸长神经等。臂丛与锁骨下动脉均由椎前筋膜形成的筋膜鞘包绕，续于腋鞘。

第六节　颈部淋巴引流

颈部淋巴结数目较多，除收纳头、颈部淋巴之外，还收集胸部及上肢的部分淋巴。

一、颈上部淋巴结

颈上部淋巴结沿头、颈交界处排列，位置表浅分为五组。

1. 下颌下淋巴结 位于下颌下腺附近，收纳眼、鼻、唇、牙、舌及口底的淋巴，汇入颈外侧上、下深淋巴结。

2. 颏下淋巴结 位于颏下三角内，收纳颏部、下唇中部、口底及舌尖等处淋巴，注入下颌下淋巴结及颈内静脉二腹肌淋巴结。

3. 枕淋巴结 位于枕部皮下，斜方肌止端的浅面，收纳项部、枕部的淋巴，注入颈外侧浅、深淋巴结。

4. 乳突淋巴结 位于耳后，胸锁乳突肌上端浅面，收纳颞、顶、乳突区及耳郭的淋巴，注入颈外侧浅、深淋巴结。

5. 腮腺淋巴结 位于腮腺表面及实质内，收纳面部、耳郭、外耳道等处的淋巴，注入颈外侧浅及颈深上淋巴结。

二、颈前区的淋巴结

颈前区的淋巴结又称颈前淋巴结，位于颈前正中部，舌骨下方，两侧胸锁乳突肌、颈动脉鞘之间，分为颈前浅淋巴结及颈前深淋巴结。

1. 颈前浅淋巴结 沿颈前静脉排列，收纳舌骨下区的浅淋巴，其输出管注入颈外侧下深淋巴结或锁骨上淋巴结。

2. 颈前深淋巴结 分布于喉、甲状腺和气管颈部的前方及两侧，包括喉前淋巴结、甲状腺淋巴结、气管前淋巴结和气管旁淋巴结，收集甲状腺、喉、气管颈部、食管颈部等处淋巴；其输出管注入颈外侧上、下深淋巴结。

三、颈外侧区的淋巴结

颈外侧区的淋巴结即颈外侧淋巴结，以颈筋膜浅层为界，分为浅、深两组。

1. 颈外侧浅淋巴结　沿颈外静脉排列，收纳腮腺、枕部及耳后部的淋巴，其输出管主要注入颈外侧深淋巴结上群。

2. 颈外侧深淋巴结　主要沿颈内静脉排列，上至颅底，下至颈根部，通常以肩胛舌骨肌和颈内静脉交叉点为界，分为颈外侧上深淋巴结和颈外侧下深淋巴结。

（1）颈外侧上深淋巴结：位于胸锁乳突肌深面，排列在颈内静脉周围，收纳颈外侧浅淋巴结、腮腺淋巴结、下颌下及颏下淋巴结的输出管，并收纳喉、气管、食管、腭扁桃体及舌的淋巴，其输出管注入颈外侧下深淋巴结。

1）该组淋巴结中位于二腹肌后腹与颈内静脉交角处者，称为颈内静脉二腹肌淋巴结，又称角淋巴结，收纳鼻咽部、腭扁桃体及舌根部的淋巴，是鼻咽部、腭扁桃体及舌根部的癌转移较早累及的淋巴结群。

2）在枕三角内沿副神经周围分布者，称为副神经淋巴结，收纳耳后的淋巴，其输出管注入颈外侧下深淋巴结，或直接注入颈干。

（2）颈外侧下深淋巴结：位于肩胛舌骨肌中间腱下方，排列于颈内静脉和颈横血管周围，其中位于颈内静脉与肩胛舌骨肌中间腱交角处的淋巴结称为颈内静脉肩胛舌骨肌淋巴结。收纳舌尖部的淋巴，舌尖部的癌首先转移至该淋巴结。

1）另有淋巴结沿颈横血管排列称为锁骨上淋巴结，主要收纳颈外侧上深淋巴结的输出管及气管的淋巴，成为头、颈淋巴结的总集合处，其输出管集合成颈干，左侧注入胸导管，右侧注入右淋巴导管或直接注入静脉角。

2）位于左颈根部，左侧斜角肌处的淋巴结称为 Virchow 淋巴结，当食管下部癌或胃癌转移时，可累及该淋巴结，在临床体检时，在胸锁乳突肌后缘和锁骨上缘的交角处触到此肿大的淋巴结。

第七节　颈部解剖操作

一、解剖颈前区和胸锁乳突肌区

（一）切口

1. 体位　人体取仰卧位，肩部垫高，使头部后仰。

2. 摸认体表标志　下颌骨下缘、下颌角、乳突、舌骨、甲状软骨和喉结（男性）、颈静脉切迹、锁骨和肩峰。

3. 切口

（1）从颏下中点向下做正中切口，至颈静脉切迹。

（2）自正中切口的上端向左、右沿下颌骨下缘切至乳突。

（3）从颈部正中切口的下端向左、右沿锁骨切至肩峰。

4. 皮片　从正中切口的上端或下端提起皮片，逐渐向外侧翻起，显露颈阔肌。

（二）层次解剖

1. 解剖颈浅层结构　①解剖颈阔肌。②解剖颈前静脉。③解剖颈外静脉及颈丛皮支。

2. 解剖舌骨上区　①解剖颏下三角。②解剖下颌下三角。

3. 解剖舌骨下区和胸锁乳突肌区　①解剖封套筋膜及颈静脉弓。②解剖胸锁乳突肌。③解剖气管前筋膜及颈袢。④解剖颈动脉鞘。⑤解剖颈外侧深淋巴结。⑥解剖颈动脉三角。⑦解剖肌三角。

二、解剖颈根部

1. 解剖椎动脉三角。

2. 层次解剖　①解剖胸导管末端。②解剖迷走神经及右喉返神经。③解剖锁骨上淋巴结及膈神经。④解剖甲状颈干。⑤解剖椎动脉。⑥解剖胸廓内动脉。⑦观察锁骨下动脉的走行与毗邻。⑧解剖颈交感干。

三、解剖颈外侧区

（一）颈外侧区的境界

将胸锁乳突肌复位，观察由胸锁乳突肌后缘、斜方肌前缘和锁骨中 1/3 上缘围成的颈外侧区。

（二）层次解剖

1. 解剖浅层结构　清除颈外侧区浅筋膜，在枕三角内清除封套筋膜。

2. 解剖深层结构　①解剖副神经。②解剖颈丛。③解剖臂丛及其分支。④解剖锁骨下静脉。⑤解剖锁骨下动脉。

第八节　临床病例分析

病例：

女孩，4 岁。头总是歪向一侧。医生检查发现她的头歪向右侧，面略朝向左侧；胸锁乳突肌下部有可触及的一个肿块。

诊断：先天性肌性斜颈。

临床解剖学问题：

1. 什么原因导致患者的歪头体征？

2. 引起该肌异常的原因是什么？

3. 如果这种肌性斜颈得不到治疗矫正，可能会导致什么结构异常？

解答：

1. 胸锁乳突肌位于颈部两侧，粗壮强劲，在颈部形成明显的肌性标志。此肌以两个头分别起自胸骨柄和锁骨内侧端，两头会合后，斜向后上，止于颞骨乳突。作用：一侧收缩使头歪向同侧，脸转向对侧；两侧同时收缩使头后仰。

2. 本病例为常见的颈部畸形，俗称歪脖子。先天性肌性斜颈常在出生前发生（先天的）。胎儿头部和颈部在子宫内位置不良，在分娩过程中可能导致胸锁乳突肌损伤，肌纤维撕裂，或出血的血肿纤维化。难产过程中颈部的牵拉也有可能导致肌纤维撕裂和出血。

3. 由于肌组织纤维变性并缩短，斜颈缓慢发展。可能到儿童5、6岁时才引起注意。一个全面的儿科体检可能会在胸锁乳突肌上发现肿块。如未能纠正肌性斜颈会导致面颅骨发育不对称，颈椎椎体也可能发生楔状畸形。

 精选习题

1. 颈后三角是指
   A. 颈外侧区
   B. 枕三角
   C. 颈后区
   D. 位于胸锁乳突肌后缘后方的颈部区域
   E. 位于斜方肌前缘后方的颈部区域

2. 关于枕三角的描述，哪项是正确的
   A. 又称颈后三角
   B. 又称肩胛舌骨肌锁骨三角

   C. 由胸锁乳突肌后缘、斜方肌前缘和锁骨中 1/3 上缘围成的三角区
   D. 由胸锁乳突肌后缘、斜方肌前缘和肩胛舌骨肌下腹上缘围成
   E. 由胸锁乳突肌后缘、肩胛舌骨肌下腹和锁骨围成

3. 关于喉返神经的描述，哪项是正确的
   A. 右喉返神经勾绕主动脉弓，左喉返神经勾绕锁骨下动脉
   B. 沿气管食管弯沟内上行

C. 其运动支支配所有喉肌

D. 感觉支分布于所有喉黏膜

E. 通常行经甲状腺腺鞘之内，甲状腺次全切除术时，应注意勿损伤喉返神经

4. 不属于肌三角内的结构是

A. 舌骨上肌群

B. 舌骨下肌群

C. 甲状腺和甲状旁腺

D. 气管颈部

E. 食管颈部

5. 关于椎动脉的描述，哪项是错误的

A. 起自锁骨下动脉的第 1 段

B. 走行于前斜角肌的前面

C. 穿经第 6 至第 1 个颈椎横突孔

D. 经枕骨大孔入颅

E. 分布于脑和内耳

参考答案：1. A   2. D   3. B
4. A   5. B

第四章　胸

核心问题

1. 胸膜顶、椎动脉三角、乳房后隙、枕三角、乳房悬韧带、胸锁筋膜、胸膜隐窝、肋膈隐窝、肺段、食管下三角、动脉导管三角、心包、心包裸区、心包横窦、心包前下窦。

2. 胸部境界与分区。

3. 胸壁的层次。

4. 乳房的淋巴引流。

5. 左、右肺根的结构与相邻关系。

6. 纵隔划分及包含的重要器官和结构。

7. 心包窦的种类与位置。

8. 食管后隙的内容。

内容精要

胸部由胸壁、胸腔和胸腔内器官组成。胸廓和软组织构成胸壁，胸壁和膈围成胸腔。胸腔正中被纵隔占据，纵隔的两侧有肺及其表面的胸膜和胸膜腔。

胸壁参与呼吸运动，胸腔含有呼吸系统和循环系统的主要器官，故胸部具有重要的呼吸和循环功能。胸腔向上经胸廓上

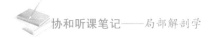

口与颈部相通,向下借膈与腹腔分隔。

第一节　概　　述

一、境界与分区

(一) 境界

1. 胸部上界以颈静脉切迹、胸锁关节、锁骨上缘、肩峰和第 7 颈椎棘突的连线与颈部分界,下界以剑突、肋弓、第 11 肋前端、第 12 肋下缘和第 12 胸椎棘突的连线与腹部分界,上部两侧以三角肌前后缘与上肢分界。

2. 由于膈呈穹隆状,故胸部表面的界线并不代表胸腔的真正范围。肝、脾和肾等腹腔器官位于胸壁下部的深面,胸壁外伤时可累及这些器官。胸膜顶、肺尖和小儿胸腺向上突入颈根部,故在颈根部针刺、手术和臂丛麻醉时应注意保护这些结构和器官。

(二) 分区

1. 胸壁　每侧胸壁分为胸前区、胸外侧区和胸背区。胸前区位于前正中线和腋前线之间,胸外侧区位于腋前线和腋后线之间,胸背区位于腋后线和后正中线之间。

2. 胸腔　分为中部和两侧的左、右部。中部被纵隔占据,左、右部容纳肺和胸膜。

二、表面解剖

(一) 体表标志

1. 颈静脉切迹　随着个体的不断发育,胸骨的高度逐渐下降。成年男性的颈静脉切迹平第 2 胸椎,女性的平第 3 胸椎体上缘。

2. 胸骨角　胸骨角两侧连接第 2 肋软骨，是计数肋和肋间隙的标志。胸骨角平主动脉弓起始处、气管权、左主支气管与食管交叉处和第 4 胸椎体下缘。

3. 剑突　剑突的形状变化较大。剑胸尖约平第 10 胸椎体下缘。

4. 锁骨　锁骨的全长可触及。锁骨下窝位于锁骨中、外 1/3 交界处的下方，其深方有腋血管和臂丛通过。在锁骨下窝的稍外侧和锁骨下方一横指处可摸到喙突。

5. 肋和肋间隙　第 1 肋的大部分位于锁骨的后方，故难以触及。肋和肋间隙是胸部和腹上部器官的定位标志。

6. 肋弓　肋弓是肝、胆囊和脾的触诊标志。两侧肋弓和剑胸结合构成胸骨下角，为 70°～110°。剑突与肋弓构成剑肋角，左侧剑肋角是心包穿刺常用进针部位之一。

7. 乳头　男性乳头位于锁骨中线与第 4 肋间隙相交处，女性乳头的位置变化较大。

8. 肌发达者可见胸大肌和前锯肌肌齿的轮廓，可触及胸大肌下缘。

（二）标志线

1. 前正中线　经胸骨正中所做的垂直线。

2. 胸骨线　经胸骨外侧缘最宽处所做的垂直线。

3. 锁骨中线　经锁骨中点所做的垂直线。

4. 胸骨旁线　经胸骨线和锁骨中线之间的中点所做的垂直线。

5. 腋前线　经腋前襞与胸壁相交处所做的垂直线。

6. 腋后线　经腋后襞与胸壁相交处所做的垂直线。

7. 腋中线　经腋前线和腋后线之间的中点所做的垂直线。

8. 肩胛线　两臂下垂时经肩胛下角所做的垂直线。

9. 后正中线　沿胸椎棘突尖所做的垂直线。

第二节　胸　　壁

胸壁由皮肤、浅筋膜、深筋膜、胸廓外肌层、胸廓和肋间肌以及胸内筋膜等构成。胸膜腔的手术入路通常包括：切开皮肤、浅筋膜、深筋膜、胸廓外肌层、肋间肌、分离或切断肋骨、切开壁层胸膜和脏层胸膜。

一、浅层结构

（一）皮肤

胸前区和胸外侧区的皮肤较薄，尤其是胸骨前面和乳头的皮肤。除胸骨前面的皮肤外，其余部位的皮肤有较大的活动性。

（二）浅筋膜

胸部的浅筋膜与颈部、腹部和上肢的浅筋膜相续，胸骨前面较薄，其余部分较厚。浅筋膜内含浅血管、淋巴管、皮神经和乳腺。

1. 浅血管

（1）动脉：胸廓内动脉的穿支在距胸骨外侧缘约 1cm 处穿出，分布于胸前区内侧部。肋间后动脉的前、外侧穿支与肋间神经的前、外皮支伴行分布。胸肩峰动脉和胸外侧动脉的分支也分布于胸壁。在女性，胸廓内动脉的第 2~6 穿支和第 3~7 肋间后动脉的穿支还分布于乳房。由于胸廓内动脉的第 2~4 穿支较大，在行乳腺癌根治术时应注意结扎这些动脉。

（2）静脉：胸腹壁静脉起自脐周静脉网，行向外上方，在胸外侧区上部汇合成胸外侧静脉，收集腹壁上部和胸壁的浅层结构静脉血。胸外侧静脉注入腋静脉。与胸廓内动脉和肋间后动脉的穿支伴行的静脉分别注入胸廓内静脉和肋间后静脉。

2. 皮神经　胸前、外侧区的皮神经来自颈丛和肋间神经。

（1）锁骨上神经：2~4支，分布于胸前区上部的皮肤。

（2）肋间神经的外侧皮支和前皮支：肋间神经在腋前线附近发出外侧皮支，分布于胸外侧区和胸前区外侧部的皮肤。近胸骨外侧缘处肋间神经发出前皮支，分布于胸前区内侧部的皮肤。第4~6肋间神经的外侧皮支和第2~4肋间神经的前皮支还分布于女性乳房。

（3）肋间神经的皮支呈节段性分布

1）第2肋间神经的皮肤分布相当于胸骨角平面。

2）第4肋间神经相当于男性乳头平面。

3）第6肋间神经相当于剑突平面。

4）第8肋间神经相当于肋弓平面。

5）第10肋间神经分布于脐平面，肋下神经分布于髂前上棘平面。

临床上根据肋间神经皮支的分布特点，测定麻醉平面和诊断脊髓损伤节段。

（三）乳房

1. 位置　乳房是皮肤特殊分化的器官。小儿和男性的乳房不发达。女性乳房位于胸肌筋膜前面，胸骨旁线与腋中线之间，平第2~6肋高度。乳房与胸肌筋膜之间的间隙称乳房后间隙，内有疏松结缔组织和淋巴管，此间隙的存在使得乳房可以在胸壁上轻度移动。乳房局部麻醉手术时，常规皮下组织内浸润麻醉的同时，在此间隙内适当注入麻醉药物可取得更好的麻醉效果。

2. 形态结构

（1）乳房由皮肤、纤维组织、脂肪组织和乳腺构成。女性乳房的大小和形态变异较大。乳房表面中央有乳头。乳头周围色泽较深的环行区称乳晕。

（2）乳腺被结缔组织分隔为15~20个乳腺叶，每个乳腺叶又分为若干个乳腺小叶。每个乳腺叶有一输乳管，末端开口于乳头。乳腺叶和输乳管以乳头为中心呈放射状排列，故乳房脓肿切开引流时应做放射状切口，以免损伤输乳管。

（3）乳房结缔组织中有许多纤维束，两端分别附着于皮肤和胸肌筋膜，称乳房悬韧带或Cooper韧带。乳腺癌时，纤维组织增生，乳房悬韧带变短，表面皮肤可形成小凹陷呈现酒窝样改变。若淋巴回流受阻引起皮肤淋巴水肿，则局部皮肤呈橘皮样改变。乳房基底并非完美的盘状，其外上象限通常向腋窝方向有所延伸，称为腋尾部。

主治语录：乳腺腺体的浅面是皮下脂肪，深面是胸肌筋膜也含有疏松的脂肪组织。因此，腺体几乎完全被脂肪组织包裹。腺体内除Cooper韧带纤维穿行外，同样含有分散的脂肪组织。脂肪与腺体的比例个体差异较大，并随着人种、年龄、生理状态等不断变化，在影像学上呈现出截然不同的表现，对乳腺疾病的识别和诊断影响较大。通常脂肪成分越多，对病变的识别越清晰。

3. 淋巴引流　乳房的淋巴主要注入腋淋巴结，引流方向主要有以下几种。

（1）乳房外侧部和中央部的淋巴管注入胸肌间淋巴结，是乳房淋巴回流的主要途径。

（2）上部的淋巴管注入尖淋巴结和锁骨上淋巴结。

（3）内侧部的一部分淋巴管注入胸骨旁淋巴结，另一部分与对侧乳房淋巴管交通。

（4）深部的淋巴管注入胸肌间淋巴结或尖淋巴结。

（5）内下部的淋巴管通过腹壁和膈下的淋巴管与肝的淋巴管交通。

乳腺癌发生淋巴转移时，可侵犯腋淋巴结和胸骨旁淋巴结。如果淋巴回流受阻，肿瘤细胞可转移至对侧乳房或肝。

二、深层结构

（一）深筋膜

1. 浅层　浅层较薄弱，覆盖于胸大肌和前锯肌表面，向上附着于锁骨，向下接腹外斜肌表面的筋膜，向内附着于胸骨，向后与胸背区的深筋膜相续。

2. 深层　位于胸大肌深面，向上附着于锁骨，向下包绕锁骨下肌和胸小肌，在胸小肌下缘与浅层汇合，并与腋筋膜相续。

位于喙突、锁骨下肌和胸小肌的筋膜称锁胸筋膜。胸肩峰动脉的分支和胸外侧神经穿出该筋膜，分布于胸大、小肌。头静脉和淋巴管穿该筋膜入腋腔，分别注入腋静脉和腋淋巴结。手术切开锁胸筋膜时应注意保护胸外侧神经，以免引起胸大、小肌瘫痪。

主治语录：锁胸筋膜又称喙锁胸筋膜，质地较坚韧，与周围疏松的淋巴脂肪组织形成明显的对比，从乳房外上方分离向腋窝解剖时，该筋膜为重要的解剖结构，是进入腋窝深层的标志。

（二）胸廓外肌层

1. 胸廓外肌层包括胸上肢肌和部分腹肌。浅层有胸大肌、腹直肌和腹外斜肌的上部，深层有锁骨下肌、胸小肌和前锯肌。

2. 胸大肌和胸小肌的间隙称胸肌间隙，内含疏松结缔组织和2~3个胸肌间淋巴结。

3. 胸肌间淋巴结接受胸大、小肌和乳腺深部的淋巴管，其输出淋巴管注入尖淋巴结。

4. 胸大肌较宽大，且位置表浅，故常用胸大肌填充胸部残腔或修补胸壁缺损。

（三）胸廓和肋间隙

1. 胸廓除保护和支持胸腹腔器官外，主要参与呼吸运动。胸廓的形状有明显的个体差异，与年龄、性别和健康情况等因素有关。严重肺气肿患者的胸廓前后径显著增大而形成桶状胸。佝偻病儿童因缺钙致骨易变形，胸廓前后径增大，胸骨明显突出，形成"鸡胸"。

2. 肋间隙内有肋间肌，肋间血管、神经和结缔组织等。肋间外肌和肋间内肌的肌束方向是相反的。肋间外肌在肋骨前端处向前续为肋间外膜，肋间内肌在肋角处向后续为肋间内膜。肋间最内肌位于肋间隙的中份，肌束方向与肋间内肌相同。肋间内肌和肋间最内肌之间有肋间血管、神经通过。

3. 肋间后动脉和肋间后静脉与肋间神经伴行。肋颈干发出的最上肋间动脉分布于第1、2肋间隙，肋间后动脉分布于第3~11肋间隙。肋间神经共11对。第2肋间神经外侧皮支的后支较粗大，称肋间臂神经。该神经斜穿腋窝底至臂上部内侧，分布于腋窝底和臂上部内侧的皮肤。下5对肋间神经和肋下神经自胸壁进入腹壁，分布于腹肌的前外侧群和腹壁皮肤，故在肋弓附近做手术时应注意保护这些神经。

4. 肋间后动脉和肋间神经的主干和在肋角处发出的下支分别沿肋沟和下位肋上缘前行。在肋沟处，血管、神经的排列顺序自上而下为静脉、动脉和神经。根据肋间血管、神经的行程，常在肩胛线或腋后线第7、8肋间隙中部做胸膜腔穿刺，以免损伤肋间血管、神经。

5. 位于肋角内侧的肋间淋巴结后组较恒定，位于肋角内侧，其输出淋巴管注入胸导管。

（四）胸廓内血管

1. 胸廓内动脉贴于第 1~6 肋软骨后面，沿胸骨侧缘外侧约 1.5cm 下行，至第 6 肋间隙分为肌膈动脉和腹壁上动脉。胸廓内动脉上段发出的心包膈动脉与膈神经伴行。胸廓内动脉上段的后面紧贴胸内筋膜，下段借胸横肌与胸内筋膜分隔。

2. 两条胸廓内静脉与同名动脉伴行。胸骨旁淋巴结沿胸廓内血管排列，引流腹前壁和乳房内侧部的淋巴，并收纳膈上淋巴结的输出淋巴管，其输出淋巴管参与合成支气管纵隔干。

主治语录：胸廓内血管穿过胸壁和肌肉后，供应浅层软组织和皮肤，这些穿支血管常用来设计作为胸廓整形的旋转皮瓣，填补较大的缺损。

（五）胸内筋膜

胸内筋膜衬托于胸廓内面，向上覆盖于胸膜顶上面，称胸膜上膜；向下覆盖于膈上面，称膈上筋膜。胸骨、肋和肋间肌内面的部分较厚，脊柱两侧的部分较薄。胸横肌位于胸前壁的内面。起自胸骨下部，纤维向上外，止于第 2~6 肋的内面，主要是降肋助呼气作用。

第三节　膈

一、位置和分部

1. 位置　膈呈穹隆状，位于胸、腹腔之间，封闭胸廓下口。

中央部较平坦，两侧隆凸。右侧隆凸比左侧高，最高点达第5肋间隙。膈的高低位置因年龄、体位、呼吸状态和腹腔器官充盈状态的不同有所变化。小儿膈的位置较高，老年人较低。坐立时膈的位置较低，仰卧时腹腔器官推向胸腔，膈的位置升高。膈的上面与胸膜腔、肺和心包腔相邻，下面与肝、胃和脾相邻。

2. 分部

（1）膈的腱性部为中心腱，呈三叶状。肌性部分为胸骨部、肋部和腰部。胸骨部起自剑突后面，肋部起自下 6 肋，腰部的内侧肌束以左脚和右脚起自上 2~3 个腰椎体，外侧肌束起自内侧弓状韧带和外侧弓状韧带。各部肌束止于中心腱。

（2）肌性部的各部之间缺乏肌纤维，上面覆以膈上筋膜和膈胸膜，下面覆以膈下筋膜和腹膜，形成膈的薄弱区，如胸肋三角位于胸骨部和肋部之间，有腹壁上血管以及来自腹壁和肝上面的淋巴管通过；腰肋三角位于腰部和肋部之间，底为第12 肋。腰肋三角的前方与肾相邻，后方有肋膈隐窝，故肾手术时应特别注意，以免撕破而引起气胸。胸肋三角和腰肋三角是膈疝的好发部位。

二、裂孔

1. 腔静脉孔　平第 8 胸椎，在正中线右侧 2~3cm 处，有下腔静脉通过。

2. 食管裂孔　平第 10 胸椎，在正中线左侧 2~3cm 处，有食管、迷走神经前干、迷走神经后干、胃左血管的食管支和来自肝后部的淋巴管通过，是膈疝的好发部位之一。膈右脚的部分肌纤维围绕食管形成肌环，对食管裂孔起钳制作用。在食管与裂孔之间连有膈食管韧带，有固定食管的作用。若该肌环和韧带发育不良或缺如，腹部器官可经食管裂孔突入胸腔，形成食管裂孔疝。

　　主治语录：腹腔脏器活动都大，胸腔脏器则被限制在原位。因此，食管裂孔疝通常为腹腔脏器向胸腔疝入，反之则少见。

　　3. 主动脉裂孔　在膈左、右脚和脊椎之间，平第 12 胸椎，正中线稍偏左侧，有主动脉、胸导管和来自胸壁的淋巴管通过。奇静脉和半奇静脉也可通过主动脉裂孔。

三、膈的血管、淋巴和神经

　　1. 血管　膈的血液供应来自心包膈动脉、肌膈动脉、膈上动脉、下位肋间后动脉的分支和膈下动脉。伴行静脉注入胸廓内静脉、肋间后静脉和下腔静脉等。

　　2. 淋巴

　　（1）膈的淋巴管注入膈上、下淋巴结。

　　（2）膈上淋巴结分为前、中、后群，位于剑突后方、膈神经入膈处和主动脉裂孔附近，引流膈、壁胸膜、心包和肝上面的淋巴，其输出淋巴管注入胸骨旁淋巴结和纵隔前、后淋巴结。

　　（3）膈下淋巴结沿膈下动脉排列。引流膈下面后部的淋巴，其输出淋巴管注入腰淋巴结。

　　3. 神经

　　（1）膈的中央部分由颈部肌节发育而来，故由颈丛的分支膈神经支配。前部和两侧部由胸下部肌节发育而来，受下 6~7 对肋间神经支配。膈神经（$C_{3~5}$ 前支）起自颈丛，经锁骨下动、静脉之间进入胸腔，继而经肺根前方，于纵隔胸膜与心包之间下行至膈。

　　（2）膈神经受刺激时可出现呃逆。副膈神经在膈神经的外侧下行，达胸腔上部与膈神经汇合。国人副膈神经的出现率为 48%。

第四节　胸膜和胸膜腔

一、胸膜

1. 胸膜分为脏胸膜和壁胸膜两部。脏胸膜被覆于肺的表面，与肺紧密结合，又称肺胸膜。壁胸膜贴附于胸内筋膜内面、膈上面和纵隔侧面，故根据附着部位的不同将其分为肋胸膜、膈胸膜、纵隔胸膜和胸膜顶四部分。胸膜顶高出锁骨内侧 1/3 上方 2~3cm。

2. 胸膜顶上面的胸膜上膜对胸膜顶起固定和保护作用。壁胸膜与胸内筋膜之间有疏松结缔组织，脊柱两旁较发达，两层膜易于分离。行肺切除术时，若脏胸膜与壁胸膜粘连，可将壁胸膜与胸内筋膜分离，将肺连同壁胸膜一起切除。

3. 脏胸膜和壁胸膜在肺根下方相互移行的双层胸膜构成肺韧带。肺韧带连于肺与纵隔之间，呈额状位，有固定肺的作用。

二、胸膜腔

1. 脏、壁胸膜在肺根处相互移行，两者之间形成潜在性间隙，称胸膜腔。胸膜腔左、右各一，内为负压，含有少量浆液。当气胸、胸膜腔积液或胸膜粘连时，会影响呼吸功能。

2. 在壁胸膜反折处，即使深吸气肺也不能深入其间，这些部位的胸膜腔称胸膜隐窝。肋胸膜与膈胸膜转折形成半环形的肋膈隐窝，该隐窝在平静呼吸的深度约为5cm，是胸膜腔的最低部位，胸膜腔积液首先积聚于此。在肺前缘的前方，肋胸膜与纵隔胸膜转折形成肋纵隔隐窝，由于左肺心切迹的存在，左侧肋纵隔隐窝较右侧大。

三、胸膜反折线的体表投影

1. 肋胸膜与膈胸膜、纵隔胸膜前缘和后缘的反折线分别为胸膜下界、胸膜前界和胸膜后界。胸膜前界和胸膜下界有较重要的实用意义，心包穿刺、胸骨劈开、前纵隔手术和肾手术时，应注意勿损伤胸膜。

2. 胸膜前界　两侧胸膜前界自锁骨内侧 1/3 上方 2~3cm 处向内下方经胸锁关节后面，至第 2 胸肋关节高度互相靠拢，继而于正中线偏外垂直向下。左侧至第 4 胸肋关节高度斜向外下，沿胸骨外侧 2~2.5cm 下行，达第 6 肋软骨中点处移行为下界。右侧至第 6 胸肋关节高度移行为下界，跨过右剑肋角者约占 1/3，故心包穿刺部位以左剑肋角处较为安全。

两侧胸膜前界在第 2~4 胸肋关节高度靠拢，上段和下段彼此分开，形成上、下两个三角形无胸膜区。上区称胸腺区，内有胸腺。下区称心包区，内有心包和心。两侧胸膜前界可相互重叠，出现率约为 26%，老年人可达 39.5%。开胸手术时应注意这种情况，以免引起两侧气胸。

3. 胸膜下界　左侧起自第 6 肋软骨中点处，右侧起自第 6 胸肋关节后方，斜向外下方。在锁骨中线、腋中线和肩胛线分别与第 8、10、11 肋相交，在后正中线两侧平第 12 胸椎棘突。右侧胸膜下界比左侧略高。

四、胸膜的血管、淋巴和神经

1. 血管　脏胸膜的血液供应来自支气管动脉和肺动脉的分支，壁胸膜的血液供应主要来自肋间后动脉、胸廓内动脉和心包膈动脉的分支。静脉与动脉伴行，最终注入上腔静脉和肺静脉。

主治语录：支气管动静脉系统属于体循环，肺动静脉系统属于肺循环。前者是肺的营养血管系统，后者是肺的功能血管系统。在胸膜和肺脏内，部分体循环的静脉通过交通血管注入了肺静脉系统，使得少量的静脉血混入了动脉血中，最终进入左心房。

2. 淋巴 脏胸膜的淋巴管与肺的淋巴管吻合，注入支气管肺淋巴结。壁胸膜的淋巴管注入胸骨旁淋巴结、肋间淋巴结、腋淋巴结、膈淋巴结和纵隔淋巴结。

3. 神经

（1）脏胸膜由肺丛的内脏感觉神经分布，对触摸和冷热等刺激不敏感，但对牵拉刺激敏感。

（2）壁胸膜由脊神经的躯体感觉神经分布，对机械性刺激敏感，外伤或炎症时可引起剧烈疼痛。

（3）肋间神经分布于肋胸膜和膈胸膜周围部，该处胸膜受刺激时疼痛沿肋间神经向胸壁和腹壁放射。

（4）膈神经分布于胸膜顶、纵隔胸膜和膈胸膜中央部，该处胸膜受刺激时引起的颈肩部牵涉性疼痛对于疾病的诊断有重要意义。

第五节　肺

一、位置和体表投影

1. 位置 肺位于胸腔内，纵隔两侧，借肺根和肺韧带与纵隔相连。肺的肋面、膈面和纵隔面分别对向胸壁、膈和纵隔。肺尖的上方覆以胸膜顶，突入颈根部。肺底隔膈与腹腔器官相邻。

2. 体表投影

（1）肺尖高出锁骨内侧 1/3 上方 2~3cm。肺的前界、后界和下界相当于肺的前缘、后缘和下缘。

（2）肺的前界几乎与胸膜前界一致，仅左肺前界在第4胸肋关节高度转向左，继而转向下，至第6肋软骨中点移行为下界。

（3）肺下界高于胸膜下界。平静呼吸时，在锁骨中线、腋中线和肩胛线分别与第6、8、10肋相交，在后正中线两侧平第10胸椎棘突。小儿肺下界比成年人的约高1个肋。

（4）肺根前方平对第2~4肋间隙前端，后方平第4~6胸椎棘突高度。

二、结构

1. 肺叶　左肺被斜裂分为上、下两叶，右肺被斜裂和水平裂分为上、中、下三叶。有的个体肺裂不完全，也可出现额外的肺裂和肺叶。

2. 肺门和肺根

（1）肺门位于肺纵隔面中部，为主支气管、肺动脉、肺静脉、支气管动脉、支气管静脉、淋巴管和神经出入的部位。支气管肺淋巴结位于肺门处，一般呈黑色。结核或肿瘤引起支气管肺淋巴结肿大时，可压迫支气管，甚至引起肺不张。

（2）出入肺门的结构被结缔组织包绕，构成肺根。肺根内结构的排列自前而后为上肺静脉、肺动脉、主支气管和下肺静脉。自上而下，左肺根内结构的排列为左肺动脉、左支气管、左上肺静脉和左下静脉，右肺根为右肺上叶支气管、右肺动脉、中间支气管和右下肺静脉。由于肺静脉的位置最低，手术切断肺韧带时应注意保护肺静脉。

（3）肺根前方有膈神经和心包膈血管，后方有迷走神经，下方连有肺韧带。右肺根后上方有奇静脉弓勾绕，前方有上腔静脉、部分心包和右心房；左肺根上方有主动脉弓跨过，后方为胸主动脉。

3. 支气管肺段

（1）每一肺段支气管及其所属的肺组织称支气管肺段，简称肺段。肺段呈圆锥形，底位于肺表面，尖朝向肺门。肺段之间含有少量结缔组织和段间静脉，是肺段切除的标志。

（2）右肺有 10 个肺段：上叶 3 段、中叶 2 段、下叶 5 段。左肺由于尖段支气管与后段支气管、内侧底段支气管与前底段支气管常出现共干，相应出现尖后段和内侧前底段，故可有 8 个肺段。

三、血管、淋巴和神经

1. 血管

（1）肺的血管有肺血管和支气管血管两个系统，肺血管为功能性血管，参与气体交换；支气管血管为营养性血管，供给氧气和营养物质。

主治语录：肝脏也有两套血管系统（门静脉和肝动脉），但与肺脏不同的是，两套系统完全共用同一个回流静脉系统（肝静脉）。

（2）肺动脉和支气管动脉的终末支之间存在吻合。共同分布于肺泡壁，使体循环和肺循环互相交通。肺动脉狭窄或阻塞时，吻合支可扩大，支气管动脉代偿肺动脉，参与气体交换。在慢性肺疾病，压力较高的支气管动脉血液流向肺动脉，可加重肺动脉高压。

（3）肺动脉和肺静脉

1）肺动脉平第 4 胸椎高度，肺动脉干分为左、右肺动脉。右肺动脉较长，经奇静脉弓下方入右肺门；左肺动脉较短，经胸主动脉前方入左肺门。两者在肺内的分支多与支气管的分支伴行。

2）肺静脉左、右各两条，分别为上肺静脉和下肺静脉，在肺内的属支分为段内静脉和段间静脉，段间静脉收集相邻肺段的血液。左肺上、下静脉分别收集左肺上、下叶的血液。右肺上静脉收集右肺上、中叶的血液，右肺下静脉收集右肺下叶的血液。上、下肺静脉分别平第3、4肋软骨高度注入左心房。

（4）支气管动脉和支气管静脉

1）支气管动脉又称支气管支，有1~3支。起自胸主动脉或肋间后动脉，与支气管的分支伴行，分布于支气管、肺动脉、肺静脉、肺淋巴结和脏胸膜。

2）肺中的静脉一部分汇集成支气管静脉，出肺门，左侧支气管静脉注入半奇静脉，右侧支气管静脉注入奇静脉或上腔静脉。

2. 淋巴　肺有浅、深两组淋巴管：浅组位于脏胸膜深面，深组位于各级支气管周围。肺泡壁无淋巴管。浅、深两组淋巴管主要在肺门处相互吻合，回流入支气管肺门淋巴结。肺的淋巴结包括支气管肺门淋巴和位于肺内支气管周围的肺淋巴结。

3. 神经

（1）肺的神经来自肺丛的迷走神经和交感神经的分支。

（2）副交感神经兴奋引起支气管平滑肌收缩、血管扩张和腺体分泌，交感神经兴奋的作用则相反。因此，在哮喘时，可用拟交感神经性药物以解除支气管平滑肌痉挛。内脏感觉纤维分布于各级支气管黏膜、肺泡和脏胸膜，随迷走神经传导至脑。

第六节　纵　隔

一、概述

1. 境界与位置

（1）纵隔是左、右纵隔胸膜之间的器官、结构和结缔组织的总称。纵隔呈矢状位，位于胸腔正中偏左，上窄下宽，前短后长。

（2）纵隔的前界为胸骨，后界为脊柱，两侧为纵隔胸膜，上为胸廓上口，下为膈。

（3）正常情况下，纵隔的位置较固定。一侧发生气胸时，纵隔向对侧移位。

2．分区

（1）解剖学通常采用四分法，即以胸骨角和第4胸椎体下缘的平面，将纵隔分为上纵隔和下纵隔，下纵隔又以心包的前、后壁为界分为前纵隔、中纵隔和后纵隔。

（2）临床上多采用三分法，即以气管和支气管的前壁以及心包后壁为界分为前纵隔和后纵隔，前纵隔又以胸骨角平面分为上纵隔和下纵隔。

主治语录：注意区分纵隔的四分法和三分法。

3．整体观

（1）前面观：上纵隔在少儿可见发达的胸腺，成年人则为胸腺残余；下纵隔可见部分心包。

（2）左侧面观

1）纵隔左侧面的中部有左肺根。肺根的前下方有心包隆凸。左膈神经和心包膈血管经主动脉弓的左前方和肺根的前方下行，再沿心包侧壁下行至膈。左迷走神经于主动脉弓的左前方和肺根的后方下行，在主动脉弓左前方发出左喉返神经。肺根后方尚有胸主动脉、左交感干及内脏大神经等，上方有主动脉弓及其分支左颈总动脉和左锁骨下动脉。

2）左锁骨下动脉、脊柱和主动脉弓围成食管上三角，内有胸导管和食管胸部上段。心包、胸主动脉和膈围成食管下三角，内有食管胸部下段。

（3）右侧面观

1）纵隔右侧面的中部有右肺根。肺根前下方有心包隆凸。右膈神经和心包膈血管经上腔静脉右侧和肺根的前方下行，再贴心包侧壁下行至膈。

2）右迷走神经在右锁骨下动脉前方发出喉返神经，于气管右侧和肺根的后方下行。肺根后方尚有食管、奇静脉、右交感干及内脏大神经等，上方有右头臂静脉、奇静脉弓、上腔静脉、气管和食管，下方有下腔静脉。

二、上纵隔

上纵隔的器官和结构由前向后可分为三层：前层有胸腺、头臂静脉和上腔静脉；中层有主动脉弓及其分支、膈神经和迷走神经；后层有气管、食管和胸导管等。

1. 胸腺

（1）胸腺由左、右两叶构成，两叶之间借结缔组织相连。胸腺是淋巴器官，在机体免疫中起重要作用，并兼具内分泌功能。青春后随着年龄的增长，胸腺内淋巴组织减少，逐渐被脂肪组织代替。

（2）位置和毗邻。胸腺位于胸膜围成的胸腺区内，前方为胸骨，后面附于心包和大血管前面，上达胸廓上口，下至前纵隔。胸腺可达颈部，尤其是小儿。胸腺肿大时可压迫头臂静脉、主动脉弓和气管，出现发绀和呼吸困难。

（3）胸腺的动脉来自胸廓内动脉和甲状腺下动脉，伴行静脉注入头臂静脉或胸廓内静脉。

（4）胸腺的淋巴管注入纵隔前淋巴结或胸骨旁淋巴结。

（5）神经来自颈交感干和迷走神经的分支。

2. 上腔静脉及其属支

（1）上腔静脉

1）上腔静脉由左、右头臂静脉在右侧第1胸肋结合处汇合而成，下行至第2胸肋关节后方穿纤维心包，平第3胸肋关节下缘注入右心房。在穿纤维心包之前，有奇静脉注入。

2）上腔静脉前方有胸膜和肺，后方有气管和迷走神经，左侧有升主动脉和主动脉弓，右侧有右膈神经和心包膈血管。

（2）头臂静脉

1）头臂静脉由颈内静脉和锁骨下静脉在胸锁关节后方汇合而成。左头臂静脉长6~7cm，向右下斜越左锁骨下动脉、左颈总动脉和头臂干的前面。

2）左头臂静脉有时位于颈部气管的前方，尤以儿童多见，故气管切开术或针刺时应注意这种存在的可能性。

3. 主动脉弓及其分支

（1）位置

1）主动脉弓平右侧第2胸肋关节高度续升主动脉，弓形弯向左后方，跨左肺根，至第4胸椎体下缘左侧移行为胸主动脉。主动脉弓凹侧发出支气管动脉，凸侧发出头臂干、左颈总动脉和左锁骨下动脉。

2）小儿的主动脉弓位置较高，可达胸骨柄上缘。新生儿的主动脉弓在左锁骨下动脉起始处与动脉导管附着处之间，较细，称主动脉峡，成年人在该处下缘有一切迹。

（2）毗邻

1）主动脉弓左前方有胸膜、左肺、左膈神经、心包膈血管、迷走神经等，右后方有气管、食管、左喉返神经、胸导管和心深丛，上方有三大分支及其前面的左头臂静脉和胸腺，下方有肺动脉、动脉韧带、左喉返神经、左主支气管和心浅丛。

2）主动脉瘤压迫气管时可出现呼吸困难，累及左喉返神经时可影响发音。

（3）动脉韧带

1）左膈神经、左迷走神经和左肺动脉围成动脉导管三角，内有动脉韧带、左喉返神经和心浅丛。动脉导管三角是手术中寻找动脉导管的标志。

2）动脉韧带为一纤维结缔组织索，是胚胎时期动脉导管的遗迹，连于主动脉弓下缘和左肺动脉的起始部。动脉导管若在出生后 1 年内尚未闭锁，则为动脉导管未闭。动脉韧带长 0.5~2.3cm，直径 0.2~0.6cm。动脉韧带肺动脉端附着于左肺动脉的后上壁，距肺动脉隆嵴 0.2~2.0cm。肺动脉端位于心包内的动脉韧带为 20%，心包内长度为 0.2~0.6cm。

3）动脉导管未闭术中游离肺动脉端时，应将心包后壁推向前方，以免损伤心包。左喉返神经绕主动脉弓或动脉韧带的主动脉端，故手术时须轻轻游离和牵拉左喉返神经，以便充分暴露动脉导管和避免神经损伤。

4. 气管胸部和主支气管

（1）位置

1）气管胸部位于上纵隔中央，上端平胸骨的颈静脉切迹与颈部相续，下端平胸骨角分为左、右主支气管，分叉处称气管杈。在气管杈内面有一凸向上的半月形气管隆嵴，是支气管镜检查时辨认左、右主支气管起点的标志。气管的长度和横径因年龄和性别而不同，成年男性活体的全长为 13.6cm，女性为 12.11cm。

2）左主支气管细长而倾斜，长 4.5~4.8cm，下缘与气管中线的交角为 37.5°，平第 6 胸椎进入左肺门。右主支气管粗短而陡直，长 1.9~2.1cm，下缘与气管中线的交角为 23°，平第 6 胸椎进入右肺门。因此，气管内异物容易进入右主支气管，支气管镜或支气管插管也易置入右主支气管。

（2）毗邻

1）气管胸部前方有胸骨柄、胸腺、左头臂静脉、主动脉弓、头臂干、左颈总动脉和心深丛，后方有食管，左后方有左喉返神经，左侧有左迷走神经和左锁骨下动脉，右侧有奇静脉弓和右迷走神经，右前方有右头臂静脉和上腔静脉。

2）左主支气管前方有左肺动脉，后方有胸主动脉，中段上方有主动脉弓跨过。右主支气管前方有升主动脉、右肺动脉和上腔静脉，上方有奇静脉弓。

（3）血管、淋巴和神经

1）气管和主支气管的动脉主要来自甲状腺下动脉、支气管动脉、肋间动脉和胸廓内动脉，静脉注入甲状腺下静脉、头臂静脉和奇静脉。

2）主支气管淋巴管注入气管支气管淋巴结，气管淋巴管注入气管支气管淋巴结和气管旁淋巴结。由于支气管肺淋巴结、气管支气管淋巴结和气管旁淋巴结引流肺、气管和支气管的淋巴，在成年人可呈黑色。

3）迷走神经、喉返神经和交感神经的分支分布于气管和主支气管的黏膜和平滑肌。

三、下纵隔

下纵隔分为前纵隔、中纵隔和后纵隔。

1. 前纵隔　内有胸腺（或胸腺剩件）下部、纵隔前淋巴结和疏松结缔组织。由于两侧胸膜接近，故前纵隔较狭窄。

2. 中纵隔　内有心包、心、出入心的大血管根部、膈神经和心包膈血管等。

（1）心包

1）分类：心包分为纤维心包和浆膜心包。浆膜心包的壁层衬于纤维心包的内面，并与纤维心包愈着，脏层紧贴于心和大血管根部的表面。因此，上腔静脉、下腔静脉、肺动脉、升主动脉和肺静脉的根部位于心包内。浆膜心包的脏、壁两层在大血管根部反折移行，围成心包腔。

2）位置：心包占据中纵隔。心包前壁隔胸膜和肺与胸骨和第2~6肋软骨相对，在胸膜围成的心包区直接与胸骨体下半部和左侧第4~6肋软骨相邻。因此，常在左剑肋角做心包穿刺，以免损伤胸膜和肺。

3）毗邻：心包后方有主支气管、食管、胸主动脉、奇静脉、半奇静脉等。两侧为纵隔胸膜，膈神经和心包膈血管下行于心包与纵隔胸膜之间。上方有上腔静脉、升主动脉和肺动脉。心包下壁与膈中心腱愈着。

4）心包腔：含有少量浆液，心包积液时可压迫心。浆膜心包的壁、脏两层反折处的间隙称心包窦。

5）心包横窦：位于升主动脉、肺动脉和上腔静脉、左心房前壁之间的间隙称心包横窦，可通过一手指。行心和大血管手术时，可在心包横窦处钳夹升主动脉和肺动脉，以暂时阻断血流。

6）心包斜窦：位于左肺静脉、右肺静脉、下腔静脉、左心房后壁和心包后壁之间的间隙称心包斜窦。

7）心包前下窦：位于前壁与下壁反折处的间隙称心包前下窦，深1~2cm，是心包腔的最低部位，心包积液首先积聚于此。

8）血管：心包的动脉来自心包膈动脉、肌膈动脉和食管动脉等。静脉与动脉伴行，注入胸廓内静脉、奇静脉和半奇静脉等。

9）淋巴：心包的淋巴管注入纵隔前淋巴结、纵隔后淋巴结和膈上淋巴结。

10）神经：来自膈神经、肋间神经、左喉返神经、心丛、肺丛和食管丛等。

（2）心

1）形态结构：心呈圆锥形，前后略扁。心底朝向后下方，与上腔静脉、下腔静脉和左、右肺静脉血管相连。心尖朝向左前下方，圆钝游离，体表投影位于左侧第 5 肋间隙锁骨中线内侧 1~2cm。心表面借冠状沟、前室间沟、后室间沟和房间沟分为左心房、右心房、左心室和右心室。

2）位置：心周围裹以心包，前方对向胸骨体和第 2~6 肋软骨，后方平第 5~8 胸椎。约 2/3 位于身体正中矢状面的左侧，1/3 位于右侧。心脏的位置常受呼吸、体型和姿势等因素的影响而改变。

3）毗邻：心的毗邻关系大致与心包相同。临床上常在胸骨左缘第 4 肋间隙做心内注射，以免损伤胸膜和肺。

4）心的体表投影：用四点的连线表示。左上点在左第 2 肋软骨下缘距胸骨侧缘约 1.2cm；右上点在右第 3 肋软骨下缘距胸骨侧缘 1cm；左下点在左侧第 5 肋间隙距前正中线 7~9cm；右下点在右第 6 胸肋关节处。

5）分界：左、右上点的连线为心上界；左、右下点的连线为心下界；左上、左下点间向左微凸的弧形线为心左界；右上、右下点间向右微凸的弧形线为心右界。心瓣膜的体表投影和心听诊部位不同。

6）血管：心的血液供应来自左、右冠状动脉。

7）左冠状动脉：起自主动脉左窦，分为前室间支和旋支。前室间支沿前室间沟下行，分布于左心室前壁、部分右心室前壁和室间隔前 2/3 部。旋支沿冠状沟左行，分布于左心房、左心室左侧面和膈面。

8）右冠状动脉：起自主动脉右窦，沿冠状沟行至房室交点处分为后室间支和左室后支。后室间支分布于右心房、右心室和室间隔后 1/3 部，左室后支分布于左心室下壁。心的主要静脉注入冠状窦，冠状窦开口于右心房。有些小静脉直接注入右心房。

9）淋巴：心的淋巴管注入气管支气管淋巴结和纵隔前淋巴结。

10）神经：心的神经来自心浅丛和心深丛，分布于心肌、传导系和冠状动脉。交感神经兴奋使心跳加快、心收缩力增强和冠状动脉扩张，副交感神经的作用则相反。

3. 后纵隔　内有食管、迷走神经、胸主动脉、奇静脉、半奇静脉、副半奇静脉、胸导管、交感干胸部和纵隔后淋巴结等。

（1）食管胸部

1）位置：食管胸部位于上纵隔后部和后纵隔，向上经胸廓上口与食管颈部相接，向下穿膈食管裂孔为食管腹部。食管与胸主动脉交叉，上部位于胸主动脉右侧，下部位于胸主动脉的前方。

2）毗邻：食管前方有气管、气管杈、左主支气管、左喉返神经、右肺动脉、食管前丛、心包、左心房和膈；后方有食管后丛、胸主动脉、胸导管、奇静脉、半奇静脉、副半奇静脉和右肋间动脉；左侧有左颈总动脉、左锁骨下动脉、主动脉弓、胸主动脉、胸导管上段；右侧有奇静脉弓。

3）左主支气管：平第4~5胸椎跨越食管的前方，该处食管较狭窄，是异物滞留和食管癌的好发部位。左心房扩大可压迫食管，食管钡剂造影时出现明显的食管压迹。

4）食管：左侧只有在食管上、下三角处与纵隔胸膜相贴，右侧除奇静脉弓处外全部与纵隔胸膜相贴。右侧纵隔胸膜在肺根以下常突入食管与奇静脉和胸导管之间，形成食管后隐窝，故经左胸行食管下段手术时可能破入右侧胸膜腔，导致气胸。

5）血管：食管胸上段的动脉来自肋间后动脉和支气管动脉，胸下段的动脉来自胸主动脉发出的食管动脉。食管静脉注入奇静脉、半奇静脉和副半奇静脉。

6）淋巴：食管胸上段的淋巴管注入气管支气管淋巴结，胸下段的淋巴管注入纵隔后淋巴结和胃左淋巴结。食管的部分淋巴管不经淋巴结，直接注入胸导管。

7）神经：食管胸部的神经来自喉返神经、迷走神经和交感干。喉返神经支配食管的骨骼肌，交感神经和副交感神经支配平滑肌，内脏感觉神经分布于黏膜。

（2）迷走神经

1）迷走神经经肺根的后方下行。

2）迷走神经和交感干的分支分别在主动脉弓前下方及主动脉弓与气管杈之间构成心浅丛和心深丛；在肺根的周围、食管的前面和后面构成肺丛。

3）左、右迷走神经的分支在食管的前面和后面构成食管前丛和食管后丛，向下汇合成迷走神经前干和迷走神经后干，经食管裂孔入腹腔。

（3）胸主动脉

1）胸主动脉平第4胸椎体下缘续接主动脉弓，沿脊柱和食管的左侧下行，逐渐转至脊柱的前方和食管的后方，平第12胸椎穿膈主动脉裂孔，续为腹主动脉。

2）胸主动脉后壁发出肋间后动脉。胸主动脉的前方有左肺根、心包和食管，后方有半奇静脉和副半奇静脉，右侧有奇静脉和胸导管，左侧与纵隔胸膜相贴。

3）在胸主动脉和食管胸部的周围有纵隔后淋巴结，较小，引流食管胸部、膈和肝的淋巴，其输出淋巴管注入胸导管。

（4）奇静脉、半奇静脉和副半奇静脉

1）奇静脉在右膈脚处起自右腰升静脉，沿食管后方和胸主动脉右侧上行，至第4胸椎体高度向前勾绕右肺根，注入上腔静脉。奇静脉收集右侧肋间静脉、食管静脉、支气管静脉和半奇静脉的血液。

2）奇静脉上连上腔静脉，下借右腰升静脉连下腔静脉，故是沟通上腔静脉系和下腔静脉系的重要通道之一。当上腔静脉或下腔静脉阻塞时，该通道可成为重要的侧副循环途径。

3）半奇静脉在左膈脚处起自左腰升静脉，沿胸椎体左侧上行，达第8胸椎体高度经胸主动脉和食管后方向右跨越脊柱，注入奇静脉。半奇静脉收集左侧下部肋间后静脉、食管静脉和副半奇静脉的血液。

4）副半奇静脉沿胸椎体左侧下行，注入半奇静脉或奇静脉。副半奇静脉收集左侧上部的肋间后静脉的血液。

（5）胸导管

1）胸导管平第12胸椎下缘高度起自乳糜池，经主动脉裂孔进入胸腔，于胸主动脉与奇静脉之间上行，至第5胸椎高度经食管与脊柱之间向左侧斜行，然后经食管与左侧纵隔胸膜之间上行至颈部，注入左静脉角。

2）胸导管上段和下段与纵隔胸膜相贴，故胸导管损伤伴有纵隔胸膜破损时引起左侧乳糜胸或右侧乳糜胸。

3）胸导管的类型：①单干型：占84.6%。②双干型：以两干起始后在纵隔内上行合为一干，占10.6%。③分叉型：以单干起始入纵隔后分为两支，分别注入左、右静脉角，占3.3%。④右位型：胸导管始终位于胸主动脉右侧，注入右静脉角，占0.9%。⑤左位型：胸导管始终位于胸主动脉左侧，注入左静脉角，占0.3%。

（6）胸交感干

1）胸交感干位于脊柱两侧，奇静脉和半奇静脉的后外方，肋头和肋间血管的前方。胸交感干借白交通支和灰交通支与肋间神经相连。每侧交感干有10~12个胸神经节。上5对胸神经节发出的节后纤维参与构成心丛、肺丛和食管丛。

2）内脏大神经由第6~9胸神经节穿出的节前纤维构成，沿脊柱前面倾斜下降，穿膈脚终于腹腔神经节。

3）内脏小神经由第10~12胸神经节穿出的节前纤维构成，穿膈脚终于主动脉肾节。

4. 纵隔间隙

（1）纵隔各器官和结构之间含有丰富的疏松结缔组织，并在某些部位构成间隙，这有利于器官运动和胸腔容积的变化，如大血管搏动、呼吸时气管运动和食管蠕动等。后纵隔内的疏松结缔组织特别丰富。

（2）纵隔间隙与颈部和腹部的间隙相通，故颈部的渗血和感染可向下蔓延至纵隔，纵隔气肿的气体可向上扩散至颈部，纵隔的渗血和感染可向下蔓延至腹部。

（3）胸骨后间隙：位于胸骨和胸内筋膜之间。该间隙的炎症可向膈蔓延，甚至穿膈扩散至腹部。

（4）气管前间隙：位于上纵隔，在气管和气管杈与主动脉弓之间，向上与颈部的气管前间隙相通。

（5）食管后间隙：位于后纵隔，食管与胸内筋膜之间，内有奇静脉、副半奇静脉和胸导管等。食管后间隙向上与咽后间隙相通，向下与心包与食管之间的疏松结缔组织相续，并通过膈的潜在性裂隙与腹膜后隙相通。

5. 纵隔淋巴结　较多，分布广泛，且淋巴结排列不规则，各淋巴结群间也无明显界线。主要有以下几群。

（1）纵隔前淋巴结

1）纵隔前淋巴结位于上纵隔前部和前纵隔内，在大血管、动脉韧带和心包的前方，收纳胸腺、心包、心等器官的淋巴，其输出管参与组成支气管纵隔干。纵隔前上淋巴结位于胸腺后方，大血管附近，可分为左、右两群。

2）左群一般为3~6个淋巴结，但可多达10个。排列于主动脉弓前上壁和左颈总动脉及左锁骨下动脉起始部前面的，称主动脉弓淋巴结；位于动脉韧带左侧者称动脉韧带淋巴结。它们收纳左肺上叶、气管及主支气管、心包和心左半的淋巴管，其输出管注入左支气管纵隔干，一部分淋巴管注入颈外侧下深淋巴结。因左肺上叶肿瘤常可转移到主动脉弓淋巴结，左肺上叶手术时应将其切除。

3）右群通常有2~10个淋巴结。位于上腔静脉和左、右头臂静脉汇合处的前面，主要收纳气管和主支气管、心包和心右半的淋巴管，其输出管注入右支气管纵隔干。

4）心包前部淋巴管主要注入纵隔下淋巴结（心包前淋巴结），前下部淋巴尚注入胸骨淋巴结。心包侧部淋巴管主要注入心包外侧淋巴结，部分淋巴直接回流到纵隔前上淋巴结。心包后部淋巴回流到气管杈淋巴结及纵隔后淋巴结。心包膈部淋巴管注入气管杈淋巴结及纵隔前下淋巴结。

（2）纵隔后淋巴结：广义的纵隔后淋巴结指上纵隔后部和后纵隔内的淋巴结，包括食管旁淋巴结、支气管肺淋巴结、气管支气管淋巴结和气管旁淋巴结等。位于心包后面，沿食管胸部、气管和胸主动脉两侧排列。接受食管胸部、胸主动脉、心包和膈的淋巴管，输出管多直接注入胸导管。

1）食管旁淋巴结：沿食管胸部的两侧排列，其左侧部位于食管胸部与胸主动脉之间，通常所谓的纵隔后淋巴结即指此群淋巴结。

2）支气管肺淋巴结（肺门淋巴结）：位于肺门，3~5个。收纳肺的浅、深淋巴管，其输出淋巴管注入气管支气管上、下淋巴结。

3）气管支气管下淋巴结（气管杈淋巴结）：2~5个，位于气管杈下方，左、右主支气管起始部之间。收纳右肺中、下叶和左肺上叶下部以及食管、心左半的一部分淋巴管，其输出管注入气管支气管上淋巴结。气管支气管下淋巴结是左、右肺淋巴管交汇的部位。

4）气管支气管上淋巴结：位于气管下部和左、右支气管的外侧。两侧各有 3~5 个淋巴结，收纳左、右支气管肺淋巴结和气管支气管下淋巴结的淋巴管，并直接接受右肺上叶和中叶的淋巴管。

5）气管旁淋巴结：位于气管胸部两侧，左、右各有 3~5 个淋巴结，它们收纳气管支气管上、下淋巴结的输出管，并接受来自食管、咽喉、甲状腺等处的淋巴。气管旁淋巴结输出管沿气管两侧上行，参与组成支气管纵隔干。

6）肺淋巴结：沿肺内支气管和肺动脉分支排列，输出管注入肺门处的支气管肺淋巴结。支气管、气管及肺的淋巴结数目多，其淋巴引流的方向为肺的淋巴管→肺淋巴结→支气管肺淋巴结→气管支气管上、下淋巴结→气管旁淋巴结→左、右支气管纵隔干→胸导管和右淋巴导管。

纵隔淋巴结大小变异很大，CT 对于淋巴结病的诊断是形态诊断，不是病理诊断。淋巴结的大小与其所在部位有一定的关系。测量时，如果位于气管旁、肺门隆嵴下、食管旁、主动脉弓下区域的淋巴结短径为 1cm 时，一般认为淋巴结肿大。

第七节　胸部解剖操作

一、解剖胸壁、胸膜和肺

（一）切口

1. 胸前正中切口　自胸骨柄上缘沿前正中线向下切至剑突。

2. 胸上界切口　自正中切口上端向外沿锁骨切至肩峰。

3. 胸下界切口　自正中切口下端向外下沿肋弓切至腋后线。

4. 胸部斜切口　自正中切口下端向外上方切至乳晕，环绕乳晕，继续向外上方切至腋前襞上部，在此折转沿臂内侧面向下切至臂上、中 1/3 交界处，然后折转向外侧，环切臂部皮肤至臂外侧缘。

（二）解剖胸壁

1. 解剖肋间肌

1）在胸骨的稍外侧，透过肋间外膜可见肋间内肌。用剪刀沿第 3 或第 4 肋软骨下缘剪断肋间外膜，切口长 3～5cm，将其翻向下方，暴露深面的肋间内肌。

2）在腋前线附近，用剪刀沿第 4 或第 5 肋下缘先后剪断肋间外肌和肋间内肌，剪口长度 3～5cm，翻开。

3）找出并用剪刀修洁沿肋骨下缘走行的肋间后血管和肋间神经，用无齿镊辅助观察肋间肌的纤维方向以及肋间后血管和肋间神经的排列关系。

2. 开胸　①离断胸锁关节。②翻开胸大肌和胸小肌。③剥除前锯肌。④剪断肋。⑤翻开胸前壁。

3. 观察胸横肌。

4. 解剖胸廓内动、静脉和胸骨旁淋巴结　胸廓内血管的上段位于胸内筋膜的前面，下段位于胸横肌的前面。用剪刀纵行剪开胸横肌，暴露胸廓内血管，找出其肌膈动脉与腹壁上动脉两个终支。用镊子在胸廓内血管周围的脂肪内寻找胸骨旁淋巴结。

5. 解剖肋间后血管和肋间神经　待切除肺后，在胸后壁透过肋胸膜和胸内筋膜可见肋间后血管和肋间神经。在第 4 或第 5 肋间隙，用剪刀剪开肋胸膜和胸内筋膜，分离肋间后血管和肋间神经及其在肋角处发出的分支，用镊子观察血管神经在肋沟处的排列顺序。

（三）探查胸膜腔

1. 探查胸膜配布　触摸和观察脏胸膜和壁胸膜的各部，即肋胸膜、膈胸膜和纵隔胸膜。将锁骨放回原位，两手分别放在胸膜顶的上、下面，以锁骨为标志观察胸膜顶和肺尖在颈部的位置及体表投影。如果探查胸膜顶困难，可在取肺后进行。

2. 探查胸膜前界　将两手分别伸入左、右胸膜腔探查，可见两侧胸膜前界在第 2~4 胸肋关节处相互靠拢甚至重叠。此处以上和以下两侧胸膜前反折线向外分开，两者间形成无胸膜覆盖的胸腺区和心包区，分别被胸腺和心包占据。将胸前壁复位，标出胸膜前界的体表投影。

3. 探查胸膜下界　将手指插入肋胸膜与膈胸膜之间，沿膈的周边探查胸膜的下界，了解其体表投影。

4. 探查胸膜隐窝　将手插入肋胸膜与膈胸膜反折处以及左肋胸膜与左纵隔胸膜前缘下部反折处的胸膜腔，探查肋膈隐窝和左肋纵隔隐窝。由于肺塌陷，胸膜隐窝较深。探查肋膈隐窝时，注意勿被肋骨断端刺伤。

5. 触摸肺韧带　将肺下部拉向外，可见肺韧带位于肺根下方，连于肺与纵隔之间。将手伸至肺韧带下缘处，用拇指和示指捏取肺韧带。

（四）取肺

1. 解剖左肺根的结构　左肺根前方有左膈神经和心包膈血管，后方有左迷走神经。用解剖刀切开肺根处的胸膜，用止血钳分离肺根内结构，观察支气管和肺血管的排列关系。

2. 取左肺　尽量将肺与纵隔分开，避开肺根周围的血管神经，用解剖刀垂直切断肺根和肺韧带取出左肺。观察左肺的形态、分叶和肺韧带的附着部位。在肺门处，观察支气管、肺动脉、肺静脉、支气管动脉和支气管肺门淋巴结。

3. 解剖右肺根的结构 右肺根前方有右膈神经和右心包膈血管，后方有右迷走神经，上方有奇静脉弓。用解剖刀切开肺根处的胸膜，分离肺根内结构并观察排列次序，并与左肺根比较。

4. 取右肺 切断肺根和肺韧带，取出右肺。观察内容与左肺相同。比较左、右肺的形态差异。

（五）解剖肺

1. 观察支气管动、静脉。

2. 解剖肺内支气管和支气管肺段 左、右主支气管进入肺门后即按肺叶布局分为肺叶支气管，观察左肺的上、下叶支气管；右肺的上、中、下叶支气管，及第二肺门的位置、结构。试着解剖1~2条肺叶支气管入肺叶后所分出的数支肺段支气管。

观察肺段的外形，其尖朝向肺门，底位于肺表面。观察相邻肺段间的段间静脉。辨认并划分左、右肺的肺段的名称、位置和数量。左肺两相邻的肺段支气管有无发生共干融合现象。

二、解剖纵隔

（一）纵隔侧面观

1. 左侧面观 中部有左肺根。左膈神经与左心包膈血管经肺根前方下行，左迷走神经经左肺根后方下行。左喉返神经勾绕主动脉弓或动脉韧带上行。肺根后方尚有胸主动脉、左交感干及内脏大、小神经，上方有主动脉弓及左颈总动脉和左锁骨下动脉。

2. 右侧面观 中部有右肺根断端。肺根前下方为心包。右膈神经与右心包膈血管经右肺根前方下行，右迷走神经右肺根后方下行。右喉返神经绕右锁骨下动脉上行。肺根后方尚有食

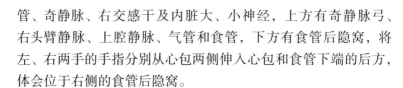

管、奇静脉、右交感干及内脏大、小神经，上方有奇静脉弓、右头臂静脉、上腔静脉、气管和食管，下方有食管后隐窝，将左、右两手的手指分别从心包两侧伸入心包和食管下端的后方，体会位于右侧的食管后隐窝。

（二）解剖上纵隔

1. 解剖胸腺　从下端沿心包和左头臂静脉的前面向上翻起胸腺。

2. 解剖头臂静脉和上腔静脉　用止血钳分离头臂静脉和上腔静脉及其属支。比较左、右头臂静脉毗邻的不同。在左头臂静脉注入上腔静脉处的稍左侧，用剪刀剪断左头臂静脉，将其翻向左侧。

3. 解剖主动脉弓及其分支　用止血钳清理主动脉弓发出的左锁骨下动脉、左颈总动脉和头臂干，观察主动脉弓及其分支的毗邻。清理动脉导管三角内的动脉韧带、左喉返神经和心浅丛，注意观察左喉返神经的走向和与动脉韧带的毗邻关系。

4. 解剖气管和左、右主支气管　在左颈总动脉与头臂干起点间用剪刀剪断主动脉弓，将其翻向两侧。清理气管、气管支气管淋巴结和气管旁淋巴结，游离位于气管杈前方的心深丛。清理气管杈，比较左、右主支气管的形态特点。

（三）解剖中纵隔

1. 解剖膈神经和心包膈血管　膈神经和心包膈血管伴行，经肺根前方向下，紧贴心包侧壁下行至膈。用剪刀纵行剪开纵隔胸膜，分离膈神经和心包膈血管。

2. 解剖观察心包　用解剖刀于膈神经和心包膈血管的前方和膈上 1.5cm 处做 U 形剪口切开心包前壁，向上翻开，观察心包内的心脏。将胸前壁复位，了解心的体表投影。

3. 探查心包窦　触摸浆膜性心包脏、壁两层的反折部位，观察与心相连的大血管。用示指伸入升主动脉和肺动脉的后面与上腔静脉和左心房的前面之间，探查心包横窦。将手伸入左心房后壁与心包后壁之间，探查心包斜窦。向前托起心脏，观察心包斜窦境界。在心包前壁与下壁的反折处，用手指探查心包前下窦。

4. 取心。

（四）解剖后纵隔

1. 解剖迷走神经　用解剖刀切开纵隔胸膜，用止血钳分离出迷走神经的上段和喉返神经。左喉返神经绕主动脉弓或动脉韧带上部，沿气管与食管之间的沟上行至颈部。右喉返神经绕右锁骨下动脉上行至颈部。清理肺丛、食管前丛和食管后丛。

2. 解剖食管　再次探查食管后隐窝。用解剖刀切开纵隔胸膜，清理食管，注意观察食管与左主支气管、左心房和食管后隐窝的毗邻关系。

3. 解剖胸主动脉　用解剖刀切开左侧纵隔胸膜，观察胸主动脉的毗邻和分支。

4. 解剖奇静脉、半奇静脉和副半奇静脉支　用止血钳在胸后壁、脊柱的前方寻找并观察这些静脉的位置和属支。

5. 解剖胸导管　将食管推向左侧，在胸主动脉和奇静脉之间的结缔组织中分离找出胸导管下段中段位于食管与脊柱之间。在食管上三角内，剖开左侧纵隔胸膜，沿食管左侧壁寻找胸导管上段。

6. 解剖胸交感干及内脏大、小神经　用解剖刀切开胸后壁的胸膜，观察胸交感干。用止血钳分离胸神经节与肋间神经相连的灰交通支和白交通支。将膈推向下，在胸后壁胸膜下面分离修洁内脏大、小神经。

第八节 临床病例分析

病例：

女性，45岁。打网球时来回奔跑、运动量增加后，突感心前区疼痛并向左臂内侧放射。

临床解剖学问题：

1. 患者胸部及左臂疼痛可能由什么原因引起？

2. 为何会感觉到沿左臂内侧的疼痛？

解答：

1. 网球运动明显加大了体力活动，也增加了心脏的活动量和需氧量。患者胸部及左臂的疼痛可能是由于运动量增加，冠状动脉供血不足引起心肌缺血。心肌缺血引起的疼痛又称为心绞痛。

2. 当某些内脏器官发生病变时，常在体表的一定区域产生感觉过敏或疼痛，这些现象称为牵涉性痛。牵涉性痛可发生在患病器官邻近的皮肤区，也可发生在与患病器官相距较远的皮肤区。如肝、胆病变时，患者常在右肩部皮肤感到疼痛；心绞痛时，则可放射到左胸前区及左上臂内侧。一般认为，牵涉性痛的产生，是病变内脏的感觉纤维和被牵涉区的体表皮肤感觉纤维都进入脊髓同一节段的后角，而且它们在脊髓后角密切联系，或者在中枢其他部位的汇聚。因此，患病内脏的痛觉冲动可以扩散到邻近的躯体感觉接受区，因此产生相应皮肤的牵涉性痛。近年来，神经解剖学的研究表明，同一个脊神经节神经细胞的周围突起分叉分别至躯体部位和内脏器官，提出这是牵涉性痛机制的形态学基础。

此外，患病内脏的痛觉传入冲动，可能直接激发躯体感觉接受区，而只引起患者皮肤的牵涉性痛。因此，了解各器官病变时牵涉性痛的发生部位，有一定的临床诊断意义。

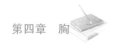

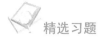精选习题

1. 关于胸骨角的描述，哪项是正确的
   A. 平对主动脉弓与升、降主动脉的分界处
   B. 两侧接第 1 肋
   C. 平对肺门下缘
   D. 相当于心包裸区高度
   E. 平对第 2 胸椎

2. 胸前、外侧区肌由胸肌和部分腹肌组成，由浅至深可分为四层，属于第一层的肌是
   A. 胸大肌
   B. 胸小肌
   C. 前锯肌
   D. 肋间肌
   E. 胸横肌

3. 关于肋膈隐窝的描述，哪项是正确的
   A. 是胸膜腔最低部分
   B. 由脏胸膜和壁胸膜返折形成
   C. 当深吸气时肺下缘能伸入其内
   D. 由胸壁和膈围成
   E. 通常不含浆液

4. 关于肺根的描述，哪项是正确的
   A. 由前向后为肺动脉、主支气管、肺上静脉和肺下静脉

   B. 自上而下左肺根为肺上静脉、肺动脉、主支气管和肺下静脉
   C. 下方有肺韧带
   D. 右肺根下方有食管下三角
   E. 右肺根上方有主动脉弓

5. 关于奇静脉的描述，哪项是正确的
   A. 是左腰升静脉向上的延续
   B. 穿膈入胸腔中纵隔
   C. 在食管与胸主动脉之间上行
   D. 至第 4 胸椎高度呈弓形弯曲绕右肺根后上方注入上腔静脉
   E. 收集左肋间后静脉、食管静脉和半奇静脉的血液

6. 关于心包的描述，哪项是错误的
   A. 由纤维心包和浆膜心包组成
   B. 纤维心包是一层厚而坚韧的纤维膜，与出入心的大血管外膜相延续
   C. 浆膜心包即心外膜
   D. 心包腔为浆膜心包脏、壁两层互相转折围成的
   E. 心包窦为心包腔的一部分

参考答案：1. A 2. A 3. A
       4. C 5. D 6. C

第五章　腹　　部

核心问题

1. 阑尾切除术常需做麦氏切口。
2. 脐以下腹正中切口到腹膜腔的结构。
3. 胆总管分段和各段毗邻。
4. 肝十二指肠韧带内结构、位置关系、手术中如何寻找胆总管。
5. 如何寻找胆囊管和胆囊动脉，胆囊手术出血时应该如何止血。
6. 腹股沟管的两口，四壁。
7. 肝外胆道系统的组成及胆总管的行程和结构特点。
8. 肾的位置及毗邻。
9. 腹股沟斜疝、直疝及股疝的区别。
10. 供应胃的动脉及位置。

内容精要

腹部由腹壁、腹腔及腹腔内容物等组成。腹部后方以脊柱为支架，前壁和外侧壁由肌和筋膜等软组织组成。腹壁所围成的内腔即腹腔，其上界是向上膨隆的膈，下界经小骨盆上口通盆腔（小骨盆）。腹腔的实际范围远超过腹部的体表境界。腹腔内有脏器、血管、神经、淋巴结、淋巴管及腹膜等结构。

第一节　概　述

一、境界与分区

（一）境界

1. 上界　为剑突（或剑胸结合处）和两侧肋弓下缘，经11、12 肋游离缘直至第 12 胸椎棘突。

2. 下界　为耻骨联合上缘，两侧的耻骨嵴、耻骨结节、腹股沟襞、髂前上棘，循髂嵴至第 5 腰椎棘突。

（二）分区

腹壁以两侧腋后线的延长线为界，为确定腹腔脏器的位置，临床上常用两条水平线和两条垂直线将腹部分为九个区，即九分法。

1. 上水平线为经过两侧肋弓最低点（相当于第 10 肋）的连线。

2. 下水平线为经过两侧髂前上棘或髂结节的连线。

3. 两条垂直线分别通过左、右半月线（腹直肌外侧缘）或腹股沟中点。

九个区是：①上方的腹上区和左、右季肋区。②中部的脐区和左、右腰区（外侧区）。③下方的腹下区和左、右腹股沟区（髂区）。

此外，还有较为简单的四分法，即通过脐的纵横两条线将腹部分为左、右上腹部和左、右下腹部 4 个区。

主治语录：四分法和九分法在临床上均有应用，在描述症状、体征、手术入路等不同语境下，可以根据需要灵活选用。

二、表面解剖

（一）体表标志

1. 耻骨联合　为左、右髋骨在前方的连结处，由纤维软骨构成。耻骨联合上缘是小骨盆上口的标志之一。成年人的膀胱在空虚状态下位于耻骨联合上缘平面以下。

2. 耻骨结节　位于耻骨联合外侧 2~3cm 处，系腹股沟韧带内侧端的附着点。耻骨结节外上方 1~2cm 处即腹股沟管皮下环的位置。

3. 髂嵴　为髂骨翼的上缘，位于皮下，全长均可触及。髂嵴的前端为髂前上棘，有腹股沟韧带附着，是重要的骨性标志。髂嵴的后端为髂后上棘。髂嵴骨质肥厚，临床上常于此做骨髓穿刺。两侧髂嵴最高点的连线平对第 4 腰椎棘突，是腰穿的重要标志。

4. 脐　脐平面通过第 3、4 腰椎之间。脐平面上方约 2.5cm 平对肠系膜下动脉发起处。

5. 半月线　又称腹直肌线或 Spiegel 线，为沿腹直肌外侧缘的弧形线。右侧半月线与肋弓相交处为胆囊底的体表投影，又称 Murphy 点。左、右半月线与左、右肋弓的夹角为前肾点，是肾盂的前方投影处。半月线平脐处为上输尿管点，平髂前上棘处为中输尿管点。

（二）体表投影

腹腔内脏器的位置因年龄、体形、体位、呼吸运动及内脏充盈程度而异。一般情况下，成年人腹腔内主要器官在腹前壁

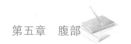

的投影见表 5-1-1。

表 5-1-1 腹腔主要器官在腹前壁的投影

右季肋区	腹上区	左季肋区
右半肝大部分	右半肝小部分及左半肝大部分	左半肝小部分
部分胆囊	胆囊	胃贲门、胃底及部分胃体
结肠右曲	胃幽门部及部分胃体	脾
右肾上部	胆总管、肝固有动脉和门静脉	胰尾
	十二指肠大部分	结肠左曲
	胰的大部分	左肾上部
	两肾一部分及肾上腺	
	腹主动脉和下腔静脉	

右腰区	脐 区	左腰区
升结肠	胃大弯	降结肠
部分回肠	横结肠	部分空肠
右肾下部	大网膜	左肾下部
	左、右输尿管	
	十二指肠小部分	
	部分空、回肠	
	腹主动脉及下腔静脉	

右腹股沟区	腹下区	左腹股沟区
盲肠	回肠祥	大部分乙状结肠
阑尾	膀胱（充盈时）	回肠祥
回肠末端	子宫（妊娠后期）	
	部分乙状结肠	
	左、右输尿管	

第二节 腹前外侧壁

在腹前外侧壁的不同部位，层次和结构有很大差异。外科手术时，在腹部不同部位做手术切口，必须熟悉其不同的层次和结构。

一、层次

（一）皮肤

1. 腹前外侧壁的皮肤薄而富于弹性。除脐部外，易与皮下组织分离。临床上常从腹部切取皮瓣，进行整形手术，特别是腹股沟附近的皮肤，移动性小，可供吻合的皮血管丰富，常在该区切取皮片或皮瓣做移植。

2. 腹前外侧壁皮肤的感觉神经分布虽有重叠现象，但仍具有明显的节段性。第 6 肋间神经分布于剑突平面，第 8 肋间神经分布于肋弓平面，第 10 肋间神经分布于脐平面，肋下神经分布于髂前上棘平面，第 1 腰神经分布于腹股沟平面。临床上常借皮肤感觉的缺失平面来初步估计脊髓或脊神经根的病变部位及外科手术所需的麻醉平面。

（二）浅筋膜

1. 腹前外侧壁的浅筋膜一般较厚，与身体其他部位的浅筋膜相互延续，由脂肪和疏松结缔组织构成。脐平面以下的浅筋膜分浅、深两层。

（1）浅层即含大量脂肪组织的 Camper 筋膜（又称脂肪层），向下与股部的浅筋膜相连续。

（2）深层为富含弹性纤维的膜性层即 Scarpa 筋膜，在中线处附于白线；向下在腹股沟韧带下方约一横指处与股前区阔筋膜愈着；向内下附着于大腿阔筋膜，并与阴囊肉膜和会阴浅筋膜（Colles 筋膜）相续。因此，Scarpa 筋膜与腹前外侧壁肌层之间的间隙和会阴浅隙相交通。当前尿道损伤时，尿液可经会阴浅隙蔓延到同侧的腹前外侧壁，但不能越过中线到对侧腹前外侧壁。

2. 浅筋膜内含有丰富的浅血管、淋巴管和皮神经。

（1）肋间后动脉分支和胸腹壁静脉：在脐区，浅静脉细小彼此吻合成脐周静脉网。脐平面以上的浅静脉和浅动脉均较细小，浅动脉为肋间后动脉的分支，浅静脉逐级汇合成一较大的胸腹壁静脉，经胸外侧静脉注入腋静脉，亦可经深静脉回流至锁骨下静脉或头臂静脉。

（2）腹壁浅血管：脐平面以下有两条较大的浅血管，即腹壁浅血管和旋髂浅血管。腹壁浅动脉起自股动脉，越过腹股沟韧带中、内1/3交界处向脐部斜行。在脐平面以下，浅静脉经腹壁浅静脉或旋髂浅静脉汇入大隐静脉，再回流入股静脉。临床上，常取腹下部带蒂或游离皮瓣，用于修复前臂和手部的伤疤。

（3）旋髂浅血管：旋髂浅动脉发自股动脉，其发出部常较腹壁浅动脉高1cm左右，在浅筋膜浅、深两层之间行向髂前上棘。旋髂浅静脉分布区与动脉相似，向下汇入大隐静脉，亦可经深静脉回流至髂外静脉。

腹壁的浅静脉是上、下腔静脉和肝门静脉之间重要的侧支吻合。在脐区，浅静脉通过附脐静脉与肝门静脉相交通，故肝门静脉高压时，肝门静脉的血液可反流向脐周静脉，呈现以脐为中心的放射状静脉曲张，形成"海蛇头"征。当上、下腔静脉之一有阻塞（高压）时，血液可取道另一腔静脉途径回流，呈现"纵行"的腹壁浅静脉曲张。

（4）淋巴：浅筋膜中的淋巴管在脐平面以上注入腋淋巴结，脐平面以下注入腹股沟浅淋巴结上群（近侧群），向深面亦可通过肝圆韧带内的淋巴管至肝门处的淋巴结。

（三）肌层

腹前外侧壁的肌包括位于正中线两侧的腹直肌和位于外侧

的腹外斜肌、腹内斜肌和腹横肌。

1. 腹直肌 为上宽下窄的带形多腹肌。肌纤维被 3~5 个腱划分隔。腱划与腹直肌鞘前层紧密相连，与腹直肌鞘后层不相连，可自由移动。手术时，切开腹直肌鞘前层后可向外侧牵拉腹直肌，暴露腹直肌鞘后层。但尽量不要向内侧牵拉，以防损伤胸神经前支。腹直肌下端的前内方常有三角形的小扁肌——锥状肌。

2. 腹外斜肌 为腹前外侧壁浅层的扁肌，与肋间外肌同源，肌纤维自外上向内下斜行，在髂前上棘与脐连线以下移行为腱膜。

（1）连于髂前上棘至耻骨结节间的腱膜增厚，形成腹股沟韧带。

（2）腹股沟韧带内侧端有小部分腱膜由耻骨结节向下后外侧转折形成腔隙韧带（陷窝韧带）。后者继续向外侧延续，附着于耻骨梳，构成耻骨梳韧带（Cooper 韧带）。

（3）腹外斜肌腱膜在耻骨结节外上方有一个三角形的裂隙，即腹股沟管浅环（皮下环），男性有精索，女性有子宫圆韧带通过。

（4）裂隙的外下部纤维的为外侧脚，止于耻骨结节；内上部纤维为内侧脚，止于耻骨联合。裂隙外上方连结两脚之间的纤维称脚间纤维，有防止两脚分离的作用。外侧脚有部分纤维经精索深面向内上方反折至腹白线，并与对侧的纤维相接，称反转韧带或 Colles 韧带，加强浅环的后界。

3. 腹内斜肌 位于腹外斜肌的深面，亦为扁肌，与肋间内肌同源，肌纤维起自腹股沟韧带外侧 1/2~2/3、髂嵴及胸腰筋膜，呈扇形斜向内上，后部纤维垂直上升止于下 3 对肋，其余肌纤维在腹直肌外侧移行为腱膜，并分两层包绕腹直肌，止于腹白线。

4. 腹横肌 为腹前外侧壁最深层的扁肌，起自下 6 对肋骨内面、胸腰筋膜、髂嵴及腹股沟韧带外侧 1/3。肌纤维自后向前内侧横行，至腹直肌外侧缘移行为腱膜。

（1）腹内斜肌与腹横肌的下缘呈弓状走行于精索的上方，构成腹股沟管的上壁。此两肌在腹直肌下部的外侧缘附近、精索的后方，大多数情况下肌纤维移行为腱膜并结合在一起，构成腹股沟镰，又称联合腱，向下附着于耻骨梳韧带。少数情况下两肌结合而非腱性融合，可称联合肌。

（2）腹横肌和腹内斜肌的少量下部肌纤维于腹股沟韧带中点处延续为菲薄的提睾肌，包裹精索和睾丸，有上提睾丸的作用。

（四）腹横筋膜

腹横筋膜位于腹横肌的深面，为腹内筋膜的一部分。腹横筋膜与腹横肌结合较疏松，与腹直肌鞘后层紧密相连。腹横筋膜在腹上部较薄弱，接近腹股沟韧带和腹直肌外侧缘处较致密，并形成一些重要结构。

1. 在弓状线下方形成腹直肌筋膜。

2. 参与腹股沟管后壁的组成。

3. 在腹股沟韧带中点上方 1.5cm 处呈漏斗状突出，其起始处呈卵圆形的孔称腹股沟管深环。

4. 在深环内侧增厚形成凹间韧带。修补腹股沟斜疝时，缝合窝间韧带可缩紧深环。

5. 从深环延续包裹在精索外面的腹横筋膜形成精索内筋膜。

（五）腹膜外组织

腹膜外组织又称腹膜外脂肪，位于腹横筋膜与腹膜壁层之间的疏松结缔组织，向后与腹膜后间隙的疏松结缔组织相续，内有髂外血管及其分支、髂外淋巴结、生殖股神经等。体质瘦弱者脂肪组织少，该层呈膜状，易同腹横筋膜混淆，因其并无

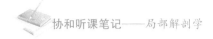

固定作用，在疝修补术时应注意分辨。

在下腹部尤其是在腹股沟区，含有较多的脂肪组织，其内有腹壁下血管和输精管等。临床泌尿外科和妇产科手术时，尽量避免进入腹膜腔，经腹膜外组织的入路进行。

（六）壁腹膜

1. 腹膜外组织深面即壁腹膜。在脐以下形成五条皱襞。

（1）脐正中襞位于中线上，由脐至膀胱尖，内有脐尿管索，是胚胎期脐尿管闭锁形成的遗迹。如出生后仍未闭锁，常在脐部有蚯蚓状皮管突出，并与膀胱连通。

（2）位于脐正中襞外侧为一对脐内侧襞，内有脐动脉索通过，后者是胚胎期脐动脉闭锁后的遗迹，又称脐动脉襞。

（3）最外侧的一对脐外侧襞内有腹壁下血管通过，又称腹膜下血管襞。

2. 在腹股沟韧带上方，上述五条皱襞之间形成三对小凹，即膀胱上窝、腹股沟内侧窝和腹股沟外侧窝。

（1）腹股沟内侧窝正对腹股沟三角和腹股沟管浅环。

（2）腹股沟外侧窝正对腹股沟管深环。

（3）腹股沟内侧窝和外侧窝是腹前壁的薄弱区，腹腔内容物由此突出，可分别形成腹股沟直疝和斜疝。

（七）腹前外侧壁深层的血管和神经

1. 肋间后动脉、肋下动脉

（1）起自胸主动脉的下 5 对肋间后动脉、肋下动脉，沿相应的肋间隙和第 12 肋下方逐渐向前下走行于腹内斜肌和腹横肌之间，在腹直肌鞘的外侧缘穿入腹直肌鞘后层，走行于腹直肌的后方。

（2）发出分支营养肋间肌及腹壁诸肌。

2. 腹壁下动脉

（1）在近腹股沟韧带中点内侧上方 1cm 左右处发自髂外动脉，在腹膜外组织内斜向上内，经半环线潜入腹直肌深面，伸至脐周围与发自胸廓内动脉的腹壁上动脉吻合。有两条同名静脉伴行。

（2）腹壁下动脉的体表投影为腹股沟韧带中点稍内侧与脐的连线。临床上做腹腔穿刺时，应在此投影的外上方进针，以免损伤该动脉。

主治语录：在影像学上，腹壁下动脉也可作为判断腹股沟直疝和斜疝的解剖标志。

3. 旋髂深动脉

（1）约与腹壁下动脉同一水平发自髂外动脉，在腹膜外组织内沿腹股沟韧带外侧半的深面斜向外上方，经髂前上棘内侧，行向髂嵴前部的上缘，在此分出数条营养动脉进入髂嵴内唇，并有同名静脉伴行。

（2）临床上常取旋髂深动脉作为营养动脉的带血管蒂髂骨移植。行阑尾切除术时，如需向外侧延伸切口，需注意勿伤及旋髂深动脉。

4. 第 7~12 胸神经前支　第 7~11 肋间神经和肋下神经与相应的动脉行程一致，向前下行于腹内斜肌与腹横肌之间，至腹直肌鞘外侧缘处穿入腹直肌鞘后层走行于腹直肌后面，沿途发出肌支支配肋间肌和腹前外侧壁诸肌；在腋中线和前正中线附近分别发出外侧皮支和前皮支，分布于腹前外侧壁的皮肤。

5. 髂腹下神经

（1）起自腰大肌深面的腰丛，由腹膜后间隙进入腹横肌与腹内斜肌之间前行，分支支配两肌。本干于髂前上棘内侧 2~3cm 处穿腹内斜肌后在腹外斜肌腱膜深面斜向内下方。至腹股沟管浅环上方3~4cm处穿至皮下，分布于耻骨联合以上的皮肤。

（2）阑尾手术做麦氏切口时，容易伤及行于腹内、外斜肌之间的髂腹下神经，而可能导致腹股沟区肌肉松弛甚至萎缩，易于发生腹股沟疝，因此强调按肌纤维方向做钝性分离。

6. **髂腹股沟神经**　起自第1腰神经前支，位于髂腹下神经下方，大体与之平行。进入腹股沟管后，走行于精索的内侧，穿过腹股沟管浅环后分布于股部上内侧面、阴囊或大阴唇皮肤。肌支亦支配腹内斜肌、腹横肌和腹外斜肌。髂腹股沟神经有时与髂腹下神经合为一干，到末梢时再分支分布。

7. **生殖股神经**

（1）发自第1、2腰神经的前支，由腰大肌前方穿出后，沿腰大肌前面下行，至髂总血管外侧分为股支和生殖支。

（2）股支沿髂外血管经腹股沟韧带深面进入股部；生殖支又称精索外神经，由腹股沟管深环进入腹股沟管，沿精索及其被膜下行，分支支配提睾肌及阴囊或大阴唇皮肤。

（3）生殖股神经的生殖支和髂腹股沟神经均常通过腹股沟管，并经浅环穿出，在手术显露腹股沟管或处理疝囊时，应尽量避免损伤该两神经。

（4）当行腹股沟疝手术时，除在髂前上棘内侧2.5cm处扇形注射麻醉药以阻滞髂腹下神经和髂腹股沟神经外，还应在腹股沟管浅环附近和阴囊根部麻醉生殖股神经生殖支，才能获得满意的效果。

二、局部结构

（一）腹直肌鞘

1. 腹直肌鞘是包裹腹直肌和锥状肌的纤维组织，由三块扁肌的腱膜组成。

2. 腹壁上、下血管在鞘内行走，分支并互相吻合。

3. 鞘分前、后两层。前层由腹外斜肌腱膜和腹内斜肌腱膜的前层组成，后层由腹内斜肌腱膜的后层和腹横肌腱膜组成。

4. 在脐与耻骨联合连线中点（脐以下 4~5cm）处，腹内斜肌腱膜和腹横肌腱膜伸向腹直肌的前方。因此，无腹直肌鞘后层，而在此处形成一弧形的游离下缘，即弓状线或半环线。

5. 弓状线以下腹直肌后面紧贴腹横筋膜。

6. 在腹直肌外侧缘，腹直肌鞘前、后层相愈着，在腹前外侧壁形成一凸向外侧的半月形弧形，称半月线。

（二）腹白线和脐环

1. 腹白线又称白线，由腹前外侧壁三层扁肌的腱膜在腹前正中线上互相交织而成，上宽下窄。脐以上宽 1~2cm，较坚韧而少血管，因此更为明显。

2. 在白线（特别是脐以上）处，交错的腱膜纤维之间常有小孔或裂隙通过血管、神经，如腹膜外组织甚至壁腹膜由此突出，则形成白线疝。

3. 腹白线的腱膜纤维在脐处环绕脐形成脐环。若此环薄弱、发育不良或残留有小裂隙，可发生成年人脐疝，最常发生于 25~40 岁，女性多于男性，反复妊娠和肥胖是最重要的原因。

（三）腹股沟管

腹股沟管是男性精索或女性子宫圆韧带通过的，由腹膜外间隙斜穿腹前外侧壁至皮下而形成的一个潜在性裂隙，是腹前外侧壁的重要结构和薄弱部位。腹股沟管位于腹股沟韧带内侧半上方 1.5cm 处，并与之平行，长 4~5cm。管有两口四壁。

1. **腹股沟管内口**　又称深环或腹环。为腹横筋膜随精索向外下呈漏斗状的突出而成的一个卵圆形孔，位于腹股沟韧带中点上方 1.5cm 处。腹横筋膜包裹在精索表面形成精索内筋膜。从腹膜腔内看，即相当于腹股沟外侧窝。

2. **腹股沟管外口** 又称浅环或皮下环。为腹外斜肌腱膜在耻骨结节外上方的一个三角形裂隙。精索或子宫圆韧带由此穿入皮下。在浅环，腹外斜肌腱膜变薄并延续向下包裹在精索的表面，形成精索外筋膜。外口位于腹股沟三角内，其内面恰与腹股沟内侧窝相对应，若疝囊由此突出，即为腹股沟直疝。

3. **腹股沟管前壁** 由腹外斜肌腱膜构成，管的外侧 1/3 处，在有起自腹股沟韧带的腹内斜肌行于精索前面，与腹外斜肌腱膜共同构成前壁。

4. **腹股沟管后壁** 由腹横筋膜和联合腱构成，在其内下方接近外口处，尚有反转韧带参与构成腹股沟管的后壁。

5. **腹股沟管上壁** 由腹内斜肌和腹横肌的游离下缘（弓状下缘）及其延续的联合腱构成。

6. **腹股沟管下壁** 即腹股沟韧带。

腹股沟疝修补术时，根据情况可将腹内斜肌和腹横肌的弓状下缘及联合腱在精索之前缝合于腹股沟韧带（加强前壁的 Ferguson 法），亦可将它们在精索之后拉向下缝合于腹股沟韧带或耻骨梳韧带上（加强后壁的 Bassini 法）。

（四）腹股沟三角

1. 腹股沟三角，又称海氏（Hesselbach）三角，由腹直肌外侧缘、腹股沟韧带和腹壁下动脉围成。

2. 三角区内无腹肌，腹横筋膜又较薄弱，加之腹股沟管浅环也位于此区，因此是腹前外侧壁的一个薄弱部位。

3. 此区的腹壁层次由浅入深依次为皮肤→浅筋膜→腹外斜肌腱膜及其形成的腹股沟管浅环→联合腱→腹横筋膜→腹膜外组织→脐外侧襞内侧、腹股沟内侧窝处的壁腹膜。

（五）腹股沟疝

凡器官或结构由先天或后天形成的裂口或薄弱区，自其原来的生理位置脱出者称为疝。腹腔脏器从腹壁薄弱区——腹股沟韧带上方的腹壁脱出形成疝，称为腹股沟疝。腹股沟疝分斜疝与直疝，以斜疝为多见。

1. 直疝　腹腔脏器从腹壁下动脉的内侧、腹股沟管的后壁顶出、经腹股沟三角的腹前壁突出，在腹股沟内侧部位出现半球形可复性肿块。

2. 斜疝　腹腔脏器（通常为肠管）从腹股沟管深环脱出进入腹股沟管并可从浅环降入阴囊。

　　主治语录：对腹股沟管解剖的学习，要按照从外向内和从内向外两个方向依次比对理解。在腹腔镜手术发明以后，从腹腔内通过腔镜观察腹股沟管的结构使我们对腹股沟疝的认识得到了进一步地提高。随着理解的加深，目前腹腔镜下腹膜外腹股沟疝修补技术已经得到广泛开展。

三、睾丸下降与腹股沟疝的关系

（一）下降过程

1. 胚胎早期，睾丸位于腹后壁，脊柱两侧，腹膜后间隙内。
2. 胚胎第 3 个月末，睾丸已降至髂窝。
3. 第 7 个月达到腹股沟管内口，并同中肾管演化来的附睾和输精管等一起经腹股沟管降至皮下环。
4. 出生前后降入阴囊。

（二）下降过程中的变化

1. 随着睾丸下降，腹膜形成一对鞘状突起，称腹膜鞘突，后者顶着腹前外侧壁随睾丸下降至阴囊，遂形成腹股沟管及睾丸精索的被膜。

2. 包绕睾丸的腹膜鞘突形成睾丸鞘膜，其腔隙即睾丸鞘膜腔。

3. 正常情况，睾丸降入阴囊后，睾丸引带消失，睾丸上端至腹股沟内口的一段腹膜鞘突闭锁，形成鞘突剩件或鞘韧带。

（三）相关病变

1. 如出生后睾丸仍未降入阴囊而停留在下降过程中的其他部位（多在腹股沟管），称为隐睾症。

2. 如出生时睾丸以上的腹膜鞘突仍未闭锁，睾丸鞘膜腔与腹膜腔相通，则形成交通性（先天性）睾丸鞘膜积液，同时易并发先天性腹股沟斜疝。

3. 若鞘突的某一段未闭锁，但与腹膜腔和睾丸鞘膜腔均不相通，则成为精索鞘膜积液。

第三节 结肠上区

结肠上区介于膈与横结肠及其系膜之间，主要有食管腹部、胃、肝、肝外胆道和脾等结构。十二指肠和胰虽大部分位于腹膜后隙，但为叙述方便，并入结肠上区介绍。

一、食管腹部

1. 食管腹部在第 10 胸椎高度、正中矢状面左侧 $2\sim3\,cm$ 处穿膈食管裂孔进入腹腔，长 $1\sim2\,cm$，位于肝左叶的食管切迹处。

2. 食管右缘与胃小弯之间无明显界限，而左缘与胃底之间借贲门切迹明显分界。

3. 食管腹部前面有迷走神经前干经过，后面有迷走神经后干走行，均由脏腹膜覆盖。

4. 食管腹部的动脉供应来自膈下动脉和胃左动脉的食管支。

二、胃

（一）位置与毗邻

1. 胃中度充盈时，大部分位于左季肋区，小部分位于腹上区。

2. 胃贲门在第 11 胸椎左侧，幽门在第 1 腰椎下缘右侧。

3. 活体胃的位置常因体位、呼吸以及胃内容物的多少而变化。

4. 胃前壁右侧份邻接左半肝，左侧份上部紧邻膈，下部接触腹前壁，此部移动性大，通常称为胃前壁的游离区。

5. 胃后壁隔网膜囊与胰、左肾上腺、左肾、脾、横结肠及其系膜相毗邻，这些器官共同形成胃床。

（二）网膜与韧带

1. 大网膜

（1）大网膜连接于胃大弯与横结肠之间，呈围裙状下垂，遮盖于横结肠和小肠的前面，其长度因人而异。

（2）大网膜由四层腹膜折叠而成，前两层由胃前、后壁浆膜延续而成，向下伸至脐平面或稍下方，然后向后反折，并向上附着于横结肠，形成后两层。

（3）成年人大网膜前两层和后两层通常愈着，使前两层上部直接由胃大弯连至横结肠，形成胃结肠韧带。

（4）大网膜具有很大的活动性，当腹腔器官发生炎症时（如阑尾炎），大网膜能迅速将其包绕以限制炎症的蔓延。

2. 小网膜

（1）小网膜是连于膈、肝静脉韧带裂和肝门与胃小弯和十二指肠上部之间的双层腹膜。

（2）其左侧部主要从肝门连于胃小弯，称肝胃韧带。

（3）其右侧部从肝门连至十二指肠上部，称肝十二指肠韧带。

（4）小网膜右侧为游离缘，其后方为网膜孔。

3. 胃脾韧带　由胃大弯左侧部连于脾门，为双层腹膜结构，其上份内有胃短血管，下份有胃网膜左动、静脉。

4. 胃胰韧带　由胃幽门窦后壁至胰头、胰颈或胰颈与胰体的移行部的腹膜皱襞。行胃切除术时，需将此韧带切开并进行钝性剥离，才能游离出幽门与十二指肠上部的近侧份。

5. 胃膈韧带　由胃底后面连至膈下。行全胃切除术时，先切断此韧带方可游离胃贲门部和食管。

（三）血管与淋巴

1. 动脉　来自腹腔干及其分支，先沿胃大、小弯形成两个动脉弓，再由弓上发出许多小支至胃前、后壁，在胃壁内进一步分支，吻合成网。

（1）胃左动脉：起于腹腔干，向左上方经胃胰襞深面至贲门附近，转向前下，在肝胃韧带内循胃小弯右下行，终支多与胃右动脉吻合。胃左动脉在贲门处分出食管支营养食管。行经胃小弯时发出 5~6 支至胃前、后壁，胃大部切除术常在第 1、2 胃壁分支间切断胃小弯。偶尔肝固有动脉左支或副肝左动脉起于胃左动脉，故胃手术时慎勿盲目结扎。

（2）胃右动脉：起于肝固有动脉，也可起于肝固有动脉左支、肝总动脉或胃十二指肠动脉，下行至幽门上缘，转向左上，在肝胃韧带内沿胃小弯走行，终支多与胃左动脉吻合成胃小弯动脉弓，沿途分支至胃前、后壁。

（3）胃网膜右动脉：发自胃十二指肠动脉，在大网膜前两层腹膜间沿胃大弯左行，终支与胃左动脉吻合，沿途分支营养胃前、后壁和大网膜。

（4）胃网膜左动脉：起于脾动脉末端或其脾支，经胃脾韧带入大网膜前两层腹膜间，沿胃大弯右行，终支多与胃网膜右动脉吻合，形成胃大弯动脉弓，行程中分支至胃前、后壁和大网膜。胃大部切除术常从其第1胃壁支与胃短动脉间在胃大弯侧切断胃壁。

（5）胃短动脉：起于脾动脉末端或其分支，一般3~5支，经胃脾韧带至胃底前、后壁。

（6）胃后动脉：出现率约72%，大多1~2支，起于脾动脉或其上极支，上行于网膜囊后壁腹膜后方，经胃膈韧带至胃底后壁。

此外，左膈下动脉也可发1~2小支分布于胃底上部和贲门。这些小支对胃大部切除术后保证残留胃的血供有一定意义。

2. 静脉　胃的静脉多与同名动脉伴行，均汇入肝门静脉系统。

（1）胃右静脉沿胃小弯右行，注入肝门静脉，途中收纳幽门前静脉，后者在幽门与十二指肠交界处前面上行，是辨认幽门的标志。

（2）胃左静脉又称胃冠状静脉，沿胃小弯左行，至贲门处转向右下，汇入肝门静脉或脾静脉。

（3）胃网膜右静脉沿胃大弯右行，注入肠系膜上静脉。

（4）胃网膜左静脉沿胃大弯左行，注入脾静脉。

（5）胃短静脉来自胃底，经胃脾韧带注入脾静脉。

此外，多数人还有胃后静脉，由胃底后壁经胃膈韧带和网膜囊后壁腹膜后方，注入脾静脉。

3. 淋巴 胃的淋巴管分区回流至胃大、小弯血管周围的淋巴结群，最后汇入腹腔淋巴结。胃各部淋巴回流虽大致有一定方向，但因胃壁内淋巴管有广泛吻合，故几乎任何一处的胃癌，皆可侵及胃其他部位相应的淋巴结。

（1）胃左、右淋巴结：各沿同名血管排列，分别收纳胃小弯侧胃壁相应区域的淋巴，输出管注入腹腔淋巴结。

（2）胃网膜左、右淋巴结：沿同名血管排列，收纳胃大弯侧相应区域的淋巴。胃网膜左淋巴结输出管注入脾淋巴结，胃网膜右淋巴结输出管回流至幽门下淋巴结。

（3）贲门淋巴结：常归入胃左淋巴结内，位于贲门周围，收集贲门附近的淋巴，注入腹腔淋巴结。

（4）幽门上、下淋巴结：在幽门上、下方，收集胃幽门部的淋巴。幽门下淋巴结还收集胃网膜右淋巴结以及十二指肠上部和胰头的淋巴。幽门上、下淋巴结的输出管汇入腹腔淋巴结。

（5）脾淋巴结：在脾门附近，收纳胃底部和胃网膜左淋巴结的淋巴，通过沿胰上缘脾动脉分布的胰上淋巴结汇入腹腔淋巴结。

（6）其他途径：胃的淋巴管与邻近器官亦有广泛联系，故胃癌细胞可向邻近器官转移。另外，还可通过食管的淋巴管和胸导管末段逆流至左锁骨上淋巴结。

（四）神经

胃的运动神经有交感神经和副交感神经，感觉神经为内脏感觉神经。

1. 交感神经

（1）胃的交感神经节前纤维起于脊髓第 6~10 胸节段，经交感干、内脏神经至腹腔神经丛内腹腔神经节，在节内交换神经元，发出节后纤维，随腹腔干的分支至胃壁。

（2）交感神经抑制胃的分泌和蠕动，增强幽门括约肌的张力，并使胃的血管收缩。

2. 副交感神经

（1）胃的副交感神经节前纤维来自迷走神经。

（2）迷走神经前干下行于食管腹部前面，约在食管中线附近浆膜的深面。手术寻找前干时，需切开此处浆膜，才可显露。

（3）前干在胃贲门处分为肝支与胃前支。肝支有 1~3 条，于小网膜内右行参加肝丛。胃前支伴胃左动脉在小网膜内距胃小弯约 1cm 处右行，沿途发出 4~6 条小支与胃左动脉的胃壁分支相伴行而分布至胃前壁，最后于胃角切迹附近以"鸦爪"形分支分布于幽门窦及幽门管前壁。

（4）迷走神经后干贴食管腹部右后方下行，至胃贲门处分为腹腔支和胃后支。腹腔支循胃左动脉始段入腹腔丛。胃后支沿胃小弯深面右行，沿途分出小支伴随胃左动脉的胃壁分支至胃后壁，最后也以"鸦爪"形分支分布于幽门窦及幽门管的后壁。

（5）迷走神经各胃支在胃壁神经丛内换元，发出节后纤维，支配胃腺与肌层，通常可促进胃酸和胃蛋白酶的分泌，并增强胃的运动。

（6）高选择性迷走神经切断术是保留肝支、腹腔支和胃前、后支的"鸦爪"形分支，而切断胃前、后支的其他全部胃壁分支的手术。此法既可减少胃酸分泌，达到治疗溃疡的目的，又可保留胃的排空功能及避免肝、胆、胰、肠的功能障碍。

3. 内脏传入纤维

（1）胃的感觉神经纤维分别随交感、副交感神经进入脊髓和延髓。

（2）胃的痛觉冲动主要随交感神经通过腹腔丛、交感干传入脊髓第 6~10 胸节段。胃手术时，封闭腹腔丛可阻滞痛觉的传入。

（3）胃的牵拉感和饥饿感冲动则经由迷走神经传入延髓。胃手术时过度牵拉，强烈刺激迷走神经，偶可引起心搏骤停，虽属罕见，后果严重，值得重视。

三、十二指肠

十二指肠介于胃和空肠之间，是小肠上段的一部分，因总长约有 12 个手指的宽度（20~25cm）而得名。其上端始于胃的幽门，下端至十二指肠空肠曲接续空肠。整个十二指肠呈 C 形弯曲，并包绕胰头。除始、末两端外，均在腹膜后隙，紧贴腹后壁第 1~3 腰椎的右前方。按其走向分十二指肠为上部、降部、水平部和升部。

（一）分部及毗邻

1. 上部

（1）上部长 4~5cm。自幽门向右并稍向后上方走行，至肝门下方转而向下，形成十二指肠上曲，接续降部。

（2）上部起始处有大、小网膜附着，属于腹膜内位，故活动度较大。余部在腹膜外，几无活动性。

（3）上部通常平对第 1 腰椎，直立时可稍下降。

（4）上部的前上方与肝方叶、胆囊相邻，近幽门处小网膜右缘深侧为网膜孔。下方紧邻胰头和胰颈。后方有胆总管、胃十二指肠动脉、肝门静脉及下腔静脉走行。

（5）十二指肠上部近侧段黏膜面平坦无皱襞，钡剂 X 线下呈三角形阴影，称十二指肠球。此部前壁好发溃疡，穿孔时可累及结肠上区。后壁溃疡穿孔则累及网膜囊，或溃入腹膜后隙。

✏ **主治语录**：腹膜后位器官发生病变引起疼痛时，常放射到后背、腰部，有时甚至仅表现为背痛或腰痛。

2. 降部

（1）长 7~8cm。始于十二指肠上曲，沿脊柱右侧下降至第 3 腰椎，折转向左，形成十二指肠下曲，续于水平部。

（2）降部为腹膜外位，前方有横结肠及其系膜跨过，将此部分为上、下两段，分别与肝右前叶及小肠袢相邻。后方与右肾门、右肾血管及右输尿管相邻。内侧紧邻胰头、胰管及胆总管。外侧有结肠右曲。

（3）十二指肠降部黏膜多为环状皱襞，其后内侧壁上有十二指肠纵襞。

（4）在纵襞上端约相当于降部中、下 1/3 交界处可见十二指肠大乳头，为肝胰壶腹的开口处，一般距幽门 8~9cm。

（5）在纵襞左上方约 1cm 处，常可见十二指肠小乳头，为副胰管的开口处。

3. 水平部

（1）长 10~12cm。自十二指肠下曲水平向左，横过第 3 腰椎前方至其左侧，移行为升部。

（2）此部也是腹膜外位。上方邻胰头及其钩突。后方有右输尿管、下腔静脉和腹主动脉经过。前方右侧与小肠袢相邻，左侧有肠系膜根和其中的肠系膜上动、静脉跨过。

（3）由于此部介于肠系膜上动脉与腹主动脉的夹角处，故当肠系膜上动脉起点过低时，可能会压迫水平部而引起十二指肠腔淤滞、扩大、甚至梗阻，称肠系膜上动脉压迫综合征（Wilkie 综合征）。

4. 升部

（1）长 2~3cm。由水平部向左上斜升，至第 2 腰椎左侧折向前下，形成十二指肠空肠曲，续于空肠。

（2）升部前面及左侧覆有腹膜。

（3）左侧与后腹壁移行处常形成 1~3 条腹膜皱襞与相应的隐窝。其中一条皱襞位于十二指肠空肠曲左侧、横结肠系膜根下方，称为十二指肠上襞或十二指肠空肠襞，手术时常据此确认空肠起始部。

（4）升部右侧毗邻胰头与腹主动脉。

（二）十二指肠悬肌

1. 十二指肠悬肌又称十二指肠悬韧带或 Treitz 韧带，位于十二指肠上襞右上方深部，由纤维组织和肌组织构成。

2. 十二指肠悬肌从十二指肠空肠曲上面向上连至右膈脚，有上提和固定十二指肠空肠曲的作用。

（三）血管

1. 动脉

（1）十二指肠血液供应主要来自：胰十二指肠上前、后动脉及胰十二指肠下动脉。

（2）胰十二指肠上前、后动脉均起于胃十二指肠动脉，分别沿胰头前、后方靠近十二指肠下行。

（3）胰十二指肠下动脉起于肠系膜上动脉，分为前、后两支，分别上行与相应的胰十二指肠上前、后动脉相吻合，形成前、后动脉弓，从动脉弓上分支营养十二指肠与胰头。

（4）此外，十二指肠上部还有胃十二指肠动脉分出的十二指肠上动脉、十二指肠后动脉以及胃网膜右动脉的上行返支和胃右动脉的小支供应。

2. 静脉　多与相应动脉伴行，除胰十二指肠上后静脉直接汇入肝门静脉外，余均汇入肠系膜上静脉。

四、肝

（一）位置、毗邻与体表投影

1. 肝大部分位于右季肋区和腹上区，小部分位于左季肋区。

2. 肝膈面左、右肋弓间的部分与腹前壁相贴，右半部借膈与右肋膈隐窝、右肺底相邻，左半部借膈和心膈面为邻，后缘近左纵沟处与食管相接触。

3. 肝的脏面毗邻复杂，除胆囊窝容纳胆囊、下腔静脉肝后段行经腔静脉沟以外，还与右肾上腺、右肾、十二指肠上部、幽门、胃前面小弯侧及结肠右曲紧邻。

4. 肝的体表投影可用三点做标志

（1）第一点为右锁骨中线与第5肋相交处；第二点位于右腋中线与第10肋下1.5cm的相交处；第三点为左第6肋软骨距前正中线左侧5cm处。

（2）第一点与第三点的连线为肝的上界。第一点与第二点的连线为肝的右缘。第二点与第三点的连线相当于肝下缘，该线的右份相当于右肋弓下缘，中份相当于右第9肋与左第8肋前端的连线，此线为临床触诊肝下缘的部位，在剑突下2~3cm。

（二）韧带与膈下间隙

1. 肝的韧带　除前面已叙述的肝胃韧带和肝十二指肠韧带以外，由腹膜形成的肝的韧带还有镰状韧带、冠状韧带和左、右三角韧带。

（1）镰状韧带：位于膈与肝上面之间的双层腹膜结构，大致呈矢状位，居前正中线右侧，侧面观呈镰刀状，其游离缘含有肝圆韧带。

（2）冠状韧带：位于肝的上面和后面与膈之间，上、下两层之间相距较远，使肝后面无腹膜覆盖，而形成肝裸区。

（3）右三角韧带：冠状韧带的右端，为一短小的 V 形腹膜皱襞，连于肝右叶的外后面与膈之间。

（4）左三角韧带：位于肝左叶的上面与膈之间，变异较多，通常含有肝纤维附件，后者是新生儿特有的肝残留物，富有血管和迷走肝管等结构。

2. 膈下间隙

（1）介于膈与横结肠及其系膜之间，被肝分为肝上、下间隙。

（2）肝上间隙借镰状韧带和左三角韧带分为右肝上间隙、左肝上前间隙和左肝上后间隙。

（3）肝下间隙以肝圆韧带区分为右肝下间隙和左肝下间隙，后者又被小网膜和胃分成左肝下前间隙和左肝下后间隙（网膜囊）。

（4）此外，还有左、右膈下腹膜外间隙，分别居膈与胃裸区和膈与肝裸区之间。

上述任何一个间隙发生脓肿，均称膈下脓肿，其中以右肝上、下间隙脓肿较为多见。

（三）肝门与肝蒂

1. 肝的脏面较凹陷，有左纵沟（由静脉韧带裂和肝圆韧带裂组成）、右纵沟（由腔静脉沟和胆囊窝组成）和介于两者之间的横沟，三条沟呈 H 形。

2. 横沟又称肝门或第一肝门。有肝左、右管，肝门静脉左、右支和肝固有动脉左、右支，淋巴管及神经等出入。这些出入肝门的结构总称肝蒂，走行于肝十二指肠韧带内。

3. 在肝门处，一般肝左、右管在前，肝固有动脉左、右支居中，肝门静脉左、右支在后。

4. 肝左、右管的汇合点最高，紧贴横沟。肝门静脉的分叉点稍低，距横沟稍远。而肝固有动脉的分叉点最低，一般相当于胆囊管与肝总管汇合部的水平。

5. 在肝十二指肠韧带内，胆总管位于肝门静脉右前方、肝固有动脉的右侧，肝门静脉位于两者之间的后方，肝十二指肠韧带内这三大结构的排列关系具有重要的外科意义。

6. 在膈面腔静脉沟的上部，肝左、中、肝右静脉出肝处称第二肝门，被冠状韧带的上层所遮盖。其肝外标志是沿镰状韧带向上后方的延长线，此线正对着肝左静脉或肝左、中静脉合干后注入下腔静脉处。因此，手术暴露第二肝门时，可按此标志寻找。

7. 在腔静脉沟下部，肝右后下静脉和尾状叶静脉出肝处称第三肝门。

（四）肝内管道

肝内的管道有两个系统，即 Glisson 系统和肝静脉系统。前者包括肝门静脉、肝动脉和肝管，三者在肝内的行径一致，均被共同的血管周围纤维囊（Glisson 囊）所包裹。Glisson 系统中以肝门静脉管径较粗，且较恒定，故以其作为肝分叶与分段的基础。

1. 肝门静脉　在肝横沟内稍偏右处，分为左支和右支。

（1）左支一般分为横部、角部、矢状部和囊部四部分。横部走向左前上方，位于横沟内；在角部以 90°～130°向前转弯成为矢状部，走行于肝圆韧带裂内；矢状部向前延为囊部，肝圆韧带连于此部。

（2）右支粗而短，沿横沟右行，分为右前支和右后支。

1）右前支分出数支腹侧扇状支和背侧扇状支而分别进入右前上段和右前下段。

2）右后支为右支主干的延续，分为右后叶上、下段支而分别分布于右后上段和右后下段。

（3）尾状叶接受肝门静脉左、右支的双重分布，以发自左支横部的为主，而尾状突主要接受肝门静脉右后支的分布。

2. **肝固有动脉** 在入肝之前即分出左支（肝左动脉）和右支（肝右动脉），分布至左、右半肝。

（1）肝左动脉走向肝门左侧，分出左内、外叶动脉。

1）左外叶动脉在肝门静脉左支角部凸侧的深或浅面分出左外上、下段动脉，与相应肝管相伴进入左外上、下段。

2）左内叶动脉又称肝中动脉，多经肝门静脉左支横部浅面入左内叶。

（2）肝右动脉走向肝门右侧，分出右前、后叶动脉。右前、后叶动脉均发出上、下段支，而分别进入右前上、下段和右后上、下段。

（3）起于肝固有动脉以外动脉的肝动脉，称迷走肝动脉。分布至左半肝的多起自胃左动脉（约25%），分布至右半肝的多起自肠系膜上动脉（约8.9%）。行肝门区手术时，应注意迷走肝动脉的存在。

3. **肝管**

（1）左外叶所产生的胆汁由左外上、下段肝管引流。49%的左外下段肝管经肝门静脉左支矢状部左份深面上行至角部深面，与左外上段肝管汇合成左外叶肝管。左外叶肝管与左内叶合成肝左管。81%的左内叶肝管沿肝门静脉左支矢状部右侧上升。肝左管主要引流左半肝的胆汁。

（2）右前叶肝管由右前上、下段肝管汇合而成，大部分行经肝门静脉右前支根部左侧（62%）或深面（25%）。右后叶肝管由右后上、下段肝管汇合而成，大部分位于肝门静脉右后支上方，与右前叶肝管合成肝右管。肝右管主要引流右半肝的胆汁。

（3）尾状叶肝管可汇入肝左、右管及肝左、右管汇合处，但以汇入肝左管为主（47%）。尾状叶胆汁的这种混合性引流特点，致使肝门区胆管癌常侵及尾状叶，故该区胆管癌的根治应常规切除尾状叶。

（4）迷走肝管指肝门区和胆囊窝部位以外的肝外肝管，常位于肝纤维膜下，或肝周腹膜韧带中，以左三角韧带中多见。迷走肝管细小，不引流某一特定的肝区域，但其与肝内肝管是连续的，如手术中不慎切断，将有胆汁渗漏，导致胆汁性腹膜炎。

4. 肝静脉　包括肝左静脉、肝中静脉、肝右静脉、肝右后静脉和尾状叶静脉，均经腔静脉沟出肝而注入下腔静脉。肝静脉系统的特点是无静脉瓣，壁薄，且因被固定于肝实质内，管径不易收缩，故不仅在肝切面上或肝破裂时出血较多，而且也容易造成空气栓塞；其另一特点是变异较多，致使肝段的大小亦多有变化。肝静脉的变异是肝非规则性切除的解剖学基础。

（1）肝左静脉：收集左外叶全部及左内叶小部分的静脉血，主干位于左段间裂内。

（2）肝中静脉：收集左内叶大部分和右前叶左半的静脉血。

（3）肝右静脉：收集右前叶右半和右后叶大部分静脉血，前、后两根在右叶间裂中 1/3 偏上处合成，注入下腔静脉右壁。

（4）肝右后静脉：位于肝右叶后部，常较表浅。可分为上、中、下三组。其中肝右后下静脉经第三肝门注入下腔静脉，由于其口径较粗（平均约 6.6mm），出现率较高（84%），故临床意义较大。在需全切肝右静脉的病例中，常需全切肝右后叶。若有粗大的肝右后下静脉，可通过保留此粗大静脉来保存右后下段（段Ⅵ）。

（5）尾状叶静脉：由尾状叶中部汇入下腔静脉的小静脉，引流尾状叶前上部的血液，称上尾状叶静脉；引流尾状叶后下部静脉血的小静脉，称下尾状叶静脉，经第三肝门从左侧汇入下腔静脉。

（五）分叶与分段

1. 肝段的概念

（1）依肝外形简单地分肝为左、右、方、尾状四个叶，远不能满足肝内占位性病变定位诊断和手术治疗的需要，也不完全符合肝内管道的配布情况。

肝内管道可分为肝静脉系统（肝左、中、右静脉、肝右后静脉和尾状叶静脉）和 Glisson 系统两部分，后者由血管周围纤维囊（Glisson 囊）包绕肝门静脉、肝动脉和肝管形成，三者在肝内的分支与分布基本一致。肝段就是依 Glisson 系统的分支与分布和肝静脉的走行划分的，Glisson 系统分布于肝段内，肝静脉走行于肝段间。

（2）关于肝段的划分法，各家的研究结果和认识尚有差异，至今无统一的意见，但目前国际上多采用 Couinaud 肝段划分法，并认为其是最为完整和具有实用价值。1954 年，Couinaud 根据 Glisson 系统的分支与分布和肝静脉的走行，分肝为左、右半肝、五叶和八段（图 5-3-1）。

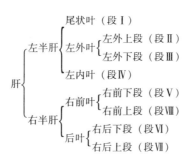

图 5-3-1　Couinaud 肝段

（3）肝外科依据这种分叶与分段的方式，行半肝、肝叶或肝段切除术。如仅切除其中的一段，称肝段切除。同时切除2个或2个以上的肝段，称联合肝段切除。只切除一段肝的1/2~2/3，则称次全或亚肝段切除。

2. 肝叶、肝段划分法　在 Glisson 系统或肝门静脉系统腐蚀铸型中，可以看到在肝的叶间和段间存有缺少 Glisson 系统分布的裂隙，这些裂隙称为肝裂，是肝叶与肝叶之间、肝段与肝段之间的分界线。

（1）正中裂：又称主门裂或 Cantlie 线。内有肝中静脉走行，分肝为左、右半肝，直接分开相邻的左内叶（段Ⅳ）与右前叶（段Ⅴ和段Ⅷ）。正中裂在肝膈面为下腔静脉左壁至胆囊切迹中点的连线。在肝脏面，经胆囊窝中份，越横沟入腔静脉沟。

（2）背裂：位于尾状叶前方，将尾状叶与左内叶和右前叶分开。其上起肝左、中、右静脉出肝处（第二肝门），下至第一肝门，在肝上极形成一弧形线。

（3）左叶间裂：又称脐裂。内有左叶间静脉和肝门静脉左支矢状部走行，分开左内叶（段Ⅳ）和左外叶（段Ⅱ和段Ⅲ）。左叶间裂在肝膈面为肝镰状韧带附着线左侧1cm范围内与下腔静脉左壁的连线。于脏面，为肝圆韧带裂和静脉韧带裂。

（4）左段间裂：又称左门裂。内有肝左静脉走行，分左外叶为左外上段（段Ⅱ）和左外下段（段Ⅲ）。左段间裂在肝膈面为下腔静脉左壁至肝左缘上、中1/3交点的连线，转至脏面止于左纵沟中点稍后上方处。

（5）右叶间裂：又称右门裂。内有肝右静脉走行，分开右前叶与右后叶。右叶间裂在肝膈面为下腔静脉右壁至胆囊切迹中点右侧的肝下缘外、中1/3交点的连线，转至脏面，连于肝门右端。

（6）右段间裂：又称横裂，在脏面为肝门右端至肝右缘中点的连线，转至膈面，连于正中裂。此裂相当于肝门静脉右支主干平面，既分开右前上段（段Ⅷ）和右前下段（段Ⅴ），又分开右后上段（段Ⅶ）和右后下段（段Ⅵ）。

（六）淋巴引流

1. 浅组　位于肝实质表面的浆膜下，形成淋巴管网。可分为膈面与脏面两部分。

（1）肝膈面的淋巴管分为左、右、后三组。后组的淋巴管经膈的腔静脉孔进入胸腔，注入膈上淋巴结及纵隔后淋巴结。左组淋巴管注入胃右淋巴结。右组淋巴管注入主动脉前淋巴结。

（2）肝脏面的淋巴管多走向肝门注入肝淋巴结，仅右半肝的后部及尾状叶的淋巴管与下腔静脉并行，经膈注入纵隔后淋巴结。

2. 深组　在肝内形成升、降两干，升干随肝静脉出第二肝门，沿下腔静脉经膈注入纵隔后淋巴结。降干伴肝门静脉分支由肝门穿出，注入肝淋巴结。

由以上可见，肝淋巴回流，无论浅、深组淋巴管，均有注入纵隔后淋巴结者。因此，肝炎症或膈下感染常可引起纵隔炎症或脓胸。

（七）神经

1. 肝的神经来自左、右迷走神经，腹腔神经丛和右膈神经。前两者的纤维围绕肝固有动脉和肝门静脉，形成肝丛，与肝的血管伴行，经肝门入肝，分布于肝小叶间结缔组织及肝细胞之间。

2. 肝血管只由交感神经支配，而胆管和胆囊则由交感神经和副交感神经（迷走神经）所支配。

3. 右膈神经为肝的传入神经，其纤维一部分分布于肝纤维囊内，另一部分向前下，经肝前缘与肝丛结合，随其分布至肝内以及胆囊和胆管。

4. 肝疾病所引起的右肩放射性疼痛，是经右膈神经传入的。肝的疼痛常与肝大相伴随，而切开、烧灼、穿刺并不产生疼痛。

5. 肝的被膜由低位肋间神经的细小分支支配，这些分支亦分布到壁腹膜，特别是肝裸区以及肝上面；肝被膜的扩张或破裂会引起定位清晰的锐痛。

五、肝外胆道

肝外胆道由肝左、右管，肝总管，胆囊和胆总管组成。

（一）胆囊

1. 胆囊是呈梨形的囊状器官，长 10~15cm，宽 3~5cm，容量为 40~60ml，可储存和浓缩胆汁。

2. 其借疏松结缔组织附着于肝脏面的胆囊窝内，其下面覆以腹膜。故可与肝一起随呼吸上下移动，特别在胆囊病态增大时，这种现象在查体时容易发现。

3. 胆囊上方为肝，下后方为十二指肠及横结肠，左侧为幽门，右侧为结肠右曲，前方为腹前壁。

4. 胆囊分底、体、颈、管四部。底稍突出于肝下缘，其体表投影相当于右锁骨中线或右腹直肌外缘与右肋弓的交点处。体部位于底与颈之间，伸缩性较大。颈部弯曲且细，位置较深，其起始部膨大，形成 Hartmann 囊，胆囊结石多停留于此囊中。

5. 胆囊管长 2.5~4cm，一端连于胆囊颈，另一端成锐角与肝总管汇合为胆总管。胆囊管近胆囊的一端，有螺旋状黏膜皱襞称 Heister 瓣，近胆总管的一段则内壁光滑。由于有 Heister 瓣的存在，可使胆囊管不致过度膨大或缩小，有利于胆汁的进入与排出。当胆道炎症而致此瓣水肿或有结石嵌顿时，常可导致胆囊积液。

6. 胆囊的动脉称胆囊动脉，常于胆囊三角（Calot 三角）内起自肝右动脉。该三角由胆囊管、肝总管和肝下面三者所组成。胆囊动脉常有变异，如起自肝固有动脉或其左支、胃十二指肠动脉或具有双胆囊动脉等。变异的动脉常行经肝总管或胆总管的前方，胆囊或胆总管手术时应予以注意。

7. 胆囊的静脉比较分散，胆囊与肝之间有数条小静脉相通。胆囊下面的小静脉汇成 1～2 条静脉经胆囊颈部汇入肝内门静脉分支。有的胆囊静脉注入肝门静脉主干或肝门静脉右支。也有的形成一条较大的静脉与胆总管平行，汇入肠系膜上静脉。在胆总管手术时，应注意此静脉。

（二）肝管、肝总管及胆总管

1. 肝管

（1）肝左、右管在肝门处汇合成肝总管。

（2）肝右管起自肝门的后上方，较为短粗，长 0.8～1cm。肝右管与肝总管之间的角度较大。

（3）肝左管横部位置较浅，横行于肝门左半，长 2.5～4cm，与肝总管之间的角度较小。

2. 肝总管

（1）长约 3cm，直径 0.4～0.6cm。其上端由肝左、右管合成，下端与胆囊管汇合成胆总管。

（2）肝总管前方有时有肝右动脉或胆囊动脉越过，行肝和胆道手术时，应予以注意。

3. 胆总管　长度取决于胆囊管汇入肝总管部位的高低，一般长 7～8cm，直径 0.6～0.8cm。若其直径超过 1cm 时，可视为病理状态（胆总管下端梗阻等）。胆总管壁具有大量弹性纤维组织，故结石或蛔虫梗阻时可扩张到相当粗的程度（有时可达肠管粗细）而不破裂，仅在胆结石压迫引起管壁坏死时才能穿孔。胆总管的分段与毗邻关系如下。

（1）十二指肠上段（第一段）：在肝十二指肠韧带内，自胆总管起始部至十二指肠上部上缘为止。此段沿肝十二指肠韧带右缘走行，胆总管切开探查引流术即在此段进行。

（2）十二指肠后段（第二段）：位于十二指肠上部的后面，向下内方行于下腔静脉的前方，肝门静脉的右侧。

（3）胰腺段（第三段）：弯向下外方，此段上部多由胰头后方经过。下部多被一薄层胰组织所覆盖，位于胆总管沟中。胰头癌或慢性胰腺炎时，此段胆总管常受累而出现梗阻性黄疸。

（4）十二指肠壁段（第四段）：斜穿十二指肠降部中份的后内侧壁，与胰管汇合后略呈膨大，形成肝胰壶腹，又称 Vater 壶腹。壶腹周围及其附近有括约肌并向肠腔突出，使十二指肠黏膜隆起形成十二指肠大乳头。肝胰壶腹借乳头小孔开口于十二指肠腔。

据统计，胆总管和胰管两者汇合后进入十二指肠者占 81% 以上，其余少数未与胰管汇合而单独开口于十二指肠腔。肝胰壶腹的开口部位绝大多数在十二指肠降部中、下 1/3 交界处附近的后内侧壁、十二指肠纵襞的下端。依此标志，可在逆行性胰胆管造影术及壶腹切开术时，寻找十二指肠大乳头。

六、胰

（一）位置、分部与毗邻

胰位于腹上区和左季肋区，横过第 1、2 腰椎前方。胰居网膜囊后面，形成胃床之大部分，除胰尾外均属腹膜外位。其右侧端较低，被十二指肠环绕；左侧端较高，靠近脾门。通常将胰分为头、颈、体、尾四部分，其间并无明显的界限。

1. 胰头

（1）位于第 2 腰椎的右侧，是胰最宽大的部分，被十二指肠从上方、右侧和下方 C 形环绕。其紧贴十二指肠壁，故胰头部肿瘤可压迫十二指肠而引起梗阻。

（2）胰头下部向左突出而绕至肠系膜上动、静脉后方的部分称钩突。

（3）胰头的前面有横结肠系膜根越过，并与空肠相毗邻。后面有下腔静脉、右肾静脉及胆总管下行。

2. 胰颈　胰头与胰体之间较狭窄的部分，宽 2 ~ 2.5cm。其位于胃幽门部的后下方，其后面有肠系膜上静脉通过，并与脾静脉在胰颈后面汇合成肝门静脉。

3. 胰体

（1）较长，位于第 1 腰椎平面，脊柱前方，并稍向前凸起。

（2）胰体的前面隔网膜囊与胃后壁为邻；后面有腹主动脉、左肾上腺、左肾及脾静脉。

（3）胰体后面借疏松结缔组织和脂肪附着于腹后壁，上缘与腹腔干、腹腔丛相邻，脾动脉沿此缘向左走行。

4. 胰尾　胰左端的狭细部分，末端达脾门，故脾切除时不可伤及胰尾，以免术后形成胰瘘。胰尾行经脾肾韧带的两层腹膜之间，故有一定的移动性。

（二）胰管与副胰管

1. 胰管位于胰实质内，起自胰尾，横贯胰腺全长，并收纳各小叶导管，到达胰头右缘时通常与胆总管汇合形成肝胰壶腹，经十二指肠大乳头开口于十二指肠腔，偶尔单独开口于十二指肠腔。

2. 副胰管位于胰头上部，主要引流胰头前上部的胰液，开口于十二指肠小乳头，通常与胰管相连，胰管末端发生梗阻时，胰液可经副胰管进入十二指肠腔。

（三）血管及淋巴

1. 胰的动脉主要有胰十二指肠上前、后动脉，胰十二指肠下动脉，胰背动脉，胰下（即胰横）动脉，脾动脉胰支及胰尾动脉供应。

2. 胰头部的血液供应丰富，有胰十二指肠上前、后动脉（均起自胃十二指肠动脉）及胰十二指肠下动脉（起自肠系膜上动脉）分出的前、后支，在胰头前、后面相互吻合，形成动脉弓，由动脉弓发出分支供应胰头前、后部及十二指肠。

3. 胰背动脉多由脾动脉根部发出，向下达胰颈或胰体背面分为左、右 2 支，左支沿胰下缘背面左行，称胰下动脉。胰体部的血供还来自脾动脉胰支，一般为 4~6 支，其中最大的一支为胰大动脉，分布至胰尾部的动脉称胰尾动脉。

4. 胰的静脉多与同名动脉伴行，汇入肝门静脉系统。胰头及胰颈的静脉汇入胰十二指肠上、下静脉及肠系膜上静脉，胰体及胰尾的静脉以多个小支在胰后上部汇入脾静脉。

5. 胰的淋巴起自腺泡周围的毛细淋巴管，在小叶间形成较大的淋巴管，沿血管达胰表面，注入胰上、下淋巴结及脾淋巴结，然后注入腹腔淋巴结。

七、脾

（一）位置与毗邻

1. 脾位于左季肋区的肋弓深处。其体表投影是：脾后端平左侧第 9 肋的上缘，距后正中线 4~5cm；脾前端平左侧第 11 肋，达腋中线；脾长轴与左第 10 肋平行。

2. 脾与膈相贴，故脾的位置可随呼吸和体位的不同而有变化。

3. 脾的膈面与膈、膈结肠韧带接触；脏面前上份与胃底相贴，后下份与左肾、肾上腺为邻；脾门邻近胰尾。

（二）韧带

脾有 4 条韧带与邻近器官相连。

1. 胃脾韧带　如前述。

2. 脾肾韧带　自脾门至左肾前面的双层腹膜结构，内含有胰尾及脾血管、淋巴结和神经丛等。脾切除术时需剪开此韧带的后层方可使脾游离而提出腹腔。

3. 膈脾韧带　由脾肾韧带向上延伸至膈，此韧带很短，有的不明显。

4. 脾结肠韧带　位于脾前端和结肠左曲之间，此韧带也较短，可固定结肠左曲并从下方承托脾。脾切除术切断此韧带时，需注意勿损伤结肠。

（三）血管

1. 脾动脉　多起自腹腔干，沿胰背侧面的上缘左行，其远侧段入脾肾韧带内，并在韧带内发出其各级分支，终末支经脾门入脾内。

2. 脾静脉

（1）由脾门处的 2~6 条（常见 3 条）属支组成脾静脉，其管径比脾动脉大一倍，走行较直，与脾动脉的弯曲形成鲜明对照。

（2）脾静脉的行程较恒定，多在脾动脉的后下方，走行于胰后面横沟中。

（3）脾静脉沿途收纳胃短静脉、胃网膜左静脉、胃后静脉、肠系膜下静脉及来自胰的一些小静脉，向右达胰颈处与肠系膜上静脉汇合成肝门静脉。

（四）副脾

1. 副脾色泽、硬度与脾一致，出现率为 5.76% ~ 35%，其位置、数目、大小等均不恒定，多位于脾门、脾蒂、大网膜等处。

2. 副脾的功能与脾相同，在血小板减少性紫癜、溶血性黄疸行脾切除术时，应一并切除副脾，以免症状复发。

八、肝门静脉

（一）组成和类型

1. 肝门静脉为腹腔中较大的静脉干，长 6 ~ 8cm，管径 1.0 ~ 1.2cm。

2. 肝门静脉通常主要由肠系膜上静脉与脾静脉汇合而成，但由于肠系膜下静脉及胃左静脉汇入肝门静脉的部位的不同，其组成可有多种类型。

3. 肠系膜上静脉与脾静脉汇合的部位，一般在胰颈的后方，偶在胰颈、胰体交界处或胰头的后方。因此，胰的病变常可累及肝门静脉。

（二）位置

1. 肝门静脉自胰颈的后方上行，通过十二指肠上部的深面后进入肝十二指肠韧带，上行至第一肝门，分为左、右两支，然后分别进入左、右半肝。

2. 在肝十二指肠韧带内，肝门静脉的右前方为胆总管，左前方为肝固有动脉，后面隔网膜孔（Winslow 孔）与下腔静脉相邻。

（三）属支与收集范围

1. 肝门静脉的属支主要有肠系膜上静脉、脾静脉、肠系膜下静脉、胃左静脉、胃右静脉、胆囊静脉和附脐静脉。

2. 除胆囊静脉、附脐静脉为数条细小静脉外，其他属支一般与各自的同名动脉伴行。

3. 肝门静脉主要收集食管腹部、胃、小肠、大肠（至直肠上部）、胰、胆囊和脾等处的血液。

4. 在正常情况下，肝门静脉血液均汇入肝，占入肝血液总量的70%。

主治语录： 肝门静脉是肝脏的功能血管，上下游均为毛细血管网。肝动脉是肝脏的滋养血管，但并不与肝静脉伴行，反而与肝门静脉和胆管系统伴行。

第四节 结肠下区

结肠下区位于横结肠及其系膜与小骨盆上口之间。此区内有空肠、回肠、盲肠、阑尾及结肠等脏器。

一、空肠及回肠

（一）位置与形态结构

1. 结肠下区的大部分被空肠及回肠占据，两者间无明显分界，近侧的2/5为空肠，盘曲于结肠下区的左上部；远侧的3/5为回肠，位于结肠下区的右下部，人体直立时，回肠襻可垂入盆腔。

2. 空、回肠均属腹膜内位器官，借肠系膜悬附于腹后壁，故总称系膜小肠。

3. X线检查时，通常将小肠袢按部位分为六组。

（1）第一组为十二指肠，位于腹上区。

（2）第二组为空肠上段肠袢，居左腹外侧区。

（3）第三组为空肠下段，在左髂区。

（4）第四组为回肠上段，盘于脐区。

（5）第五组为回肠中段，占据右腹外侧区。

（6）第六组为回肠下段，处于右髂区、腹下区和盆腔。

4. 空肠管径一般约4cm，较粗，壁较厚，色较红，富含血管，黏膜环状皱襞多而高，黏膜内散在孤立淋巴小结，系膜内血管弓和脂肪均较少。

5. 回肠管径一般约3.5cm，壁较薄，颜色稍白，血管较少，黏膜环状皱襞疏而低，黏膜内除有孤立淋巴小结外，还有集合淋巴小结，系膜血管弓较多，脂肪较丰富。

（二）肠系膜

1. 肠系膜将空、回肠悬附于腹后壁，其在腹后壁附着处称肠系膜根。肠系膜根从第2腰椎左侧斜向右下，止于右骶髂关节前方，长约15cm。

2. 肠系膜的肠缘连于空、回肠的系膜缘，与空、回肠全长相等。肠系膜根短而肠缘长，因此整体呈扇状，并随肠袢形成许多皱褶。

3. 肠系膜由两层腹膜组成，含有分布到肠袢的血管、神经和淋巴。血管、淋巴管和神经在小肠的系膜缘处进出肠壁。系膜缘处的肠壁与两层腹膜围成系膜三角，此处肠壁无浆膜，不易愈合，小肠切除吻合术时应妥善缝合，以免形成肠瘘和感染扩散。

4. 肠系膜根将横结肠及其系膜与升、降结肠之间的区域分为左、右肠系膜窦。

5. 左肠系膜窦介于肠系膜根、横结肠及其系膜的左 1/3 部、降结肠、乙状结肠及其系膜之间，略呈向下开口的斜方形。

6. 右肠系膜窦位于肠系膜根、升结肠、横结肠及其系膜的右 2/3 部之间，呈三角形，周围近乎封闭。

主治语录：左肠系膜窦发生窦内感染时易蔓延入盆腔，右肠系膜窦窦内感染积脓时不易扩散。

（三）血管、淋巴及神经

1. 动脉

（1）空、回肠的动脉来自肠系膜上动脉。

（2）肠系膜上动脉多在第 1 腰椎水平起于腹主动脉前壁，向前下由胰颈下缘左侧穿出，跨十二指肠水平部前方，入肠系膜走向右下。

（3）此动脉向右发出胰十二指肠下动脉、中结肠动脉、右结肠动脉和回结肠动脉，向左发出 12～18 条空、回肠动脉，于肠系膜内呈放射状走向肠壁，途中分支吻合，形成动脉弓。小肠近侧段一般为 1～2 级动脉弓，远侧段弓数增多，可达 3～4 级，回肠最末段又成单弓。末级血管弓发出直动脉分布于肠壁，直动脉间缺少吻合。

（4）肠切除吻合术时肠系膜应做扇形切除，对系膜缘侧的肠壁应稍多切除一些，以保证吻合后对系膜缘侧有充分血供，避免术后缺血坏死或愈合不良形成肠瘘。

2. 静脉

（1）空、回肠静脉与动脉伴行，汇入肠系膜上静脉。

（2）肠系膜上静脉伴行相应动脉右侧上行，在胰颈后方与脾静脉汇合，形成肝门静脉。

3. 淋巴

（1）小肠淋巴管伴血管走行，注入肠系膜淋巴结。

（2）肠系膜淋巴结为数可达百余个，沿肠血管分布，其输出管注入肠系膜上动脉根部的肠系膜上淋巴结。

（3）肠系膜上淋巴结的输出管注入腹腔干周围的腹腔淋巴结，最后汇合成肠干注入乳糜池，部分输出管直接汇入肠干入乳糜池。

4. 神经

（1）空、回肠接受交感和副交感神经双重支配，同时有内脏感觉神经分布，来自腹腔丛和肠系膜上丛，沿肠系膜上动脉及其分支到肠壁。

（2）交感神经节前纤维起于脊髓 9～11 胸节，经交感干，内脏大、小神经入腹腔丛和肠系膜上丛，在腹腔神经节和肠系膜上神经节内换元后发出节后纤维，分布到肠壁。交感神经抑制肠的蠕动和分泌，使其血管收缩。

（3）副交感神经节前纤维来自迷走神经，至肠壁内神经节换元后发出节后纤维，支配肌层和肠腺，兴奋时促进肠的蠕动和分泌。

（4）内脏感觉纤维随交感和副交感神经分别传入脊髓 9～12 胸节和延髓。痛觉冲动主要经交感神经传入脊髓，故小肠病变时牵涉性痛出现于脐的周围（第 9～11 胸神经分布区）。

二、盲肠和阑尾

（一）盲肠

1. 盲肠为大肠的起始部，居右髂窝，直立时可垂入盆腔。小儿盲肠位置较高。盲肠粗而短，一般长 6～7cm。

2. 盲肠左侧接回肠末端，后内侧壁有阑尾附着（三者合称为回盲部），上方延续于升结肠，右侧为右结肠旁沟，后面为髂腰肌，前面邻腹前壁，并常被大网膜覆盖。

3. 通常盲肠为腹膜内位，没有系膜，偶或连同升结肠有系膜，活动度较大，称为移动性盲肠。

4. 盲肠壁三条结肠带下端会聚，续于阑尾根部，是手术时寻找阑尾根部的标志。

5. 回肠末端连通盲肠，开口处黏膜有上、下两襞，称为回盲瓣。

6. 回肠管径小于盲肠，两者衔接处又接近直角，因此回盲部肠套叠较多见。

（二）阑尾

1. 阑尾是一蚓状盲管，一般长 5～7cm，直径 0.5～0.6cm。阑尾腔开口于盲肠内面回盲瓣下方 2～3cm 处。一般位于右髂窝内，位置多变。阑尾根部附于盲肠后内侧壁、三条结肠带的会合点。

2. 其体表投影在脐至右髂前上棘连线的中外 1/3 交界处，称 McBurney 点。也可用左、右髂前上棘的连线的中右 1/3 交界处 Lanz 点作为投影点，阑尾炎时投影点常有明显压痛。

3. 阑尾属腹膜内位器官，有三角形的阑尾系膜悬附于肠系膜下端，因此阑尾位置可变，炎症时产生的症状、体征也不相同。

4. 国人阑尾常见的位置顺序

（1）回肠前位：约占 28%，在回肠末段前方，尖向左上，炎症时右下腹压痛明显。

（2）盆位：约占 26%，跨腰大肌前面入盆腔，尖端可触及闭孔内肌或盆腔脏器，炎症时可刺激腰大肌（伸髋时疼痛）或闭孔内肌（屈髋内旋时疼痛），也可出现膀胱、直肠刺激征。

（3）盲肠后位：约占 24%，在盲肠后方，髂肌前面，尖端向上，一般仍有系膜为腹膜内位，少数在壁腹膜外与髂肌相贴。盲肠后位阑尾发炎时腹壁体征不明显，但常刺激髂肌，影响伸髋，甚至形成腹膜后隙脓肿。

（4）回肠后位：约占 8%，在回肠末段后方，尖向左上，炎症时腹壁体征出现较晚，容易引起弥漫性腹膜炎。

（5）盲肠下位：约占 6%，在盲肠后下，尖指向右下方。此外，少数尚有高位阑尾（在右肝下方）、盲肠壁浆膜下阑尾以及左下腹位阑尾等。

5. 成年后阑尾内腔变窄，易为粪石梗阻，引起炎症。中年后阑尾腔往往闭合消失。阑尾壁富含淋巴组织，肌层薄。因此，容易发炎，也易穿孔。小儿的阑尾壁肌层较成年人薄，且不完整，炎症早期即可穿孔。

6. 阑尾动脉起于回结肠动脉或其分支盲肠前、后动脉，多数为 1 支，少数为 2 支，在回肠末段后方入阑尾系膜内，沿其游离缘走行，分支分布于阑尾。

7. 阑尾静脉与动脉伴行，经回结肠静脉、肠系膜上静脉汇入肝门静脉。化脓性阑尾炎时细菌栓子可随静脉血流入肝，而引起肝脓肿。

三、结肠

（一）分部、位置及毗邻

结肠按其行程和部位分为升结肠、横结肠、降结肠和乙状结肠四部分。

1. 升结肠

（1）是盲肠的延续，沿腹腔右外侧区上行，至肝右叶下方转向左前下方移行为横结肠，移行所形成的弯曲称结肠右曲，升结肠长 12~20cm。

（2）升结肠一般为腹膜间位，其后面借疏松结缔组织与腹后壁相贴。因此，有时升结肠病变可累及腹膜后隙。

（3）少数人升结肠为腹膜内位，有系膜，活动度较大。

（4）升结肠的内侧为右肠系膜窦及回肠袢，外侧为与腹壁间形成的右结肠旁沟，上通肝肾隐窝，下通右髂窝、盆腔，故膈下脓肿可经此沟流入右髂窝和盆腔，阑尾化脓时也可向上蔓延至肝下。

（5）结肠右曲后面贴邻右肾，内侧稍上方与十二指肠相邻，前上方有肝右叶与胆囊。

2. 横结肠

（1）自结肠右曲开始，向左呈下垂的弓形横过腹腔中部，至脾前端下极处折转下行续于降结肠，长 40~50cm，弯曲处称结肠左曲。

（2）横结肠为腹膜内位器官。横结肠系膜根附着于十二指肠降部、胰与左肾的前面。横结肠左、右两端系膜短，较固定，中间部系膜长，活动度大。

（3）横结肠上方与肝、胃相邻，下方与空、回肠相邻。因此，常随肠、胃的充盈变化而升降，胃充盈或直立时，横结肠中部大多降至脐下，甚至垂入盆腔。

（4）结肠左曲较右曲高，相当于第 10~11 肋水平，其侧方借膈结肠韧带附于膈下，后方贴靠胰尾与左肾，前方邻胃大弯并为肋弓所掩盖。因此，结肠左曲肿瘤不易被扪及。

3. 降结肠

（1）始于结肠左曲，沿腹腔左外侧贴腹后壁向下，至左髂嵴水平续乙状结肠，长 25~30cm。

（2）降结肠属腹膜间位。内侧为左肠系膜窦及空肠袢，外侧为左结肠旁沟。左膈结肠韧带发育良好，故左结肠旁沟内的积液只能向下流入盆腔。

4. 乙状结肠

（1）自左髂嵴起自降结肠至第 3 骶椎续于直肠，长约40cm，呈乙状弯曲，横过左侧髂腰肌、髂外血管、睾丸（卵巢）血管及输尿管前方降入盆腔。

（2）乙状结肠属腹膜内位器官，有较长的系膜，活动性较大，可入盆腔，也可移至右下腹遮盖回盲部，增加阑尾切除术的难度。当系膜过长时可发生乙状结肠扭转。

（二）血管

1. 动脉　结肠的血供有起于肠系膜上动脉的回结肠动脉、右结肠动脉和中结肠动脉，以及起于肠系膜下动脉的左结肠动脉和乙状结肠动脉。

（1）回结肠动脉：是肠系膜上动脉右侧的最下一条分支，在肠系膜根内向右下方走行，在近回盲部处分为盲肠前、后动脉、阑尾动脉、回肠支与升结肠支，分别供应盲肠、阑尾、回肠末段与升结肠的下 1/3。

（2）右结肠动脉：在回结肠动脉上方发自肠系膜上动脉，走行于壁腹膜后方，跨过右睾丸（卵巢）动、静脉和右输尿管后，在近升结肠内侧缘发出升、降 2 支，分别与中结肠动脉及回结肠动脉的分支吻合。升、降支再分支供应升结肠的上2/3与结肠右曲。

（3）中结肠动脉：在胰颈下缘发自肠系膜上动脉，进入横结肠系膜，在横结肠系膜偏右侧内向右下行，近结肠右曲处分为左、右两支，供应横结肠，并分别与左、右结肠动脉吻合。

（4）左结肠动脉：是肠系膜下动脉的最上一条分支，起于肠系膜下动脉距根部 2～3cm 处，在壁腹膜后走向左上，分为升、降 2 支，营养结肠左曲及降结肠，并分别与中结肠动脉和乙状结肠动脉的分支吻合。升、降结肠的动脉均从内侧走向肠管，故升、降结肠手术应从肠管外侧切开腹膜，游离肠管，以免损伤血管。

（5）乙状结肠动脉：起于肠系膜下动脉，1～6支，大多2支（53%）。在乙状结肠系膜内呈扇形分布，供应乙状结肠，其分支之间及与左结肠动脉的降支间相互有吻合。最末一支乙状结肠动脉与直肠上动脉多无吻合。

肠系膜上、下动脉各结肠支在结肠内缘均相互吻合，在近结肠边缘形成一个动脉弓，称为边缘动脉。边缘动脉发出许多直动脉，后者又分长、短支，短支多起自长支，在系膜带处穿入肠壁，长支在浆膜下环绕肠管，至另外两条结肠带附近分支入肠脂垂后，穿入肠壁。结肠动脉的长、短支在穿入肠壁前很少吻合。因此，结肠手术分离、切除肠脂垂时，不可牵拉，以免切断长支，影响肠壁供血。

2. 静脉

（1）结肠静脉基本与动脉伴行。

（2）结肠左曲以上的静脉血分别经回结肠静脉、右结肠静脉和中结肠静脉汇入肠系膜上静脉。

（3）结肠左曲以下的静脉则经左结肠静脉、乙状结肠静脉汇入肠系膜下静脉，最后均汇入门静脉。

（三）淋巴引流

结肠的淋巴管穿出肠壁后沿血管行走，行程中有四组淋巴结。

1. 结肠壁上淋巴结　位于肠壁浆膜深面，数量少。

2. 结肠旁淋巴结　沿边缘动脉排列。

3. 中间淋巴结　沿各结肠动脉排列。

4. 肠系膜上、下淋巴结　分别位于肠系膜上、下动脉的

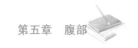

根部。

右半结肠的淋巴大部分汇入肠系膜上淋巴结，左半结肠的淋巴大部分汇入肠系膜下淋巴结。肠系膜上、下淋巴结的输出管直接或经腹腔干根部的腹腔淋巴结汇入肠干。

第五节　腹膜后隙

一、概述

1. 腹膜后隙位于腹后壁，介于腹膜与腹内筋膜之间。上起膈、下至骶骨岬，两侧向外连于腹膜外筋膜。

2. 此间隙上经腰肋三角与后纵隔相通，下与盆腔腹膜后隙相延续，腹膜后隙的感染可向上、下扩散。

3. 腹膜后隙有肾、肾上腺、输尿管、腹部大血管、神经和淋巴结等重要结构，并有大量疏松结缔组织。上述器官的手术，多采用腰腹部斜切口经腹膜外入路。

二、肾

（一）位置与毗邻

1. 位置

（1）肾位于脊柱的两侧、贴附于腹后壁，由于肝右叶的存在，右肾低于左肾 1~2cm（约半个椎体）。

（2）右肾上端平第 12 胸椎体上缘，下端平第 3 腰椎体上缘；左肾上端平第 11 胸椎体下缘，下端平第 2 腰椎体下缘。左侧第 12 肋斜过左肾后面的中部，右侧第 12 肋斜过右肾后面的上部。

（3）两肾肾门相对，上极相距稍近。

（4）肾门的体表投影：在腹前壁，位于第 9 肋前端；在腹后壁位于第 12 肋下缘与竖脊肌外缘的交角处，称脊肋角或肾角。膈肾病变时，此处常有压痛或叩击痛。

（5）肾的体表投影：在后正中线两侧 2.5cm 和 7.5~8.5cm 处各作两条垂线，通过第 11 胸椎和第 3 腰椎棘突各作一水平线，两肾即位于此纵、横标志线所组成的两个四边形内。

主治语录：当肾发生病变时，多在此四边形内有疼痛或肿块等异常表现。

2. 毗邻

（1）肾的上方隔疏松结缔组织与肾上腺相邻。两肾的内下方为肾盂和输尿管。

（2）左肾的内侧为腹主动脉，右肾的内侧为下腔静脉，两肾的内后方分别有左、右腰交感干。

（3）右肾邻近下腔静脉，故右肾肿瘤或炎症常侵及下腔静脉。右肾切除术时，需注意保护下腔静脉，以免损伤造成难以控制的大出血。

（4）左、右肾前方的毗邻不同。左肾的上部前为胃后壁，中部为胰横过，下部为空肠袢及结肠左曲。右肾的上部前方为肝右叶，下部为结肠右曲，内侧为十二指肠降部。当行左肾切除术时，注意勿伤及胰体和胰尾。行右肾手术时，注意防止损伤十二指肠降部。

（5）肾后面第 12 肋以上部分与膈邻贴，借膈与胸膜相邻。当肾手术需切除第 12 肋时，要注意保护胸膜，以免损伤导致气胸。在第 12 肋以下部分，除有肋下血管、神经外，自内向外为腰大肌其前方的生殖股神经、腰方肌及其前方的髂腹下神经和髂腹肌沟神经等。肾周炎或脓肿时，腰大肌受到刺激可发生痉挛，引起患侧下肢屈曲。

（二）被膜

肾的被膜有三层，由外向内依次为肾筋膜、脂肪囊和纤维囊。

1. 肾筋膜　质较坚韧，分为前、后两层（前层为肾前筋膜，后层为肾后筋膜）。两层筋膜从前、后方包绕肾和肾上腺。

（1）在肾的外侧缘，前、后两层筋膜相互融合，并与腹横筋膜相连接。

（2）在肾的内侧，肾前筋膜越过腹主动脉和下腔静脉的前方，与对侧的肾前筋膜相续。肾后筋膜与腰方肌、腰大肌筋膜汇合后，在内侧附于椎体和椎间盘。

（3）在肾的上方，两层筋膜于肾上腺的上方相融合，并与膈下筋膜相延续。

（4）在肾的下方，肾前筋膜向下消失于腹膜外筋膜中，肾后筋膜向下至髂嵴与髂筋膜愈着。肾前、后筋膜在肾下方互不融合，向下与直肠后隙相通，因此可在骶骨前方做腹膜后注气造影。

（5）肾筋膜发出许多结缔组织纤维束，穿过脂肪囊与纤维囊相连，对肾有一定的固定作用。

（6）由于肾筋膜的下端完全开放，当腹壁肌薄弱、肾周围脂肪减少或有内脏下垂时，肾可向下移动，形成肾下垂或称游走肾。如果发生肾积脓或有肾周围炎时，脓液可沿肾筋膜向下蔓延。

2. 脂肪囊

（1）又称肾床，为脂肪组织层，有支持和保护肾的作用。

（2）肾囊封闭时药液即注入此脂肪囊内。由于该层为脂肪组织，易透过 X 射线，在 X 线平片可见肾的轮廓，对肾疾病的诊断有帮助。

3. 纤维囊

（1）又称纤维膜，为肾的固有膜，由胶原纤维、弹性纤维及平滑肌构成，有保护肾的作用。

（2）正常情况下，活体的纤维膜易从肾表面剥离，利用此特点，可将肾固定于第 12 肋或腰大肌上，治疗肾下垂。

（3）肾部分切除或肾外伤时，应缝合纤维膜，以防肾实质撕裂。肾病时纤维膜可与肾粘连。

（三）肾门、肾窦和肾蒂

1. 肾门

（1）肾内缘中部凹陷处称为肾门，有肾血管、肾盂以及神经和淋巴管等出入。

（2）肾门的边缘称为肾唇，有前唇和后唇，具有一定的弹性，手术需分离肾门时，牵开前唇或后唇可扩大肾门，显露肾窦。

2. 肾窦　由肾门深入肾实质所围成的腔隙称肾窦，被肾血管、肾盂、肾大盏、肾小盏、神经、淋巴和脂肪等占据，肾窦的出口为肾门。

3. 肾蒂

（1）由出入肾门的肾血管、肾盂、神经和淋巴管等结构组成。

（2）肾蒂内主要结构的排列规律，由前向后为肾静脉、肾动脉和肾盂；由上向下为肾动脉、肾静脉和肾盂。

（四）肾血管与肾段

1. 肾动脉和肾段

（1）肾动脉多平对第 1~2 腰椎间盘高度起自腹主动脉侧面，于肾静脉后上方横行向外，经肾门入肾。

（2）腹主动脉位置偏左，故右肾动脉较左侧的长，并经下腔静脉的后面右行入肾。

（3）肾动脉起始部的外径平均为 0.77cm。肾动脉的支数多为 1 支（85.8%）和 2 支（12.57%），3~5 支者（1.63%）

少见。

（4）肾动脉（一级支）入肾门之前，多分为前、后两干（二级支），由前、后干再分出段动脉（三级支）。

（5）在肾窦内，前干走行在肾盂的前方，发出上段动脉、上前段动脉、下前段动脉和下段动脉。后干走行在肾盂的后方，入肾后延续为后段动脉。

（6）每条段动脉均有独立供血区域，上段动脉供给肾上端。上前段动脉供给肾前面中、上部及肾后面外缘。下前段动脉供给肾前面中、下部及肾后面外缘。下段动脉供给肾下端。后段动脉供给肾后面的中间部分。

（7）每一段动脉供给的肾实质区域，称为肾段。因此，肾段共有五个，即上段、上前段、下前段、下段和后段。

（8）肾各段动脉之间无吻合，如某一动脉阻塞，血流受阻时，相应供血区域的肾实质即可发生坏死。肾段的存在为肾局限性病变的定位及肾段或肾部分切除术提供了解剖学基础。

（9）肾动脉的变异比较常见。不经肾门而在肾上端入肾的上段动脉称为上极动脉，经肾下端入肾的下段动脉称为下极动脉。据统计，上、下极动脉的出现率约为28.7%，上极动脉比下极动脉多见。上、下极动脉可起自肾动脉（63%）、腹主动脉（30.6%）或腹主动脉与肾动脉起始部的交角处。

2. 肾静脉

（1）肾内的静脉与肾内的动脉不同，有广泛吻合，无节段性，结扎一支不影响血液回流。

（2）肾内的静脉在肾窦内汇成2~3支，出肾门后则合为一干，行于肾动脉的前方，横行汇入下腔静脉，肾静脉多为1支，少数有2支或3支，多见于右侧。

（3）肾静脉的平均长度，左、右分别为6.47cm和2.75cm。其外径，左、右侧分别为1.4cm和1.1cm。

（4）两侧肾静脉的属支不同。右肾静脉通常无肾外属支；而左肾静脉收纳左肾上腺静脉和左睾丸（卵巢）静脉的血液，其属支与周围静脉有吻合。

（5）肝门静脉高压症时，利用上述解剖特点行大网膜包肾术，可建立门-腔静脉间的侧支循环，降低肝门静脉压力。

（6）约有半数以上的左肾静脉与左侧腰升静脉相连，经腰静脉与椎内静脉丛和颅内静脉窦相通，因此左侧肾和睾丸的恶性肿瘤可经此途径向颅内转移。

（五）淋巴引流及神经

1. 淋巴引流　肾内淋巴管分浅、深两组。浅组位于肾纤维膜深面，引流肾被膜及其肾脂肪囊的淋巴。深组位于肾内血管周围，引流肾实质的淋巴。浅、深两组淋巴管相互吻合，在肾蒂处汇合成较粗的淋巴管，最后汇入腰淋巴结。

（1）右肾前部的集合淋巴管注入腔静脉前淋巴结、主动脉腔静脉间淋巴结及主动脉前淋巴结。

（2）右肾后部的集合淋巴管注入腔静脉后淋巴结。

（3）左肾前部的集合淋巴管注入主动脉前淋巴结及主动脉外侧淋巴结。

（4）左肾后部的集合淋巴管注入左肾动脉起始处的主动脉外侧淋巴结。

肾癌时上述淋巴结可被累及。

2. 神经

（1）肾接受交感神经和副交感神经双重支配，同时有内脏感觉神经。

（2）交感神经和副交感神经皆来源于肾丛（位于肾动脉上方及其周围）。一般认为分布于肾内的神经主要是交感神经，副交感神经可能终止于肾盂平滑肌。

（3）感觉神经随交感神经和副交感神经分支走行，经过肾丛，因此切除或封闭肾丛可消除肾疾病引起的疼痛。

三、输尿管腹部

1. 输尿管左、右各一，位于腹膜后隙，脊柱两侧，是细长且富有弹性的肌性通道。输尿管上端起自肾盂，下端终于膀胱，全长为 25~30cm。根据行程，输尿管可分为三部。

（1）腹部（腰段）：从肾盂与输尿管交界处至跨越髂血管处。

（2）盆部（盆段）：从跨越髂血管处至膀胱壁。

（3）壁内部（膀胱壁段）：斜行穿膀胱壁，终于膀胱黏膜的输尿管口。

2. 输尿管腹部长 13~14cm，紧贴腰大肌前面向下内侧斜行，在腰大肌中点的稍下方有睾丸（卵巢）血管斜过其前方。输尿管腹部的体表投影：在腹前壁与半月线相当；在腰部约在腰椎横突尖端的连线上。

3. 输尿管腹部的上、下端分别是输尿管的第 1、2 狭窄部。肾盂与输尿管连接处的直径约为 0.2cm；跨越髂血管处直径约为 0.3cm；两者中间部分较粗，直径约 0.6cm。输尿管的狭窄部常是被结石阻塞的部位。肾盂与输尿管连接处的狭窄性病变，是导致肾盂积水的重要病因之一。

4. 右输尿管腹部的前面为十二指肠降部、回结肠血管、睾丸（卵巢）血管、右结肠血管和回肠末端。因此，回肠后位阑尾炎常可刺激右输尿管，尿中可出现红细胞及脓细胞。

左输尿管腹部的前面有十二指肠空肠曲、斜行跨过的睾丸（卵巢）血管和左结肠血管。两侧输尿管到小骨盆上口，右侧跨越髂外血管前方、左侧者跨越髂总血管前方进入盆腔。

输尿管腹部前面的大部分有升、降结肠血管跨过，行左或右半结肠切除术时，注意勿损伤输尿管。

5. 输尿管变异比较少见　下腔静脉后输尿管容易导致输尿管梗阻，必要时需手术将其移至正常位置。双肾盂、双输尿管畸形时，输尿管的行程及开口可有变异，如双输尿管开口于膀胱，可不引起生理功能障碍，但若其中一条输尿管开口于膀胱之外，因无括约肌控制，可致持续性尿漏。

6. 输尿管腹部的血液供应　其上部由肾动脉和肾下极动脉的分支供应；下部由腹主动脉、睾丸（卵巢）动脉、第 1 腰动脉、髂总动脉和髂内动脉等分支供应。

7. 各条输尿管动脉到达输尿管内侧 0.2～0.3cm 处时，均分为升、降两支进入管壁。

8. 上下相邻的分支相互吻合，在输尿管的外膜层形成动脉网，并有小分支穿过肌层，在输尿管黏膜层形成毛细血管丛。

9. 输尿管腹部的不同部位血液来源不同和不恒定，且少数输尿管动脉的吻合支细小，故手术游离输尿管范围过大时，可影响输尿管的血供，甚至局部缺血、坏死。动脉多来自输尿管腹部的内侧，故手术时应在输尿管的外侧游离。

10. 输尿管腹部的静脉与动脉伴行，分别经肾静脉、睾丸（卵巢）静脉、髂总静脉等回流入下腔静脉。

四、肾上腺

肾上腺为成对的内分泌器官，位于脊柱的两侧，平第 11 胸椎高度。左侧肾上腺为半月形，右侧为三角形，高约为 5cm，宽约为 3cm，厚为 0.5～1cm，重为 5～7g。肾上腺紧贴肾的上端，与肾共同包在肾筋膜内。

1. 左、右侧肾上腺的毗邻不同　左肾上腺前面的上部借网膜囊与胃后壁相邻，下部与胰尾、脾血管相邻，内侧缘接近腹主动脉。右肾上腺的前面为肝，前面的外上部无腹膜覆盖，直接与肝的裸区相邻，内侧缘紧邻下腔静脉。左、右肾上腺的后面均为膈。两侧肾上腺之间为腹腔丛。

2. 肾上腺的动脉　有上、中、下 3 支，分布于肾上腺的上、中、下三部。

（1）肾上腺上动脉发自膈下动脉；肾上腺中动脉发自腹主动脉；肾上腺下动脉发自肾动脉。

（2）这些动脉进入肾上腺后，于肾上腺被膜内形成丰富的吻合，并发出细小分支进入皮质和髓质。一部分在皮质和髓质内形成血窦，另一部分在细胞索间吻合成网。

（3）皮质和髓质的血窦集合成中央静脉，穿出肾上腺即为肾上腺静脉。

（4）左肾上腺静脉通常为 1 支，少数为 2 支，汇入左肾静脉。右肾上腺静脉通常只有 1 支，汇入下腔静脉，少数汇入右膈下静脉、右肾静脉或副肝右静脉，个别可汇入肝右静脉。

（5）右肾上腺静脉很短，且多汇入下腔静脉的右后壁，故在右肾上腺切除术结扎肾上腺静脉时，应注意保护下腔静脉。

五、腹主动脉

腹主动脉又称主动脉腹部，在第 12 胸椎下缘前方略偏左侧，经膈的主动脉裂孔进入腹膜后隙，沿脊柱的左前方下行，至第 4 腰椎下缘水平分为左、右髂总动脉。腹主动脉的全长为 14~15cm，直径 2.9~3.0cm。腹主动脉在腹前壁的体表投影：从胸骨颈静脉切迹至耻骨联合上缘连线的中点以上 2.5cm 处开始，向下至脐左下方 2cm 处，一条宽约 2cm 的带状区。腹主动脉下端在腹前壁的体表投影为两侧髂嵴最高点连线的中点。腹主动脉的前面为胰、十二指肠升部及小肠系膜根等；后面为第 1~4 腰椎及椎间盘；右侧为下腔静脉；左侧为左交感干腰部。腹主动脉周围还有腰淋巴结、腹腔淋巴结和神经丛等。

腹主动脉的分支按供血分布区域分为脏支和壁支，脏支又分为不成对和成对两种。

（一）不成对的脏支

1. **腹腔干** 为一短干，平均长 2.45cm，在膈主动脉裂孔的稍下方发自腹主动脉前壁，起点多在第 1 腰椎水平，少数在第 1 腰椎以上。其分支有变异，但以分出肝总动脉、脾动脉和胃左动脉为多。

2. **肠系膜上动脉** 在腹腔干的稍下方发自腹主动脉前壁，起点多在第 1 腰椎水平。经胰颈与十二指肠水平部之间进入小肠系膜根。

3. **肠系膜下动脉** 在第 3 腰椎水平发自腹主动脉前壁，最后移行为直肠上动脉。

（二）成对的脏支

1. **肾上腺中动脉** 在肾动脉上方平第 1 腰椎高度起自腹主动脉侧壁，向外侧经膈的内侧脚至肾上腺中部。

2. **肾动脉** 多在第 2 腰椎平面、肠系膜上动脉起点稍下方发自腹主动脉的侧壁。左肾动脉较右肾动脉短，平均长度分别为 2.62cm 和 3.49cm。两肾动脉的外径平均为 0.77cm。

3. **睾丸（卵巢）动脉** 在肾动脉起点平面稍下方，起自腹主动脉的前外侧壁。睾丸动脉经腹股沟管深环入腹股沟管随精索下行，分布至睾丸；卵巢动脉在小骨盆上缘处经卵巢悬韧带，分布于卵巢。

（三）壁支

1. **膈下动脉** 为 1 对，由腹主动脉的起始处发出，行向上分布于膈。

2. **腰动脉** 通常为 4 对，由腹主动脉后壁的两侧发出，向外侧横行，分别经第 1~4 腰椎体中部的前面或侧面，与腰静脉伴行。在腰大肌的内侧缘发出背侧支和腹侧支。背侧支分布到背部的诸肌和皮肤以及脊柱；腹侧支分布至腹壁，与腹前外侧壁其他的血管吻合。

3. 骶正中动脉　为 1 支，多起自腹主动脉分叉处的后上方 0.2~0.3cm 处，经第 4~5 腰椎、骶骨及尾骨的前面下行，并向两侧发出腰最下动脉（又称第 5 腰动脉），贴第 5 腰椎体走向外侧，供血到邻近组织。

六、下腔静脉

下腔静脉由左、右髂总静脉汇合而成，汇合部位多平第 5 腰椎（68.2%），少数平第 4 腰椎（31.8%）。下腔静脉的前面为肝、胰头、十二指肠水平部以及右睾丸（卵巢）动脉和肠系膜根，后面为右膈脚、第 1~4 腰椎、右腰交感干和腹主动脉的壁支，右侧与腰大肌、右肾和右肾上腺相邻，左侧为腹主动脉。

下腔静脉的属支有髂总静脉、右睾丸（卵巢）静脉、肾静脉、右肾上腺静脉、肝静脉、膈下静脉和腰静脉，大部分属支与同名动脉伴行。

1. 膈下静脉　收集肾上腺的静脉血液，并与同名动脉伴行。

2. 睾丸（卵巢）静脉　起自蔓状静脉丛，穿腹股沟管深环，进入腹后壁壁腹膜后方，并与同名动脉伴行，多为 2 支。它们经腰大肌和输尿管的腹侧上行，合为 1 支。

（1）右侧者斜行汇入下腔静脉，左侧者几乎垂直上升汇入左肾静脉。两侧卵巢静脉自盆侧壁上行，越过髂外血管后的走行及汇入部位与睾丸静脉相同。

（2）左侧睾丸静脉曲张较右侧常见。因为左侧睾丸静脉垂直汇入左肾静脉，经左肾静脉再注入下腔静脉，流程较长，回流阻力较大；上行过程中有乙状结肠跨过，易受其压迫；左肾静脉经肠系膜上动脉根部与腹主动脉所形成的夹角处汇入下腔静脉，左肾静脉回流受阻亦可累及左睾丸。

3. 腰静脉　4 对，收集腰部组织的静脉血，汇入下腔静脉。

（1）左侧腰静脉走行于腹主动脉的后方。腰静脉与椎外静脉丛有吻合，并借之与椎内静脉丛相通，可间接收纳椎内和脊髓的部分血液。各腰静脉之间纵行的交通支称为腰升静脉。

（2）两侧的腰升静脉向下与髂腰静脉、髂总静脉及髂内静脉相连，向上与肾静脉、肋下静脉相通。两侧的腰升静脉分别经左、右膈脚入后纵隔，左侧移行为半奇静脉，右侧移行为奇静脉，最后汇入上腔静脉。因此，腰升静脉是沟通上、下腔静脉系统间的侧支循环途径之一。

4. 下腔静脉的变异类型　包括双下腔静脉、左下腔静脉和下腔静脉肝后段缺如等。变异的下腔静脉起点、走行、汇入部位以及周围器官的毗邻关系等与正常不同，故在行腹膜后隙部位手术时，应注意防止其损伤。行肾切除术处理肾蒂时，应注意有无下腔静脉变异，切勿损伤左侧下腔静脉。

七、乳糜池

1. 乳糜池位于第 1 腰椎体前方，腹主动脉的右后方，有时在腹主动脉与下腔静脉之间。

2. 其上端延续为胸导管，向上经膈的主动脉裂孔进入胸腔。肠干和左、右腰干汇入乳糜池。

3. 约有 14% 的人无明显的乳糜池，而由互相吻合的淋巴管所替代。

八、腰交感干

1. 腰交感干由 3 个或 4 个神经节和节间支构成，位于脊柱与腰大肌之间，表面被椎前筋膜覆盖。

2. 腰交感干上方连于胸交感干，下方延续为骶交感干。左、右腰交感干之间有横向的交通支。

3. 行腰神经节切除术时，不仅应切除交感干神经节，还需同时切除交通支，以达到理想治疗效果。

4. 左腰交感干与腹主动脉左缘相距 1cm 左右。右腰交感干的前面除有下腔静脉覆盖外，有时有 1 支或 2 支腰静脉越过。两侧腰交感干的下段分别位于左、右髂总静脉的后方。左、右腰交感干的外侧有生殖股神经并行，附近还有小的淋巴结，行腰神经节切除术时，均应注意鉴别。

5. 腰神经节在第 12 胸椎体下半至腰骶椎间盘的范围内。数目常有变异，主要是由于神经节的融合或缺如。第 1、2、5 腰神经节位于相应椎体的平面，第 3、4 腰神经节的位置多高于相应的椎体。第 3 腰神经节多位于第 2~3 腰椎间盘平面，第 4 腰神经节多位于第 3~4 腰椎间盘平面。当行腰交感干神经节切除术寻找神经节时，可参考以上标志。

九、腰丛

腰丛位于腰大肌深面、腰椎横突的前面，由第 12 胸神经前支和第 1~4 腰神经前支构成。主要分支有髂腹下神经、髂腹股沟神经、生殖股神经、股外侧皮神经、股神经和闭孔神经，分布于髂腰肌、腰方肌、腹前壁下部、大腿前内侧部的肌和皮肤、大腿外侧的皮肤、外生殖器，以及小腿与足内侧的皮肤。

第六节　腹部解剖操作

一、解剖腹前外侧壁

（一）切口

人体仰卧，做如下皮肤切口。

1. 自剑突沿前正中线向下环绕脐切至耻骨联合上缘。

2. 自剑突沿两侧沿肋弓向外下切至腋中线。

3. 自耻骨联合上沿腹股沟向外切至髂前上棘。

4. 从前正中线向两侧剥离皮肤。

（二）解剖浅筋膜

1. 剖查浅血管　在下腹部浅筋膜的浅、深两层之间找出腹壁浅血管。包括旋髂浅动脉和腹壁浅动脉以及同名的浅静脉、脐周静脉网。

2. 辨认 Camper 筋膜和 Scarpa 筋膜　于髂前上棘平面用解剖刀水平切开浅筋膜，切口深至腹外斜肌腱膜。用刀柄钝性分离浅筋膜的浅、深两层：浅层富含脂肪为 Camper 筋膜；深层为富含弹性纤维的膜性组织为 Scarpa 筋膜。

3. 寻找肋间神经的皮支　剔除浅筋膜，在前正中线旁解剖出 2~3 支肋间神经的前皮支，并在腋中线的延长线上解剖出 2~3 支肋间神经的外侧皮支，在耻骨联合的外上方找到髂腹下神经的皮支。

4. 清楚浅筋膜，显露腹外斜肌及其腱膜。

（三）解剖腹股沟区

1. 观察腹外斜肌和腹股沟管前壁　观察腹外斜肌的起始、纤维方向及移行腱膜的位置，辨认腹股沟韧带、腹股沟浅环、反转韧带等结构。

2. 打开腹股沟管前壁　由髂前上棘至腹直肌外侧缘做一水平切口，再沿腹直肌鞘外侧缘向下至浅环的内侧切开腹外斜肌腱膜，然后将三角形的腱膜片向外下方翻开，便打开了腹股沟管前壁。

3. 观察腹股沟管上壁　于精索稍上方找到髂腹下神经。髂腹股沟神经沿精索前内侧下行，并伴精索出浅环。腹内斜肌和腹横肌下缘呈弓形跨过精索，构成腹股沟管上壁，两肌的下缘分出一些小肌束附于精索形成提睾肌。

4. 观察腹股沟管下壁和后壁　游离并提起精索，可见构成腹股沟管下壁的腹股沟韧带，后壁为腹横筋膜，后壁的内侧部有腹股沟镰和反转韧带加强。

5. 探查腹股沟管深环　提起精索并沿精索向外上方牵拉腹内斜肌下缘，在腹股沟韧带中点上方一横指处观察腹横筋膜延为精索内筋膜。腹横筋膜围绕精索形成的环口即是腹股沟管深环。

6. 确认腹股沟三角　检查腹壁下动脉，其与腹直肌外侧缘和腹股沟韧带内侧半围成的三角形区域即腹股沟三角。此三角区的浅层结构为腹外斜肌腱膜，深层结构为腹股沟镰和腹横筋膜。

（四）解剖腹前外侧壁的肌和血管、神经

1. 解剖腹外斜肌和腹内斜肌　自腹直肌外侧缘与肋弓的交点沿肋弓向外侧切开腹外斜肌至腋中线，再沿腋中线和髂嵴切至髂前上棘，将腹外斜肌翻向外侧，显露腹内斜肌，观察腹内斜肌的纤维走行及移行为腱膜的位置。

2. 解剖腹横肌和神经血管　沿上述腹外斜肌切口，并由髂前上棘至腹直肌外侧缘做一水平切口，切开腹内斜肌，将腹内斜肌翻向外侧。腹内斜肌与腹横肌结合甚牢，其间有第7~11肋间神经、肋下神经及其伴行的血管经过，仔细分离，并观察这些血管、神经的走行和呈节段性分布的情况。观察腹横肌的纤维走向及移行为腱膜的部位。

（五）解剖腹直肌鞘及腹直肌

1. 解剖腹直肌鞘　在腹直肌鞘前层的上端和下端各做一水

平切口，并在腹直肌鞘前层的中线上做一纵行切口，向两侧分离鞘前层，显露腹直肌。鞘的前层与腹直肌腱划结合紧密，故必须用刀尖仔细剥离。

2. 探查腹直肌及其血管、神经　钝性分离腹直肌，观察第7~11肋间神经、肋下神经及相应血管分支进入腹直肌的情况。平脐横行切断腹直肌并翻向上、下方，在其后面寻找腹壁上、下动脉，注意其吻合。

3. 观察弓状线　在脐下4~5cm处，腹直肌鞘后层呈现弓形游离下缘，即弓状线。此线以下，腹直肌直接与腹横筋膜相贴。

二、解剖腹膜与腹膜腔

（一）打开腹膜腔

1. 自剑突沿前正中线至耻骨联合，切开腹壁深达壁腹膜。

2. 在脐上方中线处先将壁腹膜切一小口，手指由此切口伸进腹膜腔，并推开大网膜及小肠等。

3. 用手指提起腹前外侧壁，使壁腹膜与内脏分开，向上、下切开壁腹膜使之与腹壁切口等长。

4. 平脐下缘水平切开腹前外侧壁各层，直至腋中线附近。将切开的腹壁翻向四周，打开腹膜腔，可见肝左叶、胃前壁及盖于肠袢表面的大网膜。

（二）观察理解腹膜和腹膜的概念与境界

在探查腹膜腔之前，应先依腹部的分区，观察腹腔脏器的配布和位置。用手探查腹膜及腹膜腔，动作必须轻柔，尽量不撕破腹膜。观察完毕后将内脏恢复原位。

1. 将肋弓提起，伸手于肝与膈之间，向上可达膈穹隆，为腹腔及腹膜腔的上界。

2. 把大网膜及小肠祥轻轻翻向上方，寻见小骨盆上口，此即腹腔的下界，腹膜腔经小骨盆上口入盆腔。

3. 将腹腔、腹膜腔的境界与腹壁的境界做比较。

（三）观察腹膜形成的结构

1. 观察网膜　将肝的前缘提向右上方，观察由肝门移行至胃小弯和十二指肠上部的小网膜（肝胃韧带和肝十二指肠韧带）。观察大网膜下缘的位置，上缘的附着点。然后将其提起，查看胃大弯与横结肠之间的大网膜是否形成胃结肠韧带。

2. 观察肝的韧带　上提右侧肋弓，将肝推向下方，从右侧观察矢状位的镰状韧带。用拇指和示指搓捻其游离下缘，探知其内的肝圆韧带。将手插入肝右叶与膈之间，向肝的后上方探查，指尖触及的结构为冠状韧带上层。将手移至肝左叶与膈之间，向后探查，指尖触及的结构为左三角韧带，此时，将手左移，可触及左三角韧带的游离缘。

3. 探查胃与脾的韧带　将胃底推向右侧，尽可能地暴露胃脾韧带。将右手由脾和膈之间向右伸入，手掌向脾，绕脾的后外侧，可伸达脾与肾之间，指尖触及的结构为脾肾韧带。在脾的下端探查脾结肠韧带。注意胃脾韧带、脾结肠韧带与大网膜的关系。

4. 辨认十二指肠空肠襞　将横结肠翻向上，在十二指肠空肠曲左缘、横结肠系膜根下方、脊柱左侧的腹膜皱襞，即十二指肠空肠襞。

5. 观察系膜　将大网膜、横结肠及其系膜翻向上方。把小肠推向一侧，将肠系膜根舒展平整，观察肠系膜的形态，扪认肠系膜根的附着部位。将回肠末段推向左侧，在盲肠下端寻找阑尾，将阑尾游离端提起，观察阑尾系膜的形态、位置。将横结肠、乙状结肠分别提起，观察其系膜并扪认系膜根的附着部位。

（四）探查膈下间隙

1. 右肝上间隙　将手伸入肝右叶与膈之间，探查右肝上间隙的范围。

2. 左肝上间隙　将手伸入肝左叶与膈之间，探查左肝上间隙的范围。触摸左三角韧带游离缘，左肝上前间隙和左肝上后间隙在此处相交通。

3. 右肝下间隙　此间隔向上可达肝右叶后面与膈之间，向下通右结肠旁沟。其后份为肝肾隐窝，在平卧时为腹膜腔最低点，故常有积液。

4. 左肝下间隙和网膜孔　探查左肝下前间隙的境界。胃和小网膜后方为左肝下后间隙，即网膜囊。沿胃大弯下方一横指处剪开胃结肠韧带，注意勿损沿胃大弯走行的胃网膜左、右动脉。将右手由切口伸入网膜囊内，向上可达胃和小网膜的后方。再将左手示指伸入肝十二指肠韧带后方的网膜孔，使左右手会合，探查网膜孔的周界。将左手顺胰体走行伸向左直抵脾门，再将右手中指放入脾和左肾之间、示指放入脾和胃之间，左手与右中指间即为较厚的脾肾韧带，左手与右示指间则为胃脾韧带，右手中、示指间则为脾蒂。胃脾韧带与脾肾韧带构成网膜囊的左界。

（五）观察结肠下区的间隙

1. 翻动小肠袢和小肠系膜根，观察左、右肠系膜窦，前者可直接通往盆腔，后者下方有横位的回肠末段阻断。

2. 在升、降结肠的外侧，观察左、右结肠旁沟，前者仅向下可通盆腔，后者除向下通盆腔外，还向上通膈下间隙。探查其向上和向下的交通。

（六）观察腹前壁下份的腹膜皱襞和窝

1. 观察腹前壁下部内表面的脐正中襞、脐内侧襞和脐外侧襞及膀胱上窝，腹股沟内、外侧窝。

2. 剥去壁腹膜，观察其覆盖的结构。

三、解剖结肠上区

（一）解剖胃的血管、淋巴结及神经

1. 切除肝左叶并剖开小网膜，辨认胃左动脉、胃冠状静脉和沿胃左动脉分布的淋巴结及贲门旁淋巴结。

2. 沿胃小弯清理出胃右动、静脉及沿途的淋巴结，追踪胃右动脉至肝固有动脉。

3. 在食管下、贲门前方的浆膜下，分离迷走神经前干及其发出的肝支与胃前支。

4. 将胃小弯向下拉，解剖胃左动脉至腹腔干，周围有腹腔淋巴结环绕。

5. 将胃小弯拉向前下方，分离迷走神经后干及其发出的腹腔支与胃后支。

6. 继续向下方追踪胃冠状静脉至肝门静脉。

7. 剖开大网膜，找出胃网膜左动脉及胃网膜右动脉。追踪胃网膜左动脉至脾动脉，胃网膜右动脉至胃十二指肠动脉。

（二）解剖肝

1. 取肝 ①平网膜孔处切断肝蒂。②将肝和肋弓上提，分别在腔静脉孔平面和尾状叶平面，从上、下方离断下腔静脉。③紧贴腹前壁和膈下面，将肝圆韧带和镰状韧带剪断，使韧带连于肝上。④将肝下拉，在肝上面与膈之间分别将冠状韧带及

左、右三角韧带切断，然后剥离肝裸区结缔组织，切断冠状韧带下层，将肝完整取出。

2. 观察肝的外形　在肝的膈面，仔细观察镰状韧带、冠状韧带和左、右三角韧带，观察它们的位置及相互间的延续关系。在肝的脏面，观察 H 形沟及肝各叶。提起胆囊，检查胆囊窝，看是否存在肝直接进入胆囊的细小胆管（胆囊下肝管）。仔细辨认肝脏面的食管压迹、胃压迹、十二指肠压迹肾上腺压迹、肾压迹和结肠压迹。

3. 解剖并观察肝裂　以墨汁画出各肝裂（正中裂，左、右叶间裂，左、右段间裂）在肝表面的标志线，以理解肝的分叶、分段方法。剥离过程中遇到的肝内管道均应一一保留，以待后面观察。

4. 解剖并观察第一肝门　解剖第一肝门（横沟），追踪观察肝门静脉至其分叉处。注意寻找有无副肝管（多发自肝右叶）汇入肝管或肝总管。此外，还应注意观察肝左、右管汇合点，肝门静脉分叉点与肝固有动脉分叉点之间与肝门的远近关系。

5. 解剖并观察下腔静脉肝后段　观察腔静脉沟的形状，呈沟状、半管状还是管状。沿其后正中剪开下腔静脉肝后段后壁，流水洗净血凝块，观察位于其前壁及侧壁上的肝静脉汇入口，肝左、中和右静脉的汇入口位于下腔静脉肝后段的上份，肝右后下静脉和尾状叶静脉的汇入口一般位于其下份。

6. 解剖并观察肝内管道　于第一肝门处沿 Glisson 囊解剖、剥离肝内管道。首先剥离肝门静脉左支，追踪其分支至肝内，观察其分布范围。再解剖肝门静脉右支，观察有无肝门静脉右支主干。

追踪观察右前支向腹侧和背侧分出的扇状分支，右后支继续分为右后叶上、下段支，追踪上述分支的分布范围。沿肝裂解剖、剥离肝静脉，注意观察其属支及其引流范围。循其在下腔静脉肝后段的汇入口，解剖、剥离肝右后静脉和尾状叶静脉，注意其引流范围。

所有肝内管道解剖后，应总结本例肝内管道的情况，并注意观察肝门静脉与肝静脉之间的空间位置关系。

（三）解剖胰、十二指肠上半部和脾血管

1. 将胃翻起，清理脾动脉并追踪至腹腔干，辨认其周围的腹腔神经丛。

2. 自腹腔干向左继续清理脾动脉，注意胰尾周围及脾门处的淋巴结。

3. 切断脾动脉的胰支以暴露脾静脉，追踪至胰颈后方，见其与肠系膜上静脉汇合成肝门静脉。

4. 从腹腔干向右分离肝总动脉，清理其分出的胃十二指肠动脉。后者分出胃网膜右动脉及胰十二指肠上动脉。

（四）解剖肝十二指肠韧带内的结构和胆囊

1. 纵行剖开肝十二指肠韧带，可见肝门静脉及其左前方的肝固有动脉和右前方的胆总管。

2. 清理肝门静脉，观察其属支，并向上追踪至肝门处，证实它分为左、右支进入肝门。

3. 解剖肝动脉，注意其起源是否有变异，并向上追踪其分支。

4. 向上追踪胆总管，可见其由肝总管和胆囊管合成。观察胆囊及胆囊三角，在此三角内寻找胆囊动脉并追查其发出部位。

四、解剖结肠下区

（一）辨认各段肠管

1. 辨认大、小肠　寻找结肠和盲肠的结肠带、结肠袋和肠

脂垂，以此与小肠区别。

2. 辨别横结肠和乙状结肠 横结肠两侧有系膜（一侧为大网膜，另一侧为横结肠系膜），而乙状结肠只一侧有系膜。

3. 寻找阑尾 以盲肠的前结肠带为标志，向下追踪可找到阑尾根部。

4. 区分空肠和回肠 以位置、管径和血管弓的多少等来区别。

5. 确认十二指肠空肠曲 将横结肠向上提起，摸到脊柱。小肠祥固定于脊柱处的肠管即为十二指肠空肠曲。将其拉紧，其与脊柱间的腹膜皱襞为十二指肠悬韧带。

（二）解剖肠系膜上血管

1. 剥离胰表面的腹膜，将其下缘向上翻起，便可暴露脾静脉和肠系膜下静脉。肠系膜下静脉右侧为十二指肠空肠曲，沿此曲的右缘，纵行划开腹膜，清除周围的结缔组织，便可找到经胰体与十二指肠水平部之间潜出的肠系膜上动脉。向上追踪该动脉，可见其起自腹主动脉（多平第 1 腰椎水平或腹腔干起点的稍下方）。肠系膜上动脉周围由致密的神经丛所包绕，分离时应避免撕裂动脉。观察肠系膜上动脉根部有无淋巴结。自肝门静脉向下清理肠系膜上静脉（其位于同名动脉的右侧）。

2. 将大网膜、横结肠及其系膜翻向上方，将全部系膜小肠推向左侧，暴露肠系膜根，观察其附着在腹后壁的位置，小心分离并切开肠系膜根全长，解剖出肠系膜上动脉。

3. 沿肠系膜上动脉的左缘解剖出一排空、回肠动脉并观察血管弓和直血管的特点。

4. 从肠系膜根部向右剥离腹膜，直至回盲部、升结肠与横结肠。切勿损伤腹膜外任何结构。沿肠系膜上动脉右缘，自上而下，解剖出中结肠动脉、右结肠动脉及回结肠动脉，分别追查至横结肠右份、升结肠与回盲部。解剖观察阑尾动脉的起止及其与阑尾系膜的关系。

5. 从十二指肠水平部的上缘，找寻胰十二指肠下前、下后动脉，并追踪至肠系膜上动脉。

（三）解剖肠系膜下血管

1. 在十二指肠空肠曲左侧，找到一个斜向左下的纵行腹膜皱襞，切开此皱襞即可暴露肠系膜下静脉。向上追踪该静脉至其汇入脾静脉（有时汇入肠系膜上静脉或脾静脉与肠系膜上静脉的夹角处）。向下追踪，可见该静脉引流降结肠、乙状结肠和直肠上部的静脉血。

2. 在肠系膜下静脉的右侧，找出左结肠动脉，循该动脉往下，追踪肠系膜下动脉本干至十二指肠水平部的后方，可见其起源于腹主动脉（多平第3腰椎）。注意其周围的腹主动脉淋巴结。解剖出左结肠动脉的上、下支，乙状结肠动脉和直肠上动脉。

3. 将肠系膜上动脉推向左侧，并将十二指肠水平部往上推开，小心清除动脉根部的淋巴结、结缔组织。可看到由神经丛围绕的粗大的腹主动脉，向下追踪至平第4腰椎处分为左、右髂总动脉。而神经丛则向下延至盆部形成腹下丛。在左、右髂总动脉之间可见下腔静脉的起始部。

4. 清除右髂总动脉右侧的结缔组织后，可见右髂总静脉与左髂总静脉在第5腰椎的右前方汇合成下腔静脉，可见下腔静脉位于腹主动脉右侧上行。

（四）观察十二指肠及其周围结构

1. 将十二指肠降部提起翻向左侧，检查跨过十二指肠水平部后方的结构（肝门静脉、胆总管、胃十二指肠动脉等）及位于胰头后方的结构。复查前已解剖过的肝门静脉和肠系膜上动、静脉等。

2. 沿十二指肠降部的左侧面，追踪胆总管，观察其与胰管汇合后的开口情况。检查在胰管的上方有无副胰管存在；纵行切开十二指肠降部的外侧壁，观察十二指肠黏膜结构特点，寻找十二指肠纵襞和十二指肠大乳头、十二指肠小乳头的位置。

五、解剖腹膜后隙

（一）一般观察

清除腹后壁残存的腹膜，观察腹膜后隙的境界、交通、内容及各结构间的排列关系。

（二）解剖腹后壁的血管和淋巴结

1. 解剖肾前筋膜　翻开腹膜即可见覆盖在肾前方的肾前筋膜。用镊子提起肾前筋膜，在中线处纵行切开肾前筋膜，然后用刀柄插入切口内侧深面，轻轻拨动，使肾前筋膜与深面组织分离，直至左、右两肾的外侧。腹主动脉和下腔静脉为肾前筋膜所遮盖。

2. 解剖腹主动脉和下腔静脉　剥去肾前筋膜及其深面的疏松结缔组织，显露腹主动脉前壁，并向下解剖游离至其分为左、右髂总动脉处，向上解剖游离到胰的后面，去除腹主动脉周围的结缔组织、修洁腹主动脉。解剖围绕腹主动脉周围的神经丛。在腹主动脉的右侧，分离出下腔静脉，向上、下追踪、解剖其属支。

3. 解剖肾动脉和肾上腺中动脉　将肠系膜翻向右上方，在肠系膜上动脉根部下方、平第 2 腰椎高度寻找肾动脉，追至肾门处。注意观察其发出的肾上腺下动脉和肾动、静脉的位置关系及有无副肾动脉。肾动脉末段和肾上腺中动脉留待以后解剖。

4. 解剖生殖腺血管　在腰大肌前面寻找睾丸（卵巢）动、静脉，沿其走向纵行切开肾前筋膜，分离出与之伴行的睾丸（卵巢）动脉。向上追查动脉的发起处及静脉的注入处，向下追踪至腹股沟管深环，如为女性则追至入小骨盆上口为止。

5. 解剖膈下动脉与肾上腺上动脉　在膈的后部，食管和腔静脉孔两旁，寻找蓝色的膈下静脉及与之伴行的膈下动脉，追查至其起点处。找出膈下动脉的分支——肾上腺上动脉。

6. 解剖淋巴结　在下腔静脉和腹主动脉周围，寻找大小不等椭圆形的腰淋巴结，并于腹腔干和肠系膜上、下动脉根部周围清理各同名淋巴结。上述淋巴结周围有许多神经纤维，注意勿切断，留待以后观察。

7. 解剖髂总动脉夹角内的结构　将乙状结肠及其系膜翻起，可见腹主动脉的两终支——左、右髂总动脉，清理血管周围的淋巴结和神经纤维。在髂总动脉的夹角内，可见线样的神经纤维自腹主动脉两侧汇合，并超过骶骨岬入小骨盆，这些神经即上腹下丛。将神经丛提起并推向一侧，在主动脉分叉处寻找骶正中动脉。

8. 解剖髂总动脉及其分支　观察骶髂关节前方的髂内、外动脉及其伴行静脉和周围的淋巴结。寻找髂外动脉末端的分支——腹壁下动脉和旋髂深动脉。髂内动脉及其周围的结构留待盆腔解剖。

（三）解剖肾及其周围结构

1. 原位观察肾　找出已切开的肾前筋膜切口，自切口向上延切至肾上腺稍上方，注意勿损伤其深面的结构。观察肾筋膜深面的肾脂肪囊。将肾筋膜和脂肪囊清除，即可暴露肾，按顺序观察其形态、位置和毗邻。

2. 解剖肾内部结构 在右肾下端切断右输尿管和肾蒂各结构，取出右肾。在肾纤维囊上做一"「"形切口，剥离一小块肾纤维囊，观察其与肾实质的黏附关系。用手术刀经肾门以连续拉切方式将肾沿额状面切成前、后两部分，观察肾实质的内部结构。

3. 解剖肾上腺 继续清除肾上端，翻起肾前筋膜及其深面的脂肪组织，暴露肾上腺。注意观察左、右肾上腺在形态及毗邻方面的不同。清理肾上腺的三条动脉，于肾上腺前面找出肾上腺静脉，沿此追踪至其注入下腔静脉或左肾静脉处。

4. 解剖肾蒂及输尿管 清理左肾蒂内的结缔组织，观察肾静脉、肾动脉与肾盂三者的排列关系。肾盂向下延续为输尿管，自上而下剥离输尿管，至小骨盆上口为止，观察其前、后毗邻。

（四）解剖腹腔神经丛、腰交感干和腰丛、腰淋巴干

1. 解剖腹腔神经丛 在已经解剖的胸后壁，寻找到已经解剖出的内脏大神经和内脏小神经。内脏大神经与腹腔神经节相连，沿内脏大神经向下穿膈脚到腹腔干根部的周围，轻轻牵拉内脏大神经，腹腔神经节可随之活动，该节形状不规则、质地坚硬。内脏小神经与主动脉肾节相连，轻轻牵拉内脏小神经，在肾动脉的起始处可以找到主动脉肾节。在胃后壁再次确认迷走神经后干及其发出的腹腔支和胃后支。

2. 解剖腰交感干 在脊柱与腰大肌之间找到腰交感干，探查其上、下的延续。左腰交感干与腹主动脉左缘相邻，其下端位于左髂总静脉的后面。右腰交感干的前面常为下腔静脉所覆盖，其下端位于右髂总静脉的后方。

3. 解剖乳糜池及其输入淋巴干 在已经解剖的胸后壁，寻找到已经解剖出的胸导管向下并剪断膈脚，解剖到第 1 腰椎体、

腹主动脉的右侧，可见囊状膨大的乳糜池，并可见其由左、右腰干和单一肠干汇合而成。

4. **腰丛** 并用手指钝性分离腰大肌的深面。在腰大肌中部，横切腰大肌并向上、下分离，寻找腰大肌深面的第 1～5 的腰神经前支以及构成的腰丛。在腰大肌的外侧缘，清理出髂腹下神经、髂腹股沟神经和股外侧皮神经；在腰大肌表面寻找由此穿出的生殖股神经；腰大肌的内侧缘找出闭孔神经。

第七节 临床病例分析

病例：

某医学院的附属医院，一组学生在普外科见习，有 1 例疑似胃溃疡穿孔的患者行紧急剖腹探查手术。带教老师问学生，什么样的腹部切口比较合适该手术。学生回答可做旁腹直肌切口，认为该切口的层次少、结构简单。但是带教老师不满意学生的回答，向学生提出了下列临床解剖学问题。

1. 腹前外侧壁的常用手术切口有哪些？

2. 从解剖学上讲，为什么本例不宜行旁腹直肌切口？

3. 根据腹前外侧壁的解剖结构，哪种切口更适合本例手术？

解答：

1. 外科手术时，在腹前外侧壁不同部位常见有以下手术切口：上腹正中切口，下腹正中切口，旁正中切口，经腹直肌切口，旁腹直肌切口，阑尾切口等。

2. 腹前外侧壁的各层结构之间有丰富的神经血管，大部分是肋间神经和血管的延续。肋间神经位于肋间内肌和肋间最内肌之间，在肋间血管下方沿肋沟走行。第 7～11 对肋间神经及肋下神经离开肋弓向后内下走行与腹横肌和腹内斜肌之间，进入腹直肌鞘。其外侧皮支分别从肋间肌和腹外斜肌穿出，前皮支则于近腹白线处浅出。肋间神经和肋下神经的肌支分布于肋间肌和腹前外侧壁诸肌，皮支分布于胸、腹壁皮肤，还分支分布于壁胸膜、壁腹膜。与肋间神经和肋下神经伴行的还有肋间血管及肋下血管等。

3. 根据第 7~11 对肋间神经及肋下神经在腹前外侧壁的走行特点，该手术不宜行旁腹直肌切口，否则会切断从肌外侧进入并支配腹直肌的神经和伴行血管，造成腹直肌瘫痪，进而导致腹前壁的肌张力下降，可能出现术后的切口疝。

经腹直肌切口较为合适，此切口所经过的层次分为：皮肤—浅筋膜—腹直肌鞘前层—腹直肌—腹直肌鞘后层—腹横筋膜—腹膜下筋膜—壁腹膜。这种切口中只需要向外牵拉腹直肌以暴露手术野，从而避免了对神经、血管的损伤，手术后完整的腹直肌又可以填充于腹直肌鞘前、后两层的切口之间，能够保持腹前壁结构的完整性。

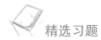 精选习题

1. 半月线是指

   A. 肋弓下缘

   B. 腹直肌的外侧缘

   C. 腹直肌腱划

   D. 腹部和股部的分界线

   E. 腹直肌鞘后层的下缘

2. 进出第二肝门的结构是

   A. 尾状叶静脉

   B. 肝门静脉

   C. 肝左、中、右静脉

   D. 肝总动脉

   E. 肝固有动脉

3. 根据解剖位置关系，胆总管最易暴露的部位是

   A. 胰腺段

   B. 十二指肠上段

   C. 肝胰壶腹

   D. 十二指肠后段

   E. 十二指肠内段

4. 关于胰的描述，哪项是正确的

   A. 位于右季肋区和腹上区

   B. 横过第 3、4 腰椎的前方

   C. 居网膜囊之后

   D. 属腹膜间位器官

E. 其左侧端被十二指肠环绕

5. 手术时寻找阑尾最可靠的标志是

   A. 右髂窝内

   B. 盲肠末端

   C. 沿结肠带向盲肠端追寻

   D. 回盲部

   E. 阑尾血管

6. 关于左、右肾位置的描述,哪项是正确的

   A. 右肾上端平第 11 胸椎

   B. 右肾下端平第 2 腰椎

   C. 肾门约平第 1 腰椎

   D. 左肾上端平第 12 胸椎

   E. 左肾下端平第 3 腰椎

参考答案:1. B 2. C 3. B
        4. C 5. C 6. C

第六章　盆部与会阴

内容精要

盆部与会阴位于躯干的下部。盆部由骨盆、盆壁、盆膈及盆腔脏器等组成，会阴指盆膈以下封闭骨盆下口的全部软组织。

第一节 概　　述

一、境界与分区

1. 境界　耻骨联合上缘、耻骨结节、耻骨嵴、耻骨梳、弓状线、骶翼前缘和骶骨岬连成的环形界线为骨盆上口，是盆部的上界。尾骨尖、耻骨联合下缘和两侧的骶结节韧带、坐骨结节、坐骨支、耻骨下支围成骨盆下口，是盆部的下界。

2. 分区　骨盆上口向上开放，腹腔与盆腔相通，小肠常降入盆腔。骨盆下口由盆膈封闭，盆膈以下的所有软组织为会阴，围成骨盆下口的结构为会阴的周界。若在两侧坐骨结节之间做一假想连线，可将会阴分为后方的肛区和前方的尿生殖区。

二、表面解剖

1. 体表标志　耻骨联合上缘、耻骨嵴和耻骨结节参与骨盆上口的围成，耻骨弓、坐骨结节及尾骨尖参与骨盆下口的围成，是临床常用的骨性标志。

2. 髂总动脉及髂外动脉的体表投影　从髂前上棘与耻骨联合连线的中点至脐下 2cm 处，此线之上 1/3 段为髂总动脉的投影；下 2/3 为髂外动脉的投影；上、中 1/3 交界点为髂内动脉起点。

第二节 盆　　部

一、骨盆整体观

1. 骨盆由髋骨、骶骨和尾骨，借骨连结围成。

2. 界线。骶骨岬、弓状线、耻骨梳、耻骨结节、耻骨嵴和耻骨联合上缘共同连成一环状的界线，又称骨盆上口。

3. 界线将骨盆分为前上方的大骨盆（假骨盆）和后下方的小骨盆（真骨盆）。

4. 骨盆的前壁为耻骨、耻骨支和耻骨联合；后壁为凹陷的骶、尾骨的前面；两侧壁为髂骨、坐骨、骶结节韧带及骶棘韧带。骨盆的前外侧有闭孔，其周缘附着一层结缔组织膜，仅前上方留有一管状裂隙，称闭膜管。

二、盆壁肌

1. 闭孔内肌　盆侧壁前份，出坐骨小孔至臀区。

2. 梨状肌　盆侧壁后份，穿坐骨大孔至臀区，将坐骨大孔分隔为梨状肌上、下孔。

三、盆膈

盆膈又称盆底，包括肛提肌和尾骨肌及覆盖其上、下面的盆膈上筋膜、盆膈下筋膜构成。

1. 肛提肌　一对四边形薄扁肌，起于肛提肌腱弓，止于会阴中心腱、直肠壁、尾骨和肛尾韧带，左、右联合成漏斗状。按其纤维起止及排列可分为四部分（表6-2-1）。

表6-2-1　肛提肌的四部分

名　称	起止、分布
前列腺提肌（男） 耻骨阴道肌（女）	前部夹持前列腺尖（男）或尿道及阴道（女）两侧
耻骨直肠肌	起自耻骨盆面的肌束，后行绕过直肠肛管交界处两侧和后方，与对侧肌纤维连接，有肛门括约肌的作用
耻尾肌	起自肛提肌腱弓中份、后份和坐骨棘盆面，止于尾骨侧缘及肛尾韧带
髂尾肌	止于尾骨侧缘及肛尾韧带，有固定直肠的作用

2. 尾骨肌 肛提肌的后方，三角形，起自坐骨棘平面，止于尾骨和骶骨下部的侧缘。

四、盆筋膜

1. 盆壁筋膜

（1）与腹内筋膜相延续，覆盖盆壁的内表面。

（2）骶骨前方的为骶前筋膜。梨状肌内表面的为梨状肌筋膜。闭孔内肌内表面的为闭孔筋膜。耻骨体盆腔面到坐骨棘的闭孔筋膜呈线形增厚，称肛提肌腱弓，为肛提肌和盆膈上、下筋膜提供起点和附着处。

（3）盆膈上、下筋膜分别覆盖肛提肌和尾骨肌的上、下表面。

（4）男性耻骨体后面的耻骨前列腺韧带张于耻骨体与前列腺鞘和膀胱颈之间。

（5）女性耻骨体后面的耻骨膀胱韧带张于耻骨体与膀胱颈和尿道之间，是维持膀胱、前列腺和尿道位置的重要结构。

2. 盆脏筋膜

（1）盆脏筋膜又称盆筋膜脏层，盆脏筋膜紧靠盆部器官，在肛提肌上表面与肛提肌筋膜相延续，在后上方与梨状肌筋膜相延续。在盆壁筋膜与盆脏筋膜相交处，筋膜较为致密，被称为盆内筋膜。包裹前列腺的部分称为前列腺鞘。前列腺鞘向上延续包裹膀胱，形成膀胱筋膜，比较薄弱，紧贴膀胱外表面。

（2）男性直肠与膀胱、前列腺、精囊及输精管壶腹之间（女性在直肠与阴道之间），有一冠状位的结缔组织隔，称直肠膀胱隔（女性为直肠阴道隔）。盆脏筋膜也包括一些韧带，它们由血管神经及周围结缔组织形成，如子宫主韧带和子宫骶韧带等，有维持脏器位置的作用。

五、盆筋膜间隙

盆壁筋膜、盆脏筋膜与腹膜之间的疏松结缔组织，构成潜在的盆筋膜间隙。

1. 耻骨后隙（膀胱前隙） 耻骨联合与膀胱之间。耻骨骨折引起的血肿和膀胱前壁损伤的尿外渗常潴留此间隙内。耻骨上腹膜外引流、膀胱以及子宫下部等手术，均通过此间隙进行，此时应避免伤及腹膜。

2. 直肠系膜

（1）直肠周围存在大量的疏松结缔组织、脂肪、血管神经、淋巴管和淋巴结，这些包裹直肠的组织和结构被临床外科称为直肠系膜。

（2）直肠系膜外有一层无血管、呈网眼状的组织包裹直肠系膜，属直肠的脏筋膜，被称为直肠系膜筋膜。

（3）发自下腹下丛的内脏神经和细小的直肠中血管横行穿过直肠系膜筋膜、直肠系膜到达直肠，被称为直肠侧韧带。

六、盆部的血管、淋巴引流和神经

1. 动脉

（1）髂总动脉：腹主动脉在第4腰椎水平分为左、右髂总动脉，循腰大肌内侧行向外下，至骶髂关节前方分为髂内、外动脉。

（2）髂外动脉：沿腰大肌内侧缘下行，起始部前方有右侧输尿管跨过，女性还有卵巢动、静脉和子宫圆韧带越过。

（3）髂内动脉

1）髂内动脉前干壁支：臀下动脉穿梨状肌下孔，闭孔动脉穿经闭膜管。

2）髂内动脉前干脏支：脐动脉，膀胱上、下动脉，子宫动脉，直肠下动脉，阴部内动脉。

3）髂内动脉后干分支：髂腰动脉、骶外侧动脉、臀上动脉。

（4）骶正中动脉：在腹主动脉分权处后壁发起，跨第4、5腰椎体前面下行入盆腔，在骶骨前面的骶前筋膜后下行，分支与骶外侧动脉吻合，并常发支至直肠壁。

2. 静脉

（1）髂内静脉由盆腔内静脉聚成，在骶髂关节前方与髂外静脉再汇合成髂总静脉。壁支与同名动脉伴行，收集动脉分布区的静脉血；脏支起自盆内脏器周围的静脉丛。

（2）卵巢静脉左、右侧分别注入左肾静脉和下腔静脉。

（3）直肠静脉丛的上部→肠系膜下静脉→肝门静脉；直肠静脉丛的下部→直肠下静脉和肛静脉→髂内静脉。内、外静脉丛之间有广泛的吻合，为肝门静脉系和腔静脉系之间的交通之一。

（4）骶前静脉丛位于骶骨前方与骶前筋膜之间，属椎外静脉丛的最低部分，收纳骶骨血液，两侧连接与骶外侧动脉伴行的骶外侧静脉，血液经骶外侧静脉回流至髂内静脉。手术中一旦损伤（如直肠手术）出血严重，难以控制。

3. 淋巴引流

（1）髂外淋巴结：沿髂外动脉排列，收纳下肢和脐以下腹前壁的淋巴，还直接接受膀胱、前列腺和子宫的淋巴。

（2）髂内淋巴结：沿髂内动脉排列，收纳盆内所有脏器、会阴深部结构、臀部和股后部的淋巴。

（3）骶淋巴结：沿骶正中动脉和骶外侧动脉排列，收纳盆后壁、直肠、子宫颈和前列腺的淋巴。

上述三组淋巴结的输出管注入髂总淋巴结。此群淋巴结沿髂总动脉排列，其输出管注入左、右腰淋巴结。

4. 神经

（1）腰骶干和第1~4骶神经前支组成骶丛位于梨状肌前面，其分支经梨状肌上、下孔出盆，分布于臀部、会阴及下肢；第4、5骶神经前支和尾神经合成小的尾丛，位于尾骨肌的上面，主要发出肛尾神经，穿骶结节韧带后，分布于邻近的皮肤。

（2）内脏神经

1）由腰交感干延续而来的骶交感干，沿骶前孔内侧下降，在尾骨前方，两侧骶交感干连接于单一的奇神经节，其节后纤维加入盆丛或随骶尾神经分布于下肢及会阴部的血管、汗腺和竖毛肌。

2）盆内脏神经（又称盆神经）有3支，由第2~4骶神经前支中的副交感神经节前纤维组成，节后纤维加入盆丛。

3）腹主动脉丛向下延续的上腹下丛（又称骶前神经），向下发出左、右腹下神经，行至第3骶椎高度，与盆内脏神经和骶神经节的节后纤维共同组成左、右下腹下丛（又称盆丛）。

盆丛位于直肠、精囊和前列腺（女性为子宫颈和阴道穹）的两侧，其纤维随髂内动脉的分支到达盆内脏器。

七、盆腔内的腹膜配布

（一）男性盆腔内的腹膜与腹膜腔陷凹

1. 直肠膀胱陷凹　是男性腹膜腔最低部位。

2. 膀胱旁窝　位于膀胱与盆侧壁之间的腹膜延续处，其大小、深浅随膀胱充盈程度而变化。

（二）女性盆腔内的腹膜配布、形成的结构与腹膜腔陷凹

1. 直肠子宫陷凹　临床上称Douglas腔。该陷凹是女性腹膜腔最低处，腹膜腔内的积液积血，常聚集于此，可经阴道后穹穿刺抽取液体。

2. 膀胱子宫陷凹　膀胱与子宫之间的腹膜反折处，是女性腹膜腔较低的位置。

3. 膀胱旁窝　位置同男性，女性此窝腹膜深面常有较多脂肪积聚。

4. 子宫阔韧带　分为三部分。①卵巢系膜：卵巢前缘至子

宫阔韧带后层较窄的双层腹膜襞，内有至卵巢的血管。②输卵管系膜：输卵管与卵巢系膜之间的部分，内有输卵管的血管，有时含卵巢冠和卵巢旁体。③子宫系膜：子宫阔韧带的其余部分，内有子宫动、静脉等。

5. 直肠子宫襞　直肠子宫陷凹侧壁上部的一个呈半月形腹膜皱襞。襞内为结缔组织纤维束并混有平滑肌纤维构成子宫骶韧带，又称直肠子宫肌，该韧带的后端附于第 2、3 骶骨前面的筋膜，前端连于子宫颈上端的两侧。

6. 卵巢悬韧带　临床上称为骨盆漏斗韧带，是腹膜包绕卵巢动、静脉等形成的隆起皱襞。是寻找卵巢血管的标志。

八、盆腔脏器

1. 直肠

（1）位置：骶骨前方，在第 3 骶椎位置接乙状结肠，下延续为肛管，后为骶骨、尾骨与梨状肌，全长约 12cm。

（2）毗邻：男性前方有膀胱、前列腺、精囊、输精管壶腹、输尿管盆部；女性前方有子宫颈、阴道穹后部。

（3）血液供应、淋巴引流及神经支配（表 6-2-2）。

表 6-2-2　直肠血液供应、淋巴引流及神经支配

直肠上动脉	肠系膜下动脉的终支，在乙状结肠系膜内下行至第 3 骶椎高度，分为左、右支
直肠下动脉	起自髂内动脉的前干
骶正中动脉	发出小支分布于直肠后壁
静脉	来自直肠肛管静脉丛，分内、外丛。内丛静脉曲张形成痔，齿状线以下为外痔，齿状线以上为内痔
直肠旁淋巴结	直肠附近，直肠癌扩散的主要途径
交感和副交感神经	支配直肠和肛管齿状线以上

2. 膀胱　正常成年人膀胱容量为 300~500ml。

（1）位置与形态：膀胱空虚时位于小骨盆腔内，耻骨联合及耻骨支的后方，故耻骨骨折易损伤膀胱。充盈时（儿童膀胱空虚时）则上升至耻骨联合上缘以上。膀胱空虚时呈锥体状，可分为尖、体、底、颈四部，各部之间无明显界线。膀胱颈为膀胱的最低点，有尿道内口与尿道相通。膀胱外面可分为上面、后面（即膀胱底）和两个下外侧面。

（2）毗邻：男性与小肠袢、直肠、精囊和输精管壶腹、前列腺相邻；女性与子宫颈和阴道前壁相贴。临床上在耻骨联合上缘进行膀胱穿刺或做手术切口，可避免伤及腹膜。

（3）血液供应、淋巴引流及神经支配（表 6-2-3）。

表 6-2-3　膀胱血液供应、淋巴引流及神经支配

膀胱上动脉	起自脐动脉近侧段，分布于膀胱上、中部
膀胱下动脉	起自髂内动脉前干，分布于膀胱底、精囊及输尿管盆部下份
膀胱静脉丛	注入髂内静脉
膀胱的淋巴管	多注入髂外淋巴结，亦有少数淋巴管注入髂内淋巴结
交感神经	来自脊髓第 11、12 胸节和第 1、2 腰节，经盆丛至膀胱
副交感神经	脊髓第 2~4 骶节的盆内脏神经，支配膀胱逼尿肌，抑制尿道内括约肌，与排尿有关

3. 输尿管盆部和壁内部

（1）盆部：左、右输尿管分别越过左髂总动脉末段和右髂外动脉起始部的前面与输尿管盆部相延续。

主治语录：子宫切除术中结扎子宫动脉时，切勿损伤输尿管。

（2）壁内部：输尿管向内下斜穿膀胱壁的部分，是输尿管最狭窄处，是常见的结石滞留部位。膀胱充盈时，压迫输尿管壁内部，可阻止尿液自膀胱向输尿管反流。

4．前列腺

（1）形态与毗邻：前列腺形如栗，质坚实。膀胱颈和尿生殖膈之间，前部有尿道穿入，后部有左、右射精管向前下穿入，尖两侧有前列腺提肌绕过，后面借直肠膀胱隔与直肠壶腹相邻。

老年男性前列腺良性肥大是引起尿道阻塞的常见原因。肿大的腺体凸向膀胱，抬高尿道内口，并使尿道前列腺部变长和变形而妨碍排尿。前列腺肥大或肿瘤需要切除时，有 4 条手术入路。

1）耻骨上入路：切开膀胱进行腺体摘除。

2）耻骨后入路：经耻骨后隙，不切开膀胱行腺体摘除。

3）会阴入路：经会阴尿生殖膈进入前列腺区。

4）尿道内入路：通过膀胱镜插入电切刀，做前列腺部分切除。

（2）被膜：实质表面包裹一层薄的纤维肌性组织，为前列腺囊；囊外有前列腺鞘，鞘的前方和两侧内有前列腺静脉丛。

（3）组织学分区：移行区（5%）、中央区（25%）和外周区（70%）。

（4）血液供应：主要来自膀胱下动脉、输精管动脉、直肠下动脉、髂内动脉的前干以及脐动脉等。这些血管沿腺体后外侧膀胱前列腺沟进入。

5．输精管盆部、射精管及精囊

（1）输精管盆部自腹股沟深环处接腹股沟管部，从外侧绕腹壁下动脉的起始部，越过髂外动、静脉的前方进入盆腔。

（2）在精囊上端平面以下，输精管膨大为壶腹，其末端逐渐变细，与对侧的靠近，并与精囊管以锐角的形式汇合成射精管。

（3）精囊为一对长椭圆形的囊状腺，位于前列腺底的后上方，输精管壶腹的后外侧，前贴膀胱，后邻直肠。

6. 子宫　形似倒置的梨形，有前面、后面及两侧缘。子宫分为底、体、峡、颈四部分。

（1）位置与毗邻：位于膀胱与直肠之间，前面与膀胱上面相邻，子宫颈阴道上部的前方与膀胱底部相邻，后面与直肠相邻。正常子宫位置为前倾前屈位。

（2）维持子宫位置的韧带：子宫阔韧带，子宫主韧带（不让子宫向坐骨棘平面以下脱垂），子宫圆韧带（牵引子宫上份向前），子宫骶韧带（牵引子宫向后上）。

主治语录：子宫脱垂是指子宫位置沿阴道向下移动，使子宫颈低于坐骨棘水平，严重时全部子宫可脱出阴道口外。难产可引起子宫脱垂。

（3）子宫动脉：起自髂内动脉的前干，在距子宫颈外侧约2cm处越过输尿管上方，发支至子宫壁，行至子宫角处，分输卵管支和卵巢支。

（4）子宫静脉：位于子宫两侧，汇合成子宫静脉，汇入髂内静脉。

（5）淋巴引流

1）子宫底和子宫体上部的淋巴管主要沿卵巢血管注入位于腹后壁的腰淋巴结。

2）子宫角附近的淋巴管沿子宫圆韧带注入腹股沟浅淋巴结。

3）子宫体下部和子宫颈的淋巴管在子宫阔韧带下部两侧，一部分注入髂内淋巴结；另一部分在骨盆边缘处注入髂外淋巴结；还有一小部分向后注入骶淋巴结或髂总淋巴结。

子宫附近的淋巴丛与盆内脏器淋巴管吻合丰富，是子宫癌患者转移的途径。

（6）神经支配：主要发自盆丛中的子宫阴道丛。此丛位于子宫颈阴道上部外侧的子宫阔韧带基部内。交感、副交感神经纤维皆通过此丛，于丛内发出的纤维分布于子宫和阴道上部。

7．卵巢

（1）位于髂内外动脉分叉的卵巢窝内。前有脐外侧韧带，后有髂内动脉和输尿管。

（2）卵巢分上、下两端，前、后两缘和内、外两面。上端被输卵管围绕，称输卵管端；下端以卵巢固有韧带连于子宫角，故称子宫端。前缘借卵巢系膜连于子宫阔韧带腹膜后层，称系膜缘。前缘中份因有血管、淋巴管、神经出入，称卵巢门。后缘称游离缘。

8．输卵管

（1）位于子宫阔韧带的上缘内，长 8~12cm。

（2）输卵管由内向外分为：①输卵管子宫部。②输卵管峡（结扎部位）。③输卵管壶腹（易发生异位妊娠）。④输卵管漏斗可通向腹膜腔。

主治语录：输卵管结扎术中，在子宫角处寻找输卵管时，须与卵巢固有韧带和子宫圆韧带区别。前者连于卵巢与子宫之间，而后者则在子宫阔韧带前层内走向前外方。

（3）为了确定输卵管是否畅通，临床上常将 CO_2 导入子宫腔，进行输卵管通气，看气体是否进入腹膜腔，或将造影剂注入子宫腔和输卵管内行 X 线照相，以助诊断。输卵管通气也可用来扩张输卵管的狭窄部，使其通畅，以治疗女性不育。

9. 阴道　位于子宫下方，为前、后壁相贴的肌性管道，富有伸展性，上端包绕子宫颈阴道部，下端开口于阴道前庭。其长轴斜向前下，与子宫长轴相交，形成向前开放的直角。阴道前、后壁不等长，前壁较短，长约 6cm；后壁较长，约为 7.5cm。

阴道环绕子宫颈的部分，与子宫颈形成阴道穹，按其部位分为前部、后部和两个侧部。后部最深，其顶与直肠子宫陷凹相接近，临床上可经后部穿刺引流腹膜腔积液。

第三节　会　阴

会阴是指两股内侧之间，盆膈以下封闭骨盆下口的全部软组织。境界略呈菱形，前为耻骨联合下缘及耻骨弓状韧带，两侧角为耻骨弓、坐骨结节和骶结节韧带，后为尾骨尖。两侧坐骨结节之间的连线将会阴分为前后两个三角区，前方为尿生殖区，后方为肛区。

狭义的会阴在男性是指阴囊根部与肛门之间的软组织，在女性是指阴道前庭后端与肛门之间的软组织，又称产科会阴。

一、肛区（肛门三角）

1. 肛管

（1）长约 4cm，上续直肠，肛管周围有肛门括约肌。肛门位于尾骨尖下 4cm 处，会阴中心体的稍后方。

（2）肛门内括约肌是内层环形肌层增厚形成，属不随意肌，有协助排便的作用。

（3）肛门外括约肌围绕内括约肌周围，分为皮下部、浅部和深部，属横纹肌。

2. 坐骨肛门窝（坐骨直肠窝）

（1）境界：位于肛管两侧，尖朝上底朝下的锥形间隙。内侧壁为肛门外括约肌、盆底肌及盆膈下筋膜；外侧壁为坐骨结节、闭孔内肌；前壁为会阴浅横肌及尿生殖膈；后壁为臀大肌下缘及其筋膜和深部的骶结节韧带。

（2）阴部内动脉：为窝内主要动脉，起自髂内动脉前干，经梨状肌下孔出盆，再穿坐骨小孔至坐骨直肠窝。主干沿此窝外侧壁上的阴部管前行，后分肛动脉、会阴动脉和阴茎动脉（女性为阴蒂动脉）。同名静脉与之伴行。

（3）阴部神经：由骶丛发出，与阴部内血管伴行，其走行、分支和分布皆与阴部内血管相同。行会阴手术时，常在坐骨结节与肛门连线的中点，经皮刺向坐骨棘下方进行阴部神经阻滞。

（4）淋巴：肛管、肛门外括约肌、肛门周围皮下的淋巴汇入腹股沟浅淋巴结，然后至髂外淋巴结。也有部分坐骨直肠窝的淋巴沿肛血管和阴部内血管汇入髂内淋巴结。

二、男性尿生殖区

（一）层次结构

1. 浅层结构　由浅入深依次是皮肤，会阴浅筋膜或 Colles 筋膜。会阴浅筋膜前接阴囊肉膜、阴茎浅筋膜及腹前壁的 Scarpa 筋膜，与尿生殖膈下、上筋膜相互愈着，正中线上还与会阴中心腱相愈着。

2. 深层结构　由浅入深依次是深筋膜，会阴肌等。深筋膜可分为浅层的尿生殖膈下筋膜和深层的尿生殖膈上筋膜，它们的后缘与会阴浅筋膜相互愈着，前缘在耻骨联合下愈着增厚形成会阴横韧带。会阴横韧带与耻骨弓状韧带之间有一裂隙，有阴茎（或阴蒂）背深静脉穿过。

3. 会阴浅筋膜与尿生殖膈下筋膜之间为会阴浅隙，与阴囊、阴茎和腹壁相通；尿生殖膈下、上筋膜之间为会阴深隙，会阴深隙为一密闭的间隙。

（1）会阴浅隙

1）浅隙内有阴茎海绵体、球海绵体、一对坐骨海绵体肌、球海绵体肌、一对会阴浅横肌。

2）会阴动脉的两条分支会阴横动脉和阴囊后动脉位于浅隙内。

3）会阴神经伴同名动脉进入浅隙，支配坐骨海绵体肌、球海绵体肌、会阴浅横肌、会阴深横肌、尿道括约肌、肛门外括约肌和肛提肌。

（2）会阴深隙

1）前面的大部分围绕尿道膜部，称尿道括约肌，后面的纤维起自坐骨支内侧面，行向内附着于会阴中心腱，称会阴深横肌。尿道括约肌和会阴深横肌与覆盖其上、下面的尿生殖膈上、下筋膜共同构成尿生殖膈。

2）深隙内的尿道球腺位于尿道膜部后外侧。

3）阴茎动脉进入会阴深隙后，发出尿道球动脉和尿道动脉，进入尿道海绵体。其主干分为阴茎背动脉和阴茎深动脉，从深隙进入浅隙，分别行至阴茎的背面和穿入阴茎海绵体。与其伴行的有阴茎静脉和属支、阴茎背神经。

（二）阴囊

1. 精索始于腹股沟管深环，止于睾丸后缘。上部位于腹股沟管内，下部位于阴囊内。阴囊容纳睾丸、附睾和精索，悬于耻骨联合下方。

2. 阴囊的层次结构　皮肤、肉膜、精索外筋膜、提睾肌、精索内筋膜、睾丸鞘膜。鞘膜不包裹精索，脏层贴于睾丸和附睾的表面,在附睾后缘与壁层相移行,两层之间为鞘膜腔。

3. 供应阴囊的动脉 股动脉的阴部外浅、深动脉,阴部内动脉的阴囊后动脉和腹壁下动脉的精索外动脉。

4. 到达阴囊的神经 髂腹股沟神经,生殖股神经的生殖支、会阴神经的阴囊后神经和股后皮神经的会阴支。前两支神经主要来自第 1 腰脊髓节段,支配阴囊的前 2/3;而后两支主要来自第 3 骶脊髓节段,支配阴囊的后 1/3。因此,阴囊的脊髓麻醉必须在高于第 1 腰段进行。

(三)阴茎

1. 阴茎的层次结构 由外向内依次是皮肤、阴茎浅筋膜、阴茎深筋膜、白膜、海绵体。行包皮切除术或阴茎手术时,可在阴茎根背面两侧进行阴茎背神经阻滞麻醉。白膜分别包裹三条海绵体,左、右阴茎海绵间形成阴茎中隔。

2. 阴茎深筋膜与白膜间有阴茎背深静脉(正中),阴茎背动脉(之间)和阴茎神经(最外侧)。

3. 阴茎的血供主要来自阴茎背动脉和阴茎深动脉,阴茎背动脉穿行于阴茎,阴茎深动脉则经阴茎脚进入阴茎海绵体。

4. 阴茎背浅静脉收集阴茎包皮及皮下的小静脉,经阴部外浅静脉汇入大隐静脉;阴茎背深静脉收集阴茎海绵体和阴茎头的静脉血,分左、右支汇入前列腺静脉丛。

(四)男性尿道

1. 男性尿道分为前列腺部、膜部和海绵体部,分别穿过前列腺、尿生殖膈和尿道海绵体。临床上将海绵体部称为前尿道,膜部和前列腺部称为后尿道。

2. 尿道损伤破裂后尿液外渗范围(表6-3-1)。

表 6-3-1 尿道损伤破裂后尿液外渗范围

破裂部位	尿液外渗范围
尿道海绵体部破裂，阴茎深筋膜完好	局限在阴茎范围
尿道海绵体部、阴茎深筋膜都破裂	随阴茎浅筋膜蔓延到阴囊和腹前壁
尿生殖膈下筋膜与尿道球连接的薄弱处破裂	渗入会阴浅隙，再进入阴囊、阴茎，并越过耻骨联合扩散到腹前壁
尿道破裂在尿生殖膈以上	渗于盆腔的腹膜外间隙内

三、女性尿生殖区

1. 尿生殖三角

（1）层次结构与男性基本相似，前庭球和球海绵体肌被尿道和阴道不完全分开，前庭大腺位于会阴浅隙内。

（2）其内神经血管来源、走行和分布也与男性基本一致，仅阴茎和阴囊的血管神经变为阴蒂和阴唇的血管神经。

2. 女性尿道与外生殖器

（1）尿道短而直，开口于阴道前庭。尿道后面与阴道壁紧贴一起，尿道后壁缺血性坏死会导致尿瘘。

（2）女性外生殖器包括阴阜、大阴唇、小阴唇、阴道前庭（小阴唇之间）、阴蒂、阴唇系带。

3. 会阴中心腱

（1）又称会阴体，男性位于肛门与阴囊根之间，女性位于肛门和阴道前庭后端之间。

（2）肛门外括约肌、球海绵体肌、会阴浅横肌、会阴深横肌、尿道阴道括约肌（女）、尿道括约肌（男）和肛提肌附着于此。分娩时此处易撕破应注意保护。

第四节　盆部解剖操作

一、观察辨认盆部结构

（一）盆部体表标志

触诊辨认体表骨性标志：耻骨结节、耻骨联合、耻骨下支、坐骨支、坐骨结节和尾骨尖。

（二）观察大、小骨盆及其分界

在离体骨盆标本上，自后向前确认骶骨岬、弓状线、耻骨梳、耻骨结节以及耻骨联合上缘的连线，即大、小骨盆之间的界线。再翻转标本，自下方观察由耻骨联合下缘、耻骨下支、坐骨支、坐骨结节、骶结节韧带和尾骨尖所围成的骨盆下口。

（三）观察盆膈

1. 肛提肌。
2. 尾骨。
3. 盆膈上、下筋膜。

（四）观察盆壁肌

1. 闭孔内肌。
2. 梨状肌。

（五）观察盆筋膜间隙

1. 耻骨后隙。
2. 直肠系膜。

（六）观察盆腔脏器与腹膜的配布

1. 男性盆腔脏器和腹膜概观

（1）在男性盆腔带腹膜标本上观察：①腹前外侧壁腹膜进入骨盆后，覆盖膀胱上面及底的上份、精囊和输精管壶腹的上部，继而向后下反折，覆盖直肠中部的前面及上部的两侧面和前面，再向上移行为乙状结肠系膜，并与盆后壁和腹后壁的壁腹膜相续。②膀胱上面的腹膜向两侧移行为盆侧壁腹膜。③探查直肠膀胱陷凹，其两侧各有一条腹膜皱襞，称直肠膀胱襞，该襞深面为直肠膀胱韧带。

（2）在去腹膜的标本上观察：①膀胱位于盆腔前部，膀胱尖向上延续为脐正中韧带，输尿管盆部自盆侧壁向下内行向膀胱底。②直肠位于盆腔后部，骶骨前面，上续乙状结肠，下接肛管。③输精管壶腹和精囊紧贴膀胱后面。④前列腺位于膀胱颈下方，腹膜完整时，看不见该腺。

2. 女性盆腔脏器和腹膜概观

（1）在女性盆腔腹膜标本上观察：①盆部腹膜从膀胱底直接折转至子宫体前面，绕过于宫底至子宫体、子宫颈和阴道穹后部后面反折至直肠。②探查膀胱子宫陷凹、直肠子宫陷凹。③观察直肠子宫襞、子宫阔韧带。

（2）在去腹膜的标本上观察：①膀胱和尿道位于盆腔前部，直肠位于盆腔后部，两者之间有子宫和阴道，子宫两旁有输卵管和卵巢。②输尿管盆部行经子宫颈外侧时，经子宫动脉后下方至膀胱底，要注意观察此处两者的交叉关系。

（七）观察男性盆腔脏器及其毗邻关系

1. 膀胱。

2. 直肠和肛管。

3. 前列腺。

4. 精囊和输精管盆部。

（八）观察女性盆腔脏器及其毗邻关系

1. 膀胱。

2. 直肠。

3. 子宫、输卵管及卵巢

（1）在腹膜完整的盆腔标本上观察：①子宫的位置、形态和分部。②腹膜覆盖子宫的情况，观察由子宫前后面移行而来的腹膜，向外侧延伸至盆侧壁而构成的子宫阔韧带。③观察输卵管的四部分及其腹腔口和子宫口。④找到子宫阔韧带后层腹膜所包裹的卵巢，在其上端找到卵巢悬韧带，从中追踪卵巢血管至卵巢。⑤从子宫阔韧带的腹膜前层处找到子宫圆韧带，追踪其经盆侧壁向前外行，至腹股沟管深环处为止。

（2）在剥去盆底腹膜的标本或模型上，于子宫颈两侧找到向后外侧延伸至盆侧壁的子宫主韧带。在直肠子宫陷凹两侧的直肠子宫襞深面，找到子宫骶韧带。在子宫颈外侧，子宫主韧带上方，找到跨越输尿管盆部上方的子宫动脉，观察其在子宫侧缘迂曲上行的情况。

4. 阴道。

5. 输尿管盆部。

二、解剖盆部的主要血管

（一）解剖直肠上血管

在左髂窝处将乙状结肠牵向左侧，沿乙状结肠系膜右侧用剪刀或镊子尖划开并剥离腹膜，找到肠系膜下动脉，修洁其终末的直肠上动脉，追踪其入盆腔。注意直肠上动脉和直肠上静脉走行在直肠后方的直肠系膜之中，将直肠牵向前，用镊子清除直肠后方的结缔组织和脂肪，才能修洁并观察到它们的走行和分支。试着在直肠系膜内，寻找直肠上血管旁的直肠淋巴结。

（二）解剖直肠下血管

在直肠的两侧继续清除直肠系膜达盆膈上表面，试着寻找来自两侧，横行穿过直肠系膜筋膜和直肠系膜的直肠下血管，从直肠两侧沿直肠下血管长轴，用镊子暴露追踪血管至盆壁处。

（三）解剖骶正中动脉

将直肠推向前，在正中线上用解剖刀切开骶前筋膜，将筋膜向两侧外翻，证实骶前筋膜与骶骨前表面之间有骶正中动脉、骶外侧静脉和骶静脉丛。

（四）解剖男性盆部

1. 用剪刀、镊子配合，沿睾丸动脉向下清理，追踪到腹股沟管深环处。

2. 在骶髂关节前方确认髂内动脉，辨认其前、后干。

3. 沿前、后干用镊子修洁、追踪主要脏支及壁支，其中脐动脉远侧段闭塞，近侧段分支为膀胱上动脉，其余脏支有膀胱下动脉、直肠下动脉和阴部内动脉等，壁支有闭孔动脉、臀下动脉、髂腰动脉、骶外侧动脉和臀上动脉。修洁脏支时应一直追踪至所分布的脏器，可一并清除其伴行静脉。清理血管时，注意观察随血管分布的淋巴结。

（五）解剖女性盆部

1. 在子宫阔韧带后层腹膜处确认卵巢悬韧带，沿腹部已剖出的卵巢动脉，用镊子向下追溯直至卵巢悬韧带和卵巢。

2. 沿腹部已剖出的输尿管向下用镊子游离、追踪至膀胱。

3. 用解剖刀在子宫颈外侧切开子宫阔韧带，找出子宫动脉，观察该动脉与输尿管的交叉关系，用镊子修洁子宫动脉至其发起处，并追踪子宫动脉在子宫侧缘的分支。

三、剖查盆部神经

1. 解剖骶丛　沿腰大肌内侧深面的腰骶干向下追踪，于梨状肌深面用尖镊清理骶丛，观察其组成，可见骶神经前支从骶前孔穿出，交织形成骶丛。

2. 解剖骶交感干和盆神经丛　用镊子清理骶前筋膜，于骶前孔内侧暴露骶交感干，追踪两侧骶交感干至尾骨前方，观察奇神经节。在第 5 腰椎体前面，再次确认上腹下丛，用镊子向下追踪至骶岬附近，观察其分为左、右腹下神经，将直肠牵拉约于第 3 骶椎水平用镊子清理直肠侧疏松结缔组织。

3. 解剖闭孔神经　由腰大肌内侧缘近闭孔神经起始处，用解剖剪、镊去除深筋膜，向下追踪闭孔神经至闭膜管，注意观察其毗邻关系：闭孔神经经髂总动脉后方进入盆腔，沿盆侧壁行于输尿管外侧，居同名血管上方，向前穿闭膜管至股部。

第五节　会阴解剖操作

一、本体位与切口

1. 标本体位　仰卧，屈髋、屈膝，悬吊下肢使之分向两边。也可利用已经解剖完下肢和臀部的标本，取俯卧位，垫高耻骨联合部，进行会阴部解剖和观察。

2. 皮肤切口　自尾骨尖沿会阴缝，环行绕过肛门和阴囊（小阴唇）至耻骨联合下缘，用解剖刀做中央纵行切口。再自尾骨尖经左、右坐骨结节折向耻骨联合前缘，做"<"形切口。将

会阴皮肤翻向耻骨联合前面。

二、解剖尿生殖区（尿生殖三角）

1. 解剖阴囊　用解剖刀从阴囊缝纵行切开阴囊皮肤，观察深层的肉膜。

2. 解剖会阴浅隙

（1）解剖阴部神经的分支：在坐骨结节内侧的前方，找出阴部神经分出的会阴神经皮支（阴囊或阴唇后神经），以及与其伴行的会阴动脉的分支。

（2）解剖会阴浅隙内的三对小肌：会阴浅横肌、球海绵体肌和坐骨海绵体肌。

（3）解剖尿道球或前庭球。

3. 解剖会阴深隙　用解剖刀沿两侧缘和后缘切开尿生殖膈下筋膜，将其翻向前，暴露会阴深隙。

三、解剖肛区（肛三角）

1. 此区解剖在臀区解剖完毕后进行　首先清除此区残留的皮肤，以及附着于骶结节韧带上的臀大肌，证实肛区的周界。

2. 解剖观察坐骨肛门窝　用剪刀和镊子钝性分离清除坐骨结节内侧（即坐骨肛门窝内）的脂肪组织，注意不要伤及横过此窝的肛血管和肛神经。

3. 解剖肛门外括约肌　用剪刀和镊子钝性分离肛管外周脂肪组织，暴露肛门外括约肌，辨认肛门外括约肌的皮下部、浅部和深部。肛门外括约肌的皮下部与皮肤紧密相连。

4. 解剖阴部内血管和阴部神经　在坐骨结节内侧 3～4cm 处，坐骨肛门窝的外侧壁，由前向后用解剖刀纵行切开阴部管，显露其中的阴部内血管和阴部神经。切断骶结节韧带下端，向上翻起，用解剖镊修洁、追踪阴部内血管和阴部神经至坐骨小孔处，观察它们经坐骨小孔进入坐骨肛门窝的情况。解剖暴露其主要分支：肛血管、肛神经、会阴神经和会阴血管。

5. 显露坐骨肛门窝各壁 用剪刀和镊子钝性修洁坐骨肛门窝内、外侧壁，注意观察覆盖于肛提肌和闭孔内肌的筋膜，注意保留窝前界会阴浅横肌及会阴深横肌后面的筋膜。最后再检查坐骨肛门窝的形态，用刀柄探查其前隐窝伸向尿生殖膈上方，后隐窝伸向臀大肌的深面，直至骶结节韧带。

第六节 临床病例分析

病例：

女性，45 岁。近日感觉下腹部有下坠感及月经量增多而入院就诊。查体发现患者下腹部扪及包块。B 超及子宫镜检确诊为子宫黏膜下肌瘤。

临床解剖学问题：

1. 此患者需行全子宫切除术，请问需切除哪些子宫的韧带？

2. 结扎子宫动脉时应注意什么？

解答：

1. 子宫切除术可通过腹前壁或阴道内进行。行全子宫切除术，应切除子宫阔韧带、子宫主韧带、子宫圆韧带和子宫骶韧带等。

2. 由于在靠近阴道穹处子宫动脉从前上方跨过输尿管，因此在结扎子宫动脉时，输尿管有被损伤的危险。动脉跨过输尿管的位点在坐骨棘上方约 2cm 处。左侧输尿管更易受到损伤，因其更靠近子宫颈侧面。

精选习题

1. 关于肛提肌的描述，哪项是正确的

    A. 形成盆底的一部分

    B. 构成坐骨直肠窝的外侧壁

C. 位于盆膈上方

D. 为尿生殖膈的主要成分

E. 构成坐骨直肠窝的底

2. 尿道球部断裂，尿液可渗入

A. 直肠后隙

B. 会阴深隙

C. 经会阴浅隙进入阴囊

D. 耻骨后隙

E. 腹膜外间隙

3. 关于膀胱的描述，哪项是正确的

A. 男性膀胱底与前列腺相邻

B. 男性膀胱下方邻精囊

C. 女性膀胱与直肠相邻

D. 充盈时升至耻骨联合上缘以上

E. 新生儿膀胱位置较成年人低

4. 关于子宫的描述，哪项是正确的

A. 位于膀胱与直肠之间

B. 直立时子宫位于膀胱的下方

C. 子宫颈阴道上部与尿道相邻

D. 子宫颈下端在坐骨棘平面稍下方

E. 后方紧贴骶骨

5. 关于前列腺位置的描述，哪项是正确的

A. 位于膀胱底与尿生殖膈之间

B. 位于膀胱底与盆膈之间

C. 位于膀胱颈与尿生殖膈之间

D. 位于膀胱颈与盆膈之间

E. 位于膀胱尖与盆膈之间

参考答案：1. A   2. C   3. D

4. A   5. C

第七章 脊 柱 区

核心问题

1. 听诊三角的境界及意义。
2. 腰上三角的位置、境界及临床意义。
3. 腰下三角的位置、境界及临床意义。
4. 脊柱的连结特别强调钩椎关节、椎间盘、黄韧带及椎间孔、椎管的毗邻及形态特点。

内容精要

脊柱区由脊柱及其背部和两侧的软组织组成，自上而下分为项区、胸背区、腰区和骶尾区。软组织由浅入深为皮肤、浅筋膜、深筋膜和肌层，肌间形成重要的三角有枕下三角、听诊三角、腰上三角和腰下三角。

各区深层有重要的动脉如枕动脉、肩胛背动脉、椎动脉和胸背动脉及伴行的静脉，神经主要来自 31 对脊神经后支、副神经、胸背神经和肩胛背神经。椎管内有脊髓及其表面的三层被膜、与脊髓相连的脊神经根、脊髓的血管和脊神经脊膜支、椎静脉丛及结缔组织等。

第一节 概 述

一、境界与分区

1. 境界 上自枕外隆凸和上项线，下至尾骨尖，侧界是斜方肌前缘、三角肌后缘上部、腋后线、髂嵴后份、髂后上棘至尾骨尖。

2. 自上而下分区（表7-1-1）。

表 7-1-1 脊柱区的分区

分 区	境 界
项区	上界为脊柱区的上界，下界为第7颈椎棘突至两侧肩峰的连线
胸背区	上界为项区的下界，下界为第12胸椎棘突、第12肋下缘至第11肋前份的连线
腰区	上界为胸背区下界，下界为两侧髂嵴后份和两侧髂后上棘的连线
骶尾区	两侧髂后上棘与尾骨尖三点间所围成的三角区

二、表面解剖

1. 肩胛骨 肩胛骨背面高耸的骨嵴为肩胛冈。两侧肩胛冈内侧端的连线，平第3胸椎棘突。外侧端为肩峰，是肩部的最高点。上肢下垂时易于触及肩胛骨下角，两侧肩胛骨下角的连线平对第7胸椎棘突。

2. 棘突 在后正中线上可摸到大部分椎骨得棘突。第7颈椎棘突较长，常作为辨认椎骨序数的标志；胸椎棘突融合成骶正中嵴。

3. 骶骨

（1）骶管裂孔：第 4、5 骶椎背面的切迹与尾骨围成的孔。

（2）骶角：裂孔两侧向下的突起，体表易触及，常作为骶管麻醉的进针定位标志。

4. 尾骨　尾骨尖可在肛门后方 2.5cm 处臀沟内扪及。

5. 髂嵴和髂后上棘　髂嵴为髂骨翼的上缘，髂嵴后端的突起为髂后上棘，两侧髂后上棘的连线平第 2 骶椎棘突，两侧髂嵴最高点的连线平对第 4 腰椎棘突。

6. 第 12 肋　竖脊肌外侧可触及此肋，易将 11 肋误认为第 12 肋。

7. 脊肋角　为竖脊肌外侧缘与第 12 肋的交角，肾位于该角深部。肾疾病时，该处常有叩击痛或压痛，也是肾囊封闭常用的进针部位。

第二节　层次结构

一、浅层结构

1. 皮肤和浅筋膜　皮肤厚，丰富毛囊皮脂腺；浅筋膜厚，脂肪多，以结缔组织束与深筋膜紧密相连。

2. 皮神经　均来自脊神经后支。

（1）枕大神经：第 2 颈神经后支的分支，斜方肌的起点、上项线下方浅出，伴枕动脉分支上行。

（2）第 3 枕神经：第 3 颈神经后支的分支，穿斜方肌浅出，分布至项上部皮肤。

（3）胸、腰神经后支的分支：在棘突两侧浅出，分布至胸背、腰部皮肤，节段性支配。第 12 胸神经后支分支可分布至臀区。

（4）臀上皮神经：第 1~3 腰神经的外侧支组成，穿胸腰筋膜浅出，越过髂嵴，分布至臀区上部。第 1~3 骶神经后支的皮支组成臀中皮神经。

3. 浅血管　项区的浅动脉主要来自枕动脉、肩胛背动脉和颈浅动脉的分支；胸背区主要来自肋间后动脉、肩胛背动脉和胸背动脉等的分支；腰区来自腰动脉的分支；骶尾区来自臀上、下动脉等的分支。

二、深筋膜

第12肋与髂嵴之间筋膜增厚，并分为前、中、后三层，称为胸腰筋膜。

1. 胸腰筋膜后层覆于竖脊肌后面，向上延续项筋膜，内侧附于胸椎棘突和棘上韧带，外侧在竖脊肌外侧缘与中层愈着，形成竖脊肌鞘。

2. 胸腰筋膜中层外侧在腰方肌外侧缘与前层愈着，形成腰方肌鞘。中层上部张于第12肋与第1腰椎横突之间的部分，增厚形成腰肋韧带（肾手术切断此韧带可加大第12肋的活动度，便于显露肾）。胸腰筋膜前层位于腰方肌前面，又称腰方肌筋膜。

主治语录：剧烈活动中，易扭伤胸腰筋膜。

三、肌层

（一）浅层肌

1. 背阔肌

（1）位于胸背区下部和腰区浅层，由胸背神经支配。

（2）肩胛线外侧区由胸背动脉的分支供血，线内侧区由节段性的肋间后动脉和腰动脉的分支供血。

2. 斜方肌

（1）位于项区和胸背区上部，由副神经支配。

（2）血液供应主要来自颈横动脉的浅支和肩胛背动脉，其次来自枕动脉和肋间后动脉。

（3）该肌可供肌瓣或者肌皮瓣做移植。

（4）斜方肌外下方、肩胛骨下角的内侧有一肌间隙，称听诊三角，是背部听诊呼吸音最清楚的部位。

（5）斜方肌深面有颈椎棘突两侧的半棘肌和半棘肌后外方的夹肌。

（二）中层肌

中层肌有肩胛提肌、菱形肌、上后锯肌和下后锯肌。上、下后锯肌参与呼吸运动。

（三）深层肌

1. 夹肌　位于颈部的后外侧份，覆盖竖脊肌的颈部。

2. 竖脊肌　位于上后锯肌、下后锯肌和脊柱区深筋膜的深面，是最长的背肌，以腰部和下胸部最为明显。依照肌纤维的位置和起止点，竖脊肌可分为外侧的髂肋肌，中间的最长肌和内侧的棘肌。脊神经后支呈节段性支配。

3. 横突棘肌　位于椎骨棘突与横突之间的沟槽内，位置最深，紧靠椎骨。由浅至深依次又分为半棘肌、多裂肌和回旋肌。

（四）由脊柱区的肌形成的重要三角

1. 枕下三角

（1）位于枕下、项上部深层，是由枕下肌围成的三角。内上界为头后大直肌，外上界为头下斜肌，三角的底为寰枕后膜和寰椎后弓。

（2）枕大神经行于三角浅面，三角内有枕下神经和椎动脉通过，椎动脉穿寰椎横突孔后转向内侧，进入椎管后经枕骨大孔入颅。

（3）颈椎椎体钩骨质增生、头部过分旋转都可压迫椎动脉使脑供血不足。

2. 听诊三角（肩胛旁三角）

（1）位于斜方肌的外下方，肩胛骨下角内侧的肌间隙。其内上界为斜方肌外下缘，外侧界为肩胛骨脊柱缘，下界为背阔肌上缘。

（2）三角的底为薄层脂肪组织、深筋膜和第 6 肋间隙，表面覆以皮肤和浅筋膜，是背部听诊呼吸音最清晰的部位。

3. 腰上三角

（1）内侧界为竖脊肌外侧缘，外下界为腹内斜肌后缘，上界为第 12 肋。

（2）三角底的腱膜深面自上而下有肋下神经、髂腹下神经、髂腹股沟神经。行肾手术时，应注意保护。

（3）腰上三角是腹后壁薄弱区之一，腹腔器官经此三角向后突出，形成腰疝。

4. 腰下三角

（1）位于腰区下部，由髂嵴、腹外斜肌后缘和背阔肌前下缘围成。

（2）右侧三角前方与阑尾和盲肠相对应，故盲肠后阑尾炎时此区有明显压痛。

（3）腰下三角也是腹后壁薄弱区之一，也易形成腰疝。

四、深部血管神经

1. 动脉

（1）枕动脉：起自颈外动脉后壁，向后上进入项区，在夹肌深面、半棘肌外侧缘处越过枕下三角分出数支，主干继续向上分布至枕部。

（2）肩胛背动脉：起自锁骨下动脉或甲状颈干，向外侧穿越臂丛，经中斜角肌前方至肩胛提肌深面，转向下分布至项背，参与形成肩胛动脉网。

（3）椎动脉：起自锁骨下动脉第1段，穿第6~1颈椎横突孔继经枕骨大孔入颅。按其行程可分为四段。①第1段自起始处至入第6颈椎横突孔以前。②第2段穿经第6~1颈椎横突孔。③第3段经枕下三角的椎动脉沟和枕骨大孔入颅。④第4段为颅内段。椎动脉旁有丰富交感神经丛。

（4）胸背动脉：为肩胛下动脉的终支之一，肩胛骨外侧缘在背阔肌和前锯肌之间下行，支配邻近的肌。

2. 静脉

（1）深部静脉与同名动脉伴行，可以广泛与其他部位深静脉相交通。

（2）项区静脉汇入椎静脉、颈内静脉或锁骨下静脉。

（3）胸背区经肋间后静脉汇入奇静脉，部分汇入锁骨下静脉或腋静脉。

（4）腰区经腰静脉汇入下腔静脉。

（5）骶尾区经臀区静脉汇入髂内静脉。

3. 神经

（1）脊神经后支：自椎间孔脊神经分出后，绕上关节突外侧后，行至相邻横突间分为内侧支和外侧支。呈明显性的节段分布，支配相应的皮肤和深层肌。

（2）副神经：起自胸锁乳突肌后缘中、上1/3交点处斜向外下，经枕三角至斜方肌前缘中、下1/3交点处深面进入该肌，分支支配胸锁乳突肌和斜方肌。

（3）胸背神经：起自臂丛后束，与同名动脉伴行，沿肩胛骨外侧缘下行，支配背阔肌。

（4）肩胛背神经：起自臂丛锁骨上部，穿中斜角肌斜向外下至肩胛提肌深面，继沿肩胛骨内侧缘下行，与肩胛背动脉伴行，支配肩胛提肌和菱形肌。

五、脊柱

（一）椎骨及其连结

1. 钩椎关节

（1）第 3~7 颈椎椎体上面的外侧缘有明显向上的嵴样突起，称椎体钩或钩突；椎体下面外侧缘的相应部位有呈斜坡样的唇缘，两者共同参与组成钩椎关节，又称 Luschka 关节。

（2）椎体钩限制上一椎体向两侧移位，增加颈椎椎体间的稳定性。椎体钩外侧为横突孔内的椎动、静脉及其周围的交感神经丛，后方有脊髓颈段。故椎体钩发生不同方向的骨质增生会分别压迫这些结构，引起椎动脉型、脊髓型、神经根型和混合型等颈椎病的不同表现。

2. 椎间盘

（1）椎间盘是运动节段的纤维软骨连接，占脊柱全长的 1/4，出现在 C_2~C_3 到 L_3~S_1 共 23 个，可以压缩、拉伸和旋转运动。

（2）后纵韧带窄细，椎间盘纤维环的后外侧部又相对较为薄弱，故后外侧是椎间盘突出的好发部位。后纵韧带可能骨化或肥厚，向后压迫脊髓。

（3）随年龄增长，椎间盘易发生退行性变，过度负重或用力不当会导致纤维环破裂，髓核常向后外侧脱出，压迫脊神经或脊髓，以第 4~5 腰椎间盘突出最为多见。

3. 黄韧带

（1）连于相邻两椎弓板之间，主要由弹性纤维组成的弹性结缔组织。

（2）随年龄增长，黄韧带可出现退变、增生和肥厚，以腰段为多见，可导致腰椎管狭窄，压迫马尾和腰脊神经根，引起腰腿痛。

（二）椎间孔

椎间孔的上界为相邻上位椎骨椎弓根的下切迹，下界为相邻下位椎骨椎弓根的上切迹，前方有椎间盘和相邻椎骨椎体的后面，后方为下关节突、上关节突、关节突关节的关节囊和黄韧带的外侧缘。以上、下椎弓根的内侧缘连线和外侧缘连线为界限，将椎间孔分为三个区，由内向外分别为入口区、中央区和出口区，神经根由内向外分别穿过各区。

（三）椎管

1. 椎管构成

（1）游离椎骨的椎孔和骶骨的骶管与椎骨之间的骨连结共同形成的骨纤维性管道。

（2）内容物有脊髓、脊髓被膜、脊神经根、血管及结缔组织等。

（3）椎管前壁由椎体后面、椎间盘后缘和后纵韧带构成；后壁为椎弓板、黄韧带和关节突关节；两侧壁为椎弓根和椎间孔。

2. 椎管的形状与椎管内容物的配布相关，一般将椎管分为中央椎管和神经根管。

（1）中央椎管是指脊髓及其被膜所占位置。

（2）神经根管是指椎管外侧部脊神经根所占部位，临床上又称侧隐窝。

（3）其前壁是椎体和椎间盘后外侧，后壁为上关节突、黄韧带，外侧壁为椎弓根和椎间孔。侧隐窝正常前后径为 3 ~ 5mm，<3mm 为侧隐窝狭窄，>5mm 侧隐窝肯定不狭窄。

3. 在横断面上，各段椎管腔的形态和大小不完全相同。颈段上部近枕骨大孔处近似圆形，往下逐渐演变为三角形，矢径短，横径长；胸段大致呈椭圆形；腰段上、中部由椭圆形逐渐演变为三角形；腰段下部椎管的外侧部逐渐出现侧隐窝，使椎管呈三叶草形；骶段呈扁三角形。

4. 构成椎管壁的任何结构发生病变，如椎体骨质增生、椎间盘突出、黄韧带肥厚、后纵韧带骨化或肥厚等，均可使椎管腔变形或变窄，压迫其内容物而引起一系列症状。

六、椎管内容物

（一）脊髓被膜和脊膜腔

椎管内有脊髓及其被膜等结构，脊髓表面被覆三层被膜，由外向内为硬脊膜、脊髓蛛网膜和软脊膜。各层膜间及硬脊膜与椎管骨膜间均存在腔隙，由外向内依次有硬膜外隙、硬膜下隙和蛛网膜下隙。

1. 被膜

（1）硬脊膜

1）由致密结缔组织构成，厚而坚韧。上方附于枕骨大孔边缘，与硬脑膜相续；向下在第 2 骶椎高度形成盲端，并借终丝附于尾骨。

2）硬脊膜囊内有脊髓、马尾和 31 对脊神经根，每对脊神经根穿硬脊膜囊时被其紧密包被，硬脊膜延续形成神经外膜，起固定作用。

（2）脊髓蛛网膜：薄而半透明，向上与脑蛛网膜相续，向下平第 2 骶椎高度成一盲端。此膜发出许多结缔组织小梁与软脊膜相连。

（3）软脊膜：柔软并富有血管，与脊髓表面紧密相贴。在前正中裂和后正中沟处，有软脊膜前纤维索和后纤维隔与脊髓相连。在脊髓两侧，软脊膜增厚并向外突，形成齿状韧带。

（4）齿状韧带

1）软脊膜向两侧伸出的三角形结构，额状位，介于脊神经前、后根之间。

2）最下一对齿状韧带附着处的下方常恒定地发出一细小的结缔组织纤维索，经后根前方向下止于第 1 腰神经穿硬脊膜处的附近，可作为辨认第 1 腰神经的标志。

3）其外侧缘形成三角形齿尖，与硬脊膜相连，有维持脊髓正常位置的作用。据统计，齿状韧带每侧有 15~22 个。

2. 脊膜腔

（1）硬膜外隙

1）位于椎管骨膜与硬脊膜之间的窄隙，上端起自枕骨大孔，下端终于骶管裂孔。

2）内填有脂肪、椎内静脉丛、窦椎神经和淋巴管等，有脊神经根及其伴行血管通过，正常时呈负压。

3）临床硬膜外麻醉即将药物注入此隙，以阻滞硬膜外隙内的脊神经根。针穿入硬膜外隙后，因存在负压，会有抽空感，这与穿入蛛网膜下隙时有脑脊液流出并呈正压的情况不同。

（2）硬膜下隙：位于硬脊膜与脊髓蛛网膜之间的潜在腔隙，与脊神经周围的淋巴隙相通，内有少量液体。

（3）蛛网膜下隙

1）蛛网膜下隙位于脊髓蛛网膜与软脊膜之间，内充满脑脊液，向上经枕骨大孔与颅内蛛网膜隙相通，向下达第 2 骶椎高度。

2）脊髓蛛网膜向两侧包裹脊神经根形成含有脑脊液的脊神经周围隙。蛛网膜下隙在第 1 腰椎至第 2 骶椎高度扩大，形成终池，池内有腰、骶神经根构成的马尾和软脊膜向下延伸形成的终丝。

3）成年人脊髓下端大约平第 1 腰椎下缘，而马尾浸泡在终池的脑脊液中，故在第 3~4 或 4~5 腰椎间进行腰椎穿刺或麻醉，将针穿至终池，一般不会损伤脊髓和马尾。腰穿时，刺针经皮肤、浅筋膜、深筋膜、棘上韧带、棘间韧带、黄韧带、硬脊膜和脊髓蛛网膜而到达富含脑脊液的终池。

（4）小脑延髓池：属颅内的蛛网膜下隙。临床进行穿刺是在枕项部后正中线上，从枕骨下方或第 2 颈椎棘突上方进针，经皮肤、浅筋膜、深筋膜、项韧带、寰枕后膜、硬脊膜和蛛网膜而到达该池。刺针穿经寰枕后膜时有阻挡感，当阻力消失有脑脊液流出时，表明针已进入小脑延髓池。

（二）脊神经根

1. 行程和分段　脊神经根丝离开脊髓后，即横行或斜行于蛛网膜下腔，汇成脊神经前根和后根穿蛛网膜囊和硬脊膜囊，行于硬膜外隙中。脊神经根在硬脊膜囊以内的一段，为蛛网膜下隙段；穿出硬脊膜囊的一段，为硬膜外段。

2. 与脊髓被膜的关系

（1）脊神经根离开脊髓时被覆以软脊膜，当穿脊髓蛛网膜和硬脊膜时，便带出此两膜，形成蛛网膜鞘和硬脊膜鞘。此三层被膜向外达椎间孔处逐渐与脊神经外膜、神经束膜和神经内膜相延续。

（2）蛛网膜下腔可在神经根周围向外侧延伸，至脊神经节近端附近，一般即逐步封闭消失。有时可继续沿神经根延伸，如果此时进行脊柱旁注射，药液就可能由此进入蛛网膜下隙的脑脊液内。

3. 与椎间孔和椎间盘的关系

（1）脊神经根的硬膜外段较短，借硬脊膜鞘紧密连于椎间孔周围，以固定硬脊膜囊和保护鞘内的神经根不受牵拉。此段在椎间孔处最易受压。椎间盘向后外侧突出、黄韧带肥厚、椎体边缘及关节突骨质增生是造成椎间管或神经根管狭窄，压迫脊神经根的最常见原因，临床手术减压主要针对这些因素。

（2）椎间盘突出时，为了减轻受压脊神经根的刺激，患者常处于强迫的脊柱侧弯体位。此时，脊柱侧弯的方向，取决于椎间盘突出的部位与受压脊神经根的关系。

1）当椎间盘突出从内侧压迫脊神经根时，脊柱将弯向患侧。

2）如果椎间盘突出从外侧压迫脊神经根时，脊柱将弯向健侧。

3）有时，椎间盘突出患者会出现左、右交替性脊柱侧弯现象，其原因可能是突出椎间盘组织的顶点正巧压迫脊神经根。对于这样的患者，无论脊柱侧弯弯向何方，均可暂时缓解突出椎间盘对脊神经根的压迫。

（三）脊髓的血管和脊神经脊膜支

1. 动脉 有两个来源，即起自椎动脉的脊髓前、后动脉和起自节段性动脉（如肋间后动脉等）的根动脉。

（1）脊髓前动脉：起自椎动脉颅内段，沿脊髓前正中裂下行至脊髓下端，沿途营养脊髓灰质（后角后部除外）和侧索、前索的深部。

（2）脊髓前动脉在脊髓下端变细，于脊髓圆锥高度向侧方发出圆锥吻合动脉，向后与脊髓后动脉吻合。圆锥吻合动脉在脊髓动脉造影时是确定脊髓圆锥平面的标志之一。

（3）脊髓后动脉：起自椎动脉颅内段，斜向后内下，沿脊髓后外侧沟下行，营养脊髓后角的后部和后索。

（4）根动脉：起自节段性动脉的脊支。颈段主要来自椎动脉和颈升动脉等；胸段来自肋间后动脉和肋下动脉；腰段来自腰动脉；骶、尾段来自骶外侧动脉。根动脉随脊神经穿椎间孔入椎管，分为前、后根动脉和脊膜支。

（5）前根动脉：沿脊神经前根至脊髓，发出分支与脊髓前动脉吻合，并分出升、降支与相邻的前根动脉相连。主要供应下颈节以下脊髓的腹侧 2/3 区域。有两支较粗大，一支出现在颈 5~8 和胸 1~6 节，称颈膨大动脉；另一支出现在胸 8~12 和腰 1 节，称腰骶膨大动脉。

（6）后根动脉：沿脊髓神经后根至脊髓，与脊髓后动脉吻合，分支营养脊髓侧索的后部。

2. 静脉　脊髓表面有六条纵行静脉行于前正中裂后正中沟和前、后外侧沟内。纵行静脉之间有许多交通支互相吻合，并穿硬脊膜与椎内静脉丛相交通。

3. 脊神经脊膜支（窦椎神经或 Luschka 神经）　窦椎神经由脊根和交感根组成，经椎间孔返回椎管，分布至硬膜外隙的血管及硬脊膜、椎间盘、后纵韧带、椎骨骨膜等结构，含丰富的感觉纤维和交感神经纤维。

（四）椎静脉丛

按部位可分为椎内静脉丛和椎外静脉丛。

1. 椎外静脉丛位于椎管之外，前组在椎体的前方，后组在椎骨的后方。

（1）前组在椎体后方和后纵韧带的两侧，大致为两条纵行的静脉丛，收集来自椎体的静脉。

（2）后组位于椎弓和黄韧带的深面。

（3）两侧之间有吻合支相连。

（4）椎外静脉丛收集椎体和邻近肌的静脉，注入颈深静脉丛、肋间静脉、腰静脉和骶外侧静脉。

（5）这些静脉及交通支多无静脉瓣，可容许血液反流。

2. 椎内静脉丛密布于椎骨骨膜与硬脊膜之间，贯穿于椎管全长。

（1）椎内、外静脉丛互相吻合沟通，无瓣膜，收集脊髓、椎骨和韧带的静脉血，分别就近汇入椎静脉、肋间后静脉、腰静脉和骶外侧静脉，向上与颅内的枕窦和乙状窦等硬脑膜静脉窦相交通，向下与盆腔等部位的静脉广泛吻合。

（2）当盆、腹、胸腔等部位的器官发生感染、肿瘤或寄生虫病时，可经椎内静脉侵入颅内。

第三节　脊柱区解剖操作

一、切口

1. 人体标本取俯卧位，颈下垫高，使项部呈前屈位。

2. 用手触摸枕外隆凸、上项线、乳突、第 7 颈椎棘突、肩胛冈、肩峰、肩胛骨下角、第 12 肋、胸腰椎棘突、骶正中嵴、髂嵴、髂后上棘、骶角等骨性标志。

3. 在人体上模拟腰椎穿刺。将穿刺针从第 4 与第 5 腰椎棘突之间刺入，进针缓慢，体会进穿过皮肤、浅筋膜、深筋膜、棘上韧带、棘间韧带、黄韧带，进入椎管，再穿通硬脊膜和蛛网膜，进入蛛网膜下隙。当穿通黄韧带和硬脊膜时，有明显的突破感。活体穿刺时，穿刺针进入蛛网膜下隙，会有脑脊液流出。

4. 切开皮肤前，先用镊子尖或彩色笔在切口上画线，再用解剖刀沿线做如下五条皮肤切口。

（1）背部中线切口：自枕外隆凸沿正中线向下直到骶骨后面中部。

（2）枕部横切口：自枕外隆凸沿上项线向外侧直到乳突。

（3）肩部横切口：自第7颈椎棘突向外侧直到肩峰，再垂直向下切至肱骨中段三角肌止点，然后向内侧环切上臂后面皮肤。

（4）背部横切口：平肩胛骨下角，自后正中线向外侧直到腋后线。

（5）髂嵴弓形切口：自骶骨后面中部向外上方沿髂嵴弓状切至腋后线（此切口不可太深，以免损伤由竖脊肌外侧缘浅出在浅筋膜中跨髂嵴行于臀部的臀上皮神经）。

二、层次解剖

（一）解剖浅层结构

在背部正中线两侧的浅筋膜中，用镊子寻找从深筋膜穿出的脊神经后支的皮支。

（二）解剖深层结构

1. 解剖斜方肌和背阔肌　用剪刀清除斜方肌和背阔肌表面的筋膜，并修洁这两块肌。在项部，清理到斜方肌外侧缘时不能再向前外剥离，以免损伤副神经和颈丛的分支。在修洁背阔肌下份时，注意背阔肌的腱膜与胸腰筋膜融合在一起。在腰部外侧，背阔肌的前方，修出腹外斜肌的后缘。

2. 观察浅层肌之间的三角。

3. 翻起斜方肌和背阔肌。

4. 解剖中间肌和腰上三角　在肩胛骨上方和内侧用剪刀修洁肩胛提肌和菱形肌，沿后正中线外侧1cm处，切断菱形肌向外下方翻开，显露位于棘突和第 2~5 肋的上后锯肌。注意：在肩胛提肌和菱形肌深面解剖寻找肩胛背神经和血管。沿后正中线外侧1cm 处切断上后锯肌，翻向外侧。在胸背部和腰部移行处修洁很薄的下后锯肌沿背阔肌的切断线切开下后锯肌，翻向外侧。

5. 解剖背筋膜深层　用剪刀修洁夹肌、竖脊肌表面的筋膜。注意：此层筋膜在颈部和胸部比较薄弱，并与斜方肌深面的筋膜融合。清除颈、胸部的筋膜即可观察夹肌的起止点。注意：此层筋膜在腰区特别增厚，称为胸腰筋膜后层。

6. 解剖竖脊肌和横突棘肌　竖脊肌纵列于脊柱的两侧，是背部深层的长肌，下方起自骶骨的背面和髂嵴的后部，向上分为三列：①外侧列是髂肋肌，止于各肋。②中间列为最长肌，止于椎骨的横突，上端止于乳突。③内侧列为棘肌，止于椎骨的棘突，小心钝性分离竖脊肌的三列纤维。④将竖脊肌的各部肌束，由棘突、横突和肋角的骨剥离，翻向下，观察位于椎骨横突与棘突之间。

7. 解剖枕下三角　在项部与胸背部的移行处沿中线外侧切断夹肌的起点，翻向外上方；再将其深面的半棘肌从枕骨附着部切断，翻向下方。清理枕下三角，注意观察：其内上界是头后大直肌；外上界是头上斜肌，外下界为头下斜肌。枕下三角内有由外侧向内侧横行的枕动脉其下缘有枕下神经穿出，支配枕下肌。

8. 解剖椎管　用咬骨钳咬断椎板，打开椎管：使标本的头部下垂，垫高腹部。

第四节　临床病例分析

病例：

女孩，5 岁。因发热、咳嗽、呕吐入院。医生询问病史得知，患儿数天前开始有低热、咳嗽、喉咙痛。因症状加重并出现剧烈头痛，寄送就医。查体发现患儿精神萎靡，体温 39.8℃；颈僵直。血常规显示白细胞总数增多与中性粒细胞比例增高。疑为流行性脑膜炎。拟行腰椎穿刺抽取脑脊液化验，以明确诊断。

临床解剖学问题：

1. 行腰椎穿刺时髂骨重要的骨性标志有哪些？

2. 腰椎穿刺应在哪里进行？行腰穿时，为什么要求患者尽可能屈背？

3. 腰椎穿刺需经过哪些层次结构？

解答：

1. 腰椎椎体粗壮，椎孔呈卵圆形或三角形。棘突呈板状，水平伸向后方，相邻椎骨之间的间隙较大，临床上常在此进行穿刺或麻醉。腰穿通常选择在第 3、4 腰椎或第 4、5 腰椎棘突间隙进行，两侧髂嵴最高点的连线平对第 4、5 腰椎间隙，是腰椎穿刺进针的重要标志。无论在成年人、儿童还是婴幼儿，自此平面进针都是安全的。通常情况下，婴幼儿的脊髓下端位于第 3 腰椎体下缘，而成年人的脊髓下端位于第 1 腰椎下缘。因此，该平面以下的终池内没有脊髓，而马尾浸泡在终池的脑脊液中，穿刺针一般不会损伤脊髓和马尾。

2. 腰穿时患者侧卧，尽量做屈背抱膝的动作，是为了能使脊柱最大限度地前屈，使得相邻腰椎棘突之间的间隙开至最大，方便医师穿刺进针，突破软组织进入终池的蛛网膜下隙抽取脑脊液。

3. 穿刺时，针头依次需经过：皮肤、浅筋膜、深筋膜、棘上韧带、棘间韧带、黄韧带、硬脊膜和脊髓蛛网膜而到达终池。由于硬脊膜较坚韧，穿刺针穿过时，有突破感。针头一旦进入蛛网膜下隙，就会有脑脊液流出。

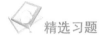 精选习题

1. 臀上皮神经
   A. 第 1 腰神经后支的外侧支
   B. 第 1~2 腰神经后支的外侧支
   C. 第 1~3 腰神经后支的外侧支
   D. 第 1~4 腰神经后支的外侧支
   E. 第 1~5 腰神经后支的外侧支

2. 关于听诊三角的描述,哪项是正确的
   A. 外侧界为竖脊肌外侧缘
   B. 内侧界为肩胛骨脊柱缘
   C. 下界为下后锯肌上缘
   D. 当肩胛骨向前外移位时,该三角的范围会扩大
   E. 三角的底为斜方肌

3. 椎间盘突出与脊柱侧凸的关系
   A. 当突出的椎间盘从内侧压迫脊神经根时,上身向健侧弯曲,脊柱凸向患侧
   B. 当突出的椎间盘从外侧压迫脊神经根时,上身向患侧弯曲,脊柱凸向健侧
   C. 当突出的椎间盘从内侧压迫脊神经根时,上身向患侧弯曲,脊柱凸向患侧
   D. 当突出的椎间盘从外侧压迫脊神经根时,上身向健侧弯曲,脊柱凸向健侧
   E. 当突出的椎间盘从内侧压迫脊神经根时,上身向患侧弯曲,脊柱凸向健侧

4. 腰肋韧带是指
   A. 胸腰筋膜浅层上部张于第12肋与第 1 腰椎横突之间的部分增厚形成
   B. 胸腰筋膜中层上部张于第12肋与第 1 腰椎横突之间的部分增厚形成
   C. 胸腰筋膜深层上部张于第12肋与第 1 腰椎横突之间的部分增厚形成
   D. 胸腰筋膜浅层上部张于第12肋与第 2 腰椎横突之间的部分增厚形成
   E. 胸腰筋膜中层上部张于第12肋与第 2 腰椎横突之间的部分增厚形成

参考答案:1. C　2. D　3. E
　　　　4. B

第八章 上 肢

内容精要

上肢运动灵活，骨骼轻巧，关节囊薄而松弛，无坚韧的侧副韧带，肌肉数多，肌形较小而细长。

第一节　概　　述

一、境界与分区

（一）境　界

上肢通过肩部与颈、胸和背部相连。以三角肌前、后缘上份与腋前、后襞下缘中点的连线与胸、背部为界。其与颈部的界线是锁骨上缘外 1/3 和肩峰至第 7 颈椎棘突的连线。

（二）分　区

上肢可分为肩、臂、肘、前臂、腕和手部。肩部再分为腋区、三角肌区和肩胛区；手部再分为手掌背和手指三区；其余各部分为前、后两区。

二、表面解剖

（一）体表标志

1. 肩峰　为上肢最高点的骨性标志，位于肩关节的上方。沿肩峰向后内，可摸到肩胛冈，向前内可触及锁骨全长。喙突位于锁骨中、外 1/3 交界处的锁骨下窝内，向后外可扪及。肱骨大结节突出肩峰之下外。腋前、后襞为腋窝的前、后界。腋前襞主要由胸大肌下缘构成，腋后襞的深部主要是大圆肌和背阔肌下缘，构成腋窝底的后界。

2. 臂部　前区可见肱二头肌形成的纵行隆起，两侧为肱二头肌内、外侧沟。肱骨三角肌粗隆位于臂中部的外侧。

3. 肘部　肱骨内、外上髁是肘部两侧最突出的骨点。外上髁的下方有桡骨头。后区最显著的隆起为尺骨鹰嘴。屈肘时，前区可触及紧张的肱二头肌腱。

4. 腕和手部

（1）骨性标志：桡、尺骨茎突为位于腕桡、尺侧的突起，尺骨茎突偏向后内侧，明显突出。

（2）腕横纹：腕前区有三条横纹。腕近侧纹约平尺骨头；腕中纹不恒定；腕远侧纹平屈肌支持带近侧缘。其中点深面是掌长肌腱，为正中神经入掌处。

（3）腱隆起：握拳屈腕时，腕前区有三条纵行的肌腱隆起。近中线者为掌长肌腱；其桡侧为桡侧腕屈肌腱，桡动脉位于该腱的外侧；尺侧为尺侧腕屈肌腱。伸指肌腱在手背皮下清晰可见。

（4）三条掌横纹：鱼际纹斜行于鱼际尺侧，近侧与腕远侧纹中点相交，深面有正中神经通过；掌中纹略斜行于掌中部，桡侧端与鱼际纹重叠；掌远纹横行，适对第 3~5 掌指关节的连线，其桡侧端稍弯向第 2 指蹼处。手掌两侧有呈鱼腹状的肌性隆起，内侧称小鱼际；外侧称鱼际；两隆起间的凹陷称掌心。

（5）解剖学"鼻烟窝"：为位于手背外侧部的浅凹，在拇指充分外展和后伸时明显。其桡侧界为拇长展肌腱和拇短伸肌腱；尺侧界为拇长伸肌腱；近侧界为桡骨茎突。窝底为手舟骨和大多角骨。窝内有桡动脉通过，可触及其搏动。

（二）对比关系

在正常时，肩峰、肱骨大结节和喙突之间形成一等腰三角形。伸肘时，尺骨鹰嘴尖端与肱骨内、外上髁处于同一水平线上；屈肘呈直角时，三者构成等腰三角形；当肩、肘关节脱位时，上述关系发生变化。

（三）上肢的轴线与提携角

上肢轴线是经肱骨头中心—肱骨小头—尺骨头的连线。肱骨的纵轴称臂轴，尺骨的长轴称前臂轴。此两轴的延长线在肘部构成向外开放的夹角，称提携角，正常时为 165°~170°。其内错角为 10°~15°，此角大于 15° 称肘外翻；小于 0° 称肘内翻；0°~10° 称直肘。

（四）体表投影

1. 上肢动脉干的投影　上肢外展 90°，掌心向上，从锁骨中点至肘前横纹中点远侧 2cm 处的连线，为腋动脉和肱动脉的体表投影。两者以大圆肌下缘为界，大圆肌上缘以上为腋动脉，以下为肱动脉。从肘前横纹中点远侧 2cm 处，分别至桡骨茎突前方和豌豆骨桡侧的连线，为桡、尺动脉的投影。

2. 上肢神经干的投影

（1）正中神经：在臂部与肱动脉一致；在前臂为从肱骨内上髁与肱二头肌腱连线的中点至腕远侧纹中点稍外侧的连线。

（2）尺神经：自腋窝顶，经肱骨内上髁与尺骨鹰嘴间，至豌豆骨桡侧缘的连线。

（3）桡神经：从腋后襞下缘外端与臂交点处起，向下斜过肱骨后方，至肱骨外上髁的连线。

第二节　肩　　部

肩部分为腋区、三角肌区和肩胛区。

一、腋区

腋区为位于肩关节下方、臂上段与胸前外侧壁上部之间的区域。当上肢外展时，此区出现向上的穹隆状皮肤凹陷，其深面四棱锥体形的腔隙称为腋窝，由顶、底和四壁构成。

（一）腋窝的构成

1. 顶　腋窝的上口，向上内通颈根部，由锁骨中 1/3 段、第 1 肋外缘和肩胛骨上缘围成。有臂丛通过，锁骨下血管于第 1 肋外缘移行为腋血管。

2. 底　由皮肤、浅筋膜和腋筋膜构成。皮肤借纤维隔与腋筋膜相连，腋筋膜中央部因有皮神经、浅血管和浅淋巴管穿过而呈筛状，故又称筛状筋膜。

3. 四壁　有前、后壁和内、外侧壁。

（1）前壁：由胸大肌、胸小肌、锁骨下肌和锁胸筋膜构成。锁胸筋膜是位于锁骨下肌、胸小肌和喙突之间的胸部深筋膜，有头静脉、胸肩峰血管和胸外侧神经穿过。

（2）后壁：由背阔肌、大圆肌、肩胛下肌和肩胛骨构成。后壁上有三边孔和四边孔。三边孔和四边孔有共同的上界和下界，上界为小圆肌和肩胛下肌，下界为大圆肌和背阔肌；肱三头肌长头为三边孔的外侧界、四边孔的内侧界；四边孔的外侧界为肱骨外科颈。三边孔内有旋肩胛血管通过，四边孔内有腋神经和旋肱后血管通过。

（3）内侧壁：由前锯肌、上 4 位肋骨及肋间肌构成。

（4）外侧壁：由喙肱肌，肱二头肌长、短头和肱骨结节间沟构成。

（二）腋窝的内容

主要有臂丛锁骨下部及其分支、腋动脉及其分支、腋静脉及其属支、腋淋巴结和疏松结缔组织等。

1. 腋动脉　以胸小肌为标志分为 3 段，共发出 6 个分支，即第 1 段 1 个分支；第 2 段 2 个分支；第 3 段 3 个分支。

（1）第 1 段：位于第 1 肋外缘与胸小肌上缘之间。前方邻胸大肌及其筋膜、锁骨下肌、锁胸筋膜及穿过该筋膜的结构；后方邻臂丛内侧束、胸长神经、前锯肌和第 1 肋间隙等；外侧邻臂丛后束和外侧束；内侧有腋静脉、胸上动脉及其伴行静脉和腋淋巴结尖群。

主治语录：胸上动脉分布于第1、2肋间隙前部。

（2）第2段：位于胸小肌后方。前有胸大肌、胸小肌及其筋膜；后邻臂丛后束和肩胛下肌；外侧为臂丛外侧束，内侧是臂丛内侧束和腋静脉。

分支胸外侧动脉发出后于腋中线前方，沿前锯肌表面下行，分布于前锯肌，胸大、小肌和女性乳房。另一分支胸肩峰动脉穿锁胸筋膜后，分支营养胸大、小肌，三角肌和肩峰等。

（3）第3段：位于胸小肌下缘和大圆肌下缘之间。前方有胸大肌和正中神经内侧根和旋肱前血管。其末端位置表浅，无肌肉覆盖。后方有桡神经、腋神经、大圆肌肌腱、背阔肌和旋肱后血管等；外侧为正中神经外侧根、正中神经、肌皮神经、肱二头肌短头和喙肱肌；内侧为尺神经、前臂内侧皮神经和腋静脉。

第3段的主要分支有：①肩胛下动脉沿肩胛下肌下缘向后下方走行，分为旋肩胛动脉和胸背动脉，前者穿三边孔至冈下窝，后者与胸背神经伴行进入背阔肌。②旋肱前动脉较细，绕过肱骨外科颈前方，与旋肱后动脉吻合。③旋肱后动脉穿四边孔后方，经肱骨外科颈后方，分支分布于三角肌，于肱骨外科颈后方，有分支与旋肱前动脉吻合。

2. 腋静脉　位于腋动脉的内侧，两者之间有臂丛内侧束、胸内侧神经、尺神经和前臂内侧皮神经；内侧有臂内侧皮神经。管壁愈着于腋鞘和锁胸筋膜，损伤后易呈开放状态，有吸入空气的潜在危险。

3. 臂丛

（1）位于腋窝内的部分为臂丛的锁骨下部，由三个束构成。①内侧束是下干前股的延续。②外侧束由上、中干的前股合成。③后束由三个干的后股合成。

（2）外侧束发出胸外侧神经和肌皮神经，内侧束发出胸内侧神经、前臂内侧皮神经、臂内侧皮神经和尺神经。

（3）内、外侧束还分别发出正中神经的内、外侧根。后束的分支有桡神经、腋神经、肩胛下神经和胸背神经。此外，还有起至锁骨上部的胸长神经沿腋中线后方的前锯肌表面下降，并分布于该肌。

4. 腋淋巴结　位于腋血管及其分支或属支周围的疏松结缔组织中，可分五群。

（1）外侧淋巴结：沿腋静脉远侧端排列，收纳上肢的浅、深淋巴管。其输出管注入中央淋巴结和尖淋巴结，也可注入锁骨上淋巴结。

（2）胸肌淋巴结：位于胸小肌下缘，沿胸外侧血管排列，收纳胸前外侧壁、脐以上腹壁、乳房外侧部和中央部的淋巴管。其输出管注入中央淋巴结或尖淋巴结。

（3）肩胛下淋巴结：位于腋窝后壁，沿肩胛下血管排列，收纳肩胛区、胸后壁和背部的淋巴管。其输出淋巴管注入中央淋巴结和尖淋巴结。

（4）中央淋巴结：最大一群淋巴结，位于腋窝底的脂肪组织中，收纳上述三群淋巴结的输出管。其输出管注入尖淋巴结。

（5）尖淋巴结：位置最高，沿腋静脉近侧端排列，收纳中央淋巴结和其他各群淋巴结的输出管及乳房上部的淋巴管。其输出管大部分汇合成锁骨下干，少数注入锁骨上淋巴结。左锁骨下干注入胸导管。右锁骨下干注入右淋巴导管。

5. 腋鞘　颈深筋膜深层延续至腋窝，包裹腋动、静脉和臂丛锁骨下部所形成的筋膜鞘。临床上做臂丛锁骨下部麻醉时，可将药液注入腋鞘内，麻醉上肢。

6. 腋窝蜂窝组织　为腋鞘周围的疏松结缔组织，随腋鞘及血管神经可达邻近各区。故腋窝内的感染向上可至颈根部，向下可到臂前、后区，经三边孔和四边孔可达肩胛区和三角肌区，向前可至胸大、小肌之间的胸肌间隙。

二、三角肌区及肩胛区

（一）三角肌区

三角肌区是指三角肌所在的区域。

1. 浅层结构　皮肤较厚，浅筋膜较致密，脂肪少，腋神经的皮支即臂外侧上皮神经，从三角肌后缘浅出，分布于三角肌表面的皮肤。

2. 深层结构　三角肌表面的深筋膜不发达。三角肌从前、后方和外侧包绕肩关节。腋神经穿四边孔后，在三角肌深面分前、后两支进入该肌。旋肱前、后动脉经肱骨外科颈前、后方至其外侧，相互吻合，与腋神经一起分布于三角肌、肱骨和肩关节等。

3. 三角肌　由多羽状肌构成，呈倒三角形，从前、上和后方包绕着肩关节，形成圆隆的肩部外形。

4. 腋神经　与旋肱后血管一起穿四边孔，在三角肌的深面分为上、下两支。上支的肌支支配三角肌的前中部，下支的肌支支配三角肌和小圆肌。皮支分布于三角肌表面的皮肤。肱骨外科颈骨折时，可损伤腋神经，致三角肌瘫痪，肩不能外展，出现"方肩"。

（二）肩胛区

肩胛区是指肩胛骨后面的区域。

1. 浅层结构　皮肤较厚，浅筋膜致密，内有颈丛的锁骨上神经分布。

2. 深层结构　冈下部深筋膜发达，成为腱膜状。浅层肌为斜方肌，深层肌有冈上肌、冈下肌、小圆肌和大圆肌。肩胛骨上缘有肩胛切迹，切迹上方的两端有肩胛上横韧带连结形成一孔，孔内有肩胛上神经通过，支配冈下肌；韧带以上肩胛上血管进入肩胛区，分布于冈上、下肌。

（三）肌与肌腱袖

1. 肌　包括冈上肌、冈下肌、小圆肌和大圆肌。冈上肌和冈下肌分别位于冈上窝和冈下窝内，小圆肌和大圆肌位于肩胛骨的外侧缘。其中冈上肌、冈下肌、小圆肌和肩胛下肌共同构成为肩袖肌群。

2. 肌腱袖　冈上肌、冈下肌、小圆肌和肩胛下肌的肌腱连成腱膜结构，围绕肩关节的上、后和前方，并与肩关节囊愈着，对肩关节起稳定作用，称肌腱袖，又称肩袖。肩关节脱位或扭伤，常导致肌腱袖破裂。

（四）肩关节

肩关节由肱骨头和肩胛骨的关节盂组成，故又称肱盂关节。关节囊前、后壁和上壁有肌肉及韧带加强。因此，肩关节脱位时，肱骨头常从下壁脱出。囊内有肱二头肌长头腱通过。

三、肩胛动脉网

肩胛动脉网位于肩胛骨的周围，是由 3 条动脉的分支相互吻合形成的动脉网：①肩胛上动脉经肩胛上横韧带的浅面达冈上窝。②旋肩胛动脉经三边孔至冈下窝。③肩胛背动脉沿肩胛骨内侧缘下行，分支至冈下窝。该网是肩部的重要侧支循环途径，腋动脉血流受阻时，可维持上肢的血供。

第三节　臂　　部

上续肩部，下连肘部，被肱骨和臂内、外侧肌间隔分为臂前区和臂后区。

一、臂前区

（一）浅层结构

1. 皮肤与浅筋膜　臂前区的皮肤薄、弹性好，浅筋膜薄而松弛。

2. 浅静脉　主要的浅静脉有头静脉和贵要静脉。

（1）头静脉：起自手背静脉网的桡侧，在臂前区，行于肱二头肌外侧沟内，经三角肌胸大肌间沟，穿锁胸筋膜注入腋静脉或锁骨下静脉，末端有时借吻合支连于颈外静脉。

（2）贵要静脉：起自手背静脉网的尺侧，行于肱二头肌内侧沟的下半，穿臂筋膜注入肱静脉或腋静脉。

3. 皮神经　臂外侧上皮神经和臂外侧下皮神经（桡神经的分支）分布于臂外侧上、下部皮肤。肋间臂神经和臂内侧皮神经分布于臂内侧上、下部的皮肤，前臂内侧皮神经与贵要静脉伴行。

（二）深层结构

1. 深筋膜与臂前骨筋膜鞘　臂部的深筋膜称臂筋膜。臂前区的深筋膜较薄，向上移行为三角肌筋膜、胸肌筋膜和腋筋膜，向下移行为肘前区筋膜。臂筋膜发出臂内、外侧肌间隔，伸入到臂肌前、后群之间，附着于肱骨。臂前区深筋膜和臂内、外侧肌间隔及肱骨围成臂前部骨筋膜鞘，其内有臂肌前群和行于臂前区的血管神经等。

2. 臂肌前群　有肱二头肌、喙肱肌和肱肌。

3. 血管

（1）肱动脉：在大圆肌下缘接续腋动脉，沿肱二头肌内侧沟下行至肘窝，约在桡骨颈平面分为桡动脉和尺动脉。肱动脉的后方有喙肱肌、桡神经、肱三头肌和肱肌。该动脉在臂上份居肱骨内侧，中份居前内侧，下份居前方。肱动脉的分支如下：

1）肱深动脉：在大圆肌腱稍下方，起自肱动脉后内侧壁，与桡神经伴行，行向下外入肱骨肌管，分支营养肱三头肌、肱肌和肱骨。

2）尺侧上副动脉：约在臂中份稍上方、肱肌起点处起始，伴随尺神经穿臂内侧肌间隔，至臂后区，分支参入构成肘关节网。

3）尺侧下副动脉：约在肱骨内上髁上方约5cm处起始，经肱肌前面行向内下方，至肘关节附近分前、后两支，至肘部。

（2）肱静脉：有两条肱静脉伴行于肱动脉的两侧，贵要静脉在臂中点稍下方，穿经臂筋膜，注入内侧的单条肱静脉，或沿肱动脉上行至大圆肌下缘处，与肱静脉汇合成腋静脉。

4. 神经

（1）正中神经：伴随肱动脉行于肱二头肌内侧沟。在臂上部，行于肱动脉外侧，约在臂中部，斜过动脉前方至其内侧下行至肘窝。在臂部无分支。

（2）尺神经：臂上部位于肱动脉的内侧，在臂中部，尺神经与尺侧上副动脉伴行，穿臂内侧肌间隔至臂后区。在臂部无分支。

（3）桡神经：在臂上部位于肱动脉的后方，继而与肱深动脉伴行，进入肱骨肌管至臂后区。分支支配肱三头肌，末梢支为臂外侧下皮神经。

（4）肌皮神经：穿过喙肱肌至肱二头肌与肱肌之间，行向外下，终支在肘窝外上方、肱二头肌与肱肌之间穿出，移行为前臂外侧皮神经。肌支支配喙肱肌、肱肌和肱二头肌。

二、臂后区

（一）浅层结构

1. 皮肤与浅筋膜　臂后区皮肤较厚，浅筋膜较致密。

2. 浅静脉　由臂内或外侧转向前面，注入贵要静脉或头静脉。

3. 皮神经

（1）臂外侧上皮神经：为腋神经的皮支，分布于三角肌区和臂外侧上部皮肤。

（2）臂外侧下皮神经：起自桡神经，分布于臂外下部的皮肤。

（3）臂后皮神经：为桡神经的皮支，分布于臂后区中部皮肤。

（4）肋间臂神经和臂内侧皮神经：分布于臂后区内侧上、下部的皮肤。

（5）前臂后皮神经：为桡神经的皮支，分布于前臂后区外下部的部分皮肤。

（二）深层结构

1. 深筋膜与臂后骨筋膜鞘　臂后区深筋膜较厚。臂后骨筋膜鞘由臂后区深筋膜，内、外侧肌间隔和肱骨围成，内有肱三头肌、桡神经、肱深血管和尺神经等。

2. 臂肌后群　只有 1 块肱三头肌。

3. 肱骨肌管　又称桡神经管，由肱三头肌与肱骨桡神经沟围成，管内有桡神经和肱深血管通过。

4. 桡神经血管束　由桡神经和肱深血管组成，位于肱骨肌管内。

（1）桡神经：在大圆肌下缘，进入肱骨肌管，紧贴桡神经沟骨面走行，穿臂外侧肌间隔，至肘窝外侧。发出肌支支配肱三头肌。

（2）肱深动脉：在肱骨肌管内分为前、后两支，前支称桡侧副动脉，与桡神经伴行穿外侧肌间隔，后支称中副动脉，在臂后区下行。两者发支供应臂后区，并参与肘关节动脉网的组成。

（3）肱深静脉：有2条，伴行于肱动脉的两侧。

5. 尺神经　与尺侧上副动脉伴行，在臂中份以下，沿臂内侧肌间隔后方，肱三头肌内侧头前面下行至尺神经沟。

第四节　肘　　部

肘部介于臂和前臂之间，通过肱骨内、外上髁的冠状面将该部分为肘前区和肘后区。

一、肘前区

（一）浅层结构

1. 皮肤与浅筋膜　肘前区皮肤薄而柔软，浅筋膜疏松。

2. 浅静脉　头静脉和贵要静脉分别行于肱二头肌腱的外侧和内侧。肘正中静脉自头静脉分出，注入贵要静脉。前臂正中静脉常分两支，分别注入贵要静脉和头静脉。肘前区肘正中静脉是临床静脉取血的常用静脉。

3. 皮神经　前臂内侧皮神经与贵要静脉伴行，前臂外侧皮神经行于头静脉的后方，在肱二头肌腱的外侧穿出深筋膜。

4. 肘浅淋巴结　位于肱骨内上髁上方，贵要静脉附近，又称滑车上淋巴结，收集手和前臂尺侧半的浅淋巴管，其输出管伴肱静脉注入腋淋巴结。

（二）深层结构

1. 深筋膜　肘前区深筋膜上接臂筋膜，下连前臂筋膜。肱二头肌腱膜是前臂筋膜在肘窝内向外上止于肱二头肌腱内侧的肘部深筋膜。该腱膜与肱二头肌腱交接处，是触摸肱动脉搏动和测量血压的听诊部位。

2. 肘窝　肘前区略呈三角形的凹陷，尖指向远侧，底位于近侧。

（1）境界：上界为肱骨内、外上髁的连线；下外侧界为肱桡肌，下内侧界为旋前圆肌；顶由浅入深依次为皮肤、浅筋膜、深筋膜和肱二头肌腱膜；底是肱肌、旋后肌和肘关节囊。

（2）内容：肱二头肌腱位于桡侧，其尺侧为肱动脉和两条伴行静脉及桡、尺血管，最靠近尺侧为正中神经。肘深淋巴结位于肱动脉分叉处。

1）肱动脉：在约桡骨颈平面分为桡、尺动脉。桡动脉越过肱二头肌腱表面斜向外下，至前臂肱桡肌内侧；尺动脉经旋前圆肌尺头深面至前臂尺侧腕屈肌深方。

2）正中神经：越过尺血管前方，穿旋前圆肌两头之间，进入指浅屈肌深面。

3）桡神经：位于肘窝外侧的肱肌与肱桡肌之间。约在肱骨外上髁前方或稍下方，桡神经分浅、深两支，浅支经肱桡肌深面，至前臂桡动脉的外侧；深支穿旋后肌至前臂后区，改称为骨间后神经。

4）前臂外侧皮神经：于肱二头肌腱外侧穿出深筋膜。

二、肘后区

肘后区指通过肱骨内、外上髁的冠状面以后的部分，主要包括肱三头肌腱、血管和神经等结构。

（一）浅层结构

皮肤厚而松弛，浅筋膜不甚发达。在皮肤与鹰嘴之间有滑液囊，称鹰嘴皮下囊，与关节腔不相通。这些结构的特点是适应于肘关节运动。有炎症或出血时滑液囊可能肿大。

（二）深层结构

1. **深筋膜** 肘后区的深筋膜与肱骨下端和尺骨上端的骨膜紧密结合。

2. **肱三头肌腱** 下端附着于尺骨鹰嘴。肌腱的外侧有起于外上髁的前臂伸肌群。

3. **肘肌** 位于肘关节后面外侧皮下的三角形小肌，起自肱骨外上髁和桡侧副韧带，止于尺骨上端背面和肘关节囊。收缩时可协助伸肘。

4. **尺神经** 行于肱骨内上髁后下方的尺神经沟内。尺神经在此处极易受损。

（1）肘后三角：肘关节屈曲呈直角时，肱骨内、外上髁和尺骨鹰嘴 3 点构成等腰三角形，称肘后三角。三角形的尖指向远端。当肘关节伸直时，上述 3 点成一条直线。肘关节脱位或肱骨内、外上髁骨折时，三角形关系发生改变。而单纯肱骨髁以上的骨折，则不会影响三角形和直线关系。肘部损伤时，常以这些特点判断和区别是骨折还是脱位。

（2）肘外侧三角：肘关节屈曲 90°时，从桡侧观察肱骨外上髁、桡骨头与尺骨鹰嘴尖端构成一等腰三角形，称肘外侧三角。三角的中心点可作为肘关节穿刺的进针点。

（3）肘后窝：肘关节伸直时，在尺骨鹰嘴、桡骨头和肱骨小头之间形成一个小的凹陷，称肘后窝。可经此做肘关节穿刺。当肘关节积液时，此窝可因肿胀而消失。

三、肘关节动脉网

肘关节动脉网存在于肘关节周围，由肱动脉、桡动脉和尺动脉的数条分支吻合而成：①桡侧副动脉与桡侧返动脉吻合。②中副动脉与骨间返动脉吻合。③尺侧上副动脉、尺侧下副动脉后支与尺侧返动脉后支吻合。④尺侧下副动脉前支与尺侧返动脉前支吻合。在肱深动脉发出点以下结扎肱动脉时，肘关节动脉网可起到侧支循环的作用。

第五节 前 臂 部

前臂部介于肘部与手部之间，分为前臂前区和前臂后区。尺骨和桡骨居前后区之间。

一、前臂前区

前臂前区指位于尺、桡骨和前臂骨间膜以前的部分，主要包括前臂肌前群和血管神经等结构。

（一）浅层结构

前臂前区皮肤较薄，移动度大。浅筋膜中有较多的浅静脉和皮神经。

1. 头静脉　位于前臂桡侧，在前臂上半部从背面转至前面。在头静脉的外侧有时有副头静脉由背面转至前面注入头静脉。

2. 贵要静脉　位于前臂尺侧，在肘窝下方由背面转向前面。有时在贵要静脉的内侧出现副贵要静脉向上行注入贵要静脉。

3. 前臂正中静脉　行于前臂前面的正中，其管径和支数都不甚恒定，注入肘正中静脉或贵要静脉。

4. 前臂外侧皮神经　经肘正中静脉和头静脉的后方，沿前臂外侧下行，并分布于前臂外侧皮肤。

5. 前臂内侧皮神经　在前臂分成前、后两支。前支分布于前臂内侧皮肤，后支分布于前臂后内侧部皮肤。

（二）深层结构

1. 深筋膜和前臂前骨筋膜鞘　前臂前区的深筋膜薄而韧，

前臂上内侧部有肱二头肌腱膜加强，远侧在腕前部增厚，形成厚而坚韧的扁带，即腕掌侧韧带及其远侧深面的屈肌支持带。前臂前区的深筋膜向深部伸入前、后肌群之间，形成肌间隔。

（1）前臂内侧肌间隔：深筋膜在前臂内侧缘向前臂肌前、后群之间伸入，附着于尺骨鹰嘴和尺骨后缘。

（2）前臂外侧肌间隔：深筋膜在前臂外侧缘向前臂肌前、后群之间伸入，附着于桡骨外侧。

（3）前骨筋膜鞘：由前臂前区的深筋膜，内、外侧肌间隔，尺、桡骨及前臂骨间膜共同围成。鞘内有前臂肌前群，桡、尺侧血管神经束，骨间前血管神经束和正中神经等。

2. 前臂肌前群

（1）共9块，分四层。第一层有5块，从桡侧向尺侧依次为肱桡肌、旋前圆肌、桡侧腕屈肌、掌长肌和尺侧腕屈肌；第二层只有1块指浅屈肌；第三层有2块，桡侧有拇长屈肌，尺侧有指深屈肌；第四层为旋前方肌。

（2）旋前圆肌有两个头，浅头为肱头，起自肱骨内上髁；深头为尺头，起自尺骨冠突。两头之间有正中神经穿过。尺头深面有尺动脉通过。其肌纤维止于桡骨中段外侧。

（3）掌长肌肌腹短小，肌腱细长，对屈腕的功能仅起辅助作用。临床可取其腱做腱移植。

3. 血管神经束　前臂前区有4个血管神经束。

（1）桡血管神经束：由桡动脉及其2条伴行静脉和桡神经浅支组成。走行于肱桡肌内侧或深面。

1）桡动脉：动脉的两侧有桡静脉伴行，行经肱桡肌内侧。在前臂上部桡动脉位于肱桡肌与旋前圆肌之间；在前臂下部，动脉位于肱桡肌腱和桡侧腕屈肌腱之间，位置表浅，仅覆以皮肤和浅深筋膜，能摸到桡动脉的搏动，是中医诊脉的部位。桡动脉在近侧端发出桡侧返动脉，并在沿途发肌支和皮支，至邻近各肌与皮肤。在腕前区，其发出掌浅支，向下行经鱼际表面或穿鱼际至手掌，参与构成掌浅弓。

2）桡静脉：有 2 条，始终与桡动脉伴行。

3）桡神经浅支：为桡神经的皮支，沿肱桡肌的深面及桡动脉的外侧下行，行于指浅屈肌与拇长屈肌的掌侧。在前臂近侧1/3 段，两者相距较远；中 1/3 段，两者相伴于肱桡肌和桡侧腕屈肌之间；继而两者分开，桡神经浅支经肱桡肌腱深面转至前臂后区，下行分支分布至手背桡侧半和外侧两个半手指背部的皮肤。

（2）尺血管神经束：由尺动、静脉及尺神经组成。

1）尺动脉：经旋前圆肌深面，进入前臂前区。在前臂上1/3 段，行于指浅屈肌深面，在下 2/3 段位于尺侧腕屈肌与指深屈肌之间。尺动脉上端发出骨间总动脉，其又分为骨间前动脉和骨间后动脉。

2）尺静脉：有 2 条，与尺动脉伴行。

3）尺神经：从尺神经沟向下穿尺侧腕屈肌两头之间进入前臂前区，在前臂的上半部，位于指深屈肌表面，被尺侧腕屈肌遮盖，与尺动、静脉相距较远。在前臂的下半部，位于尺侧腕屈肌的桡侧，并与尺动、静脉伴行。尺神经始终行于尺动、静脉的尺侧。尺神经经腕尺侧管入手掌。其肌支支配尺侧腕屈肌和指深屈肌尺侧半，手背支自桡腕关节近侧 5cm 处分出，经尺侧腕屈肌腱与尺骨之间出转向背侧，下行至手背。

（3）正中血管神经束：由正中神经及其伴行血管组成。

1）正中神经：从旋前圆肌的两头之间穿出，进入指浅屈肌深面。在前臂中 1/3 段，正中神经位于指浅、深屈肌之间；至前臂下 1/3 段位置表浅，表面仅覆盖皮肤和浅、深筋膜。此部正中神经的外侧有桡侧腕屈肌腱，内侧有掌长肌腱，肌腱膜形成腱弓，对正中神经有保护作用。正中神经在前臂发出肌支支配旋前圆肌、桡侧腕屈肌、掌长肌和指浅屈肌。

2）正中动脉：自骨间前动脉发出与同名静脉伴行。多数为一细小的分支或缺如，伴随正中神经下降。

（4）骨间前血管神经束：由骨间前血管和神经组成。

1）骨间前神经：在正中神经穿旋前圆肌两头之间处，从神经干的背侧发出，沿前臂骨间膜的前方、拇长屈肌和指深屈肌之间下行，至旋前方肌深面，进入并支配该肌，还发出分支支配拇长屈肌和指深屈肌桡侧半。

2）骨间前动脉：由骨间总动脉分出后，在拇长屈肌和指深屈肌之间，沿骨间膜前面下行，行程中伴随同名静脉。

4. 前臂屈肌后间隙　位于前臂远侧 1/4 段的潜在性疏松结缔组织间隙，在指深屈肌和拇长屈肌腱的深面，旋前方肌的浅面，其内侧界为尺侧腕屈肌和前臂筋膜，外侧界为桡侧腕屈肌和前臂筋膜。向远侧经腕管可与掌中间隙相通。当前臂远段或手掌间隙感染时，炎症可经此间隙互相蔓延。

二、前臂后区

（一）浅层结构

前臂后区皮肤较前区稍厚，移动度小，浅静脉不发达，为头静脉和贵要静脉的远侧段及其属支。有 3 条皮神经：①前臂后皮神经分布于前臂后区中间部皮肤。②前臂内、外侧皮神经分布于前臂后区内、外侧面。

（二）深层结构

1. 深筋膜　前臂后区的深筋膜厚而坚韧，近侧部因有肱三头肌腱膜参加而增强，远侧至腕背侧增厚形成韧带。前臂后骨筋膜鞘内有前臂肌后群诸肌和骨间后血管神经束等。

2. 前臂肌后群　共 11 块，分两层，每层各 5 块，多起自肱骨外上髁。

（1）浅层：自桡侧向尺侧依次为桡侧腕长伸肌、桡侧腕短伸肌、指伸肌、小指伸肌和尺侧腕伸肌。

（2）深层：旋后肌位于上外侧，其余4块肌从桡侧向尺侧为拇长展肌、拇短伸肌、拇长伸肌和示指伸肌。

由于伸和展拇指的3块肌从深层浅出，从而将浅层肌隔又分为两组：①外侧组包括桡侧腕长、短伸肌及肱桡肌，由桡神经支配。②内侧组包括指伸肌、小指伸肌和尺侧腕伸肌，由骨间后神经支配。两组肌间的缝隙，因无神经走行，是前臂后区手术的安全入路。

3. 骨间后血管神经束　由骨间后血管和神经组成，位于前臂肌后群浅、深层之间。

（1）桡神经深支和骨间后神经：两者为同一条神经。桡神经在穿过臂外侧肌间隔后，发肌支支配桡侧腕长伸肌和肱桡肌。在肘窝外侧，肱骨外上髁前方，桡神经分为浅、深两支。桡神经深支先发肌支至桡侧腕长、短伸肌和旋后肌，然后穿入旋后肌，并在桡骨头下方5~7cm处穿出该肌，改称为骨间后神经，下行于前臂肌后群浅、深两层之间，分支至前臂肌后群其余诸肌。

（2）骨间后动脉：骨间总动脉的分支，与同名静脉相伴行，穿前臂骨间膜上缘上方，进入前臂后区。在前臂后区，骨间后动脉初居旋后肌深面，后从该肌下缘与拇长展肌起始部上缘间穿出，进入前臂肌后群浅、深层之间，渐与同名神经伴行，分支营养邻近各肌。

第六节　腕　和　手

腕介于前臂和手之间，其上界为尺、桡骨茎突近侧基部的环线，下界相当于屈肌支持带的下缘水平，即拇指掌骨底平面。

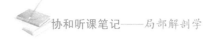

手分为手掌、手背和手指三部分。

一、腕

腕是前臂的屈、伸肌腱和血管、神经到达手的通路，可分为腕前区与腕后区。

（一）腕前区

1. 浅层结构　皮肤及浅筋膜薄而松弛，浅筋膜内有前臂内、外侧皮神经的分支分布，并有数量较多的浅静脉和浅淋巴结。

2. 深层结构

（1）腕掌侧韧带：前臂深筋膜向下延续，在腕前区增厚形成腕侧掌韧带，对前臂屈肌腱有固定、保护和支持作用。

（2）屈肌支持带：位于腕掌侧韧带的远侧深面，又称腕横韧带，是厚而坚韧的结缔组织扁带，其尺侧端附于豌豆骨和钩骨钩，桡侧端附于手舟骨和大多角骨结节。

（3）腕尺侧管：腕掌侧韧带的远侧部分与屈肌支持带之间的间隙，内有尺神经和尺动、静脉通过。尺神经在腕部易受损伤。

（4）腕管：由屈肌支持带与腕骨沟共同围成。管内有指浅、深屈肌腱及屈肌总腱鞘、拇长屈肌腱及其腱鞘和正中神经通过。在管内，各指浅、深屈肌腱被屈肌总腱鞘（形成尺侧囊）包裹；拇长屈肌腱被拇长屈肌腱鞘（形成桡侧囊）包绕。

屈肌总腱鞘常与小指指滑膜鞘相通。拇长屈肌腱鞘一直延续到拇指的末节，故拇长屈肌腱鞘与拇指的指滑膜鞘相连。正中神经在腕管内变扁平，紧贴屈肌支持带桡侧端的深面，腕骨骨折时可压迫正中神经，导致腕管综合征。

（5）腕桡侧管：屈肌支持带桡侧端分两层附着于舟骨结节和大多角骨结节，其间的间隙称为桡侧腕管，内有桡侧腕屈肌腱及其腱鞘通过。

（6）桡动脉及静脉：在屈肌支持带的上方，位于肱桡肌与桡侧腕屈肌腱之间。桡动脉在平桡骨茎突水平发出掌浅支，向下入手掌。桡动脉本干绕过桡骨茎突的下方，经拇短伸肌腱和拇长屈肌腱之间达鼻烟窝，再经第 1、2 掌骨间隙之间进入手掌，与尺动脉的掌深支吻合形成掌深弓。

（7）掌长肌腱：细而表浅，在腕上部贴正中神经表面下行，至屈肌支持带上缘分开，正中神经进入腕管，掌长肌腱经该韧带的浅而下行入手掌，续为掌腱膜。

（二）腕后区

1. 浅层结构　皮肤比腕前区厚，浅筋膜薄，内有浅静脉及皮神经。

（1）头静脉和贵要静脉分别起始于腕后区桡侧和尺侧的浅筋膜内。

（2）桡神经浅支与头静脉伴行，越过腕背侧韧带的浅面下行，在"鼻烟窝"附近分为 4~5 支指背神经分布至桡侧三个半指指背及其所对应的手背皮肤。

（3）尺神经手背支在腕关节上方由尺神经分出，经尺侧腕屈肌腱和尺骨之间转入腕背部，分支至手背皮肤，并发出数条指背神经。在腕后区正中部有前臂后皮神经的终末支分布。

（4）"鼻烟窝"的桡侧界为拇长展肌腱和拇短伸肌腱，尺侧界为拇长伸肌腱，近侧界为桡骨茎突，窝底为手舟骨和大多角骨。在窝内有桡动脉通过。此处是切开拇伸肌腱鞘和结扎桡动脉的合理途径。

2. 深层结构

（1）伸肌支持带：由腕背部深筋膜增厚形成，又称腕背侧韧带，其内侧附于尺骨茎突和三角骨，外侧附于桡骨远端外侧缘。伸肌支持带向深方发出五个纤维隔，附于尺、桡骨的背面，使之形成六个骨纤维性管道，九块前臂后群肌的肌腱及腱鞘在管内通过。

（2）腕伸肌腱及腱鞘：从桡侧向尺侧排列，依次通过各骨纤维管的肌腱为：①拇长展肌和拇短伸肌腱及其腱鞘。②桡侧腕长、短伸肌腱及其腱鞘。③拇长伸肌腱及其腱鞘。④指伸肌腱与示指伸肌腱及其腱鞘。⑤小指伸肌腱及其腱鞘。⑥尺侧腕伸肌腱及其腱鞘。

二、手掌

手掌略呈四边形，是腕和手指的过渡区。

（一）浅层结构

皮肤厚而坚韧，缺乏弹性，无毛囊，也无皮脂腺，但有丰富的汗腺。浅筋膜在鱼际处较疏松，在掌心部非常致密，有许多纤维穿行，将皮肤与掌腱膜紧密连接，并将浅筋膜分隔成无数小格。浅血管、淋巴管及皮神经行于其内。

1. 尺神经掌支　沿尺神经前方下降至手掌，穿深筋膜浅出，分布于小鱼际皮肤。

2. 正中神经掌支　在屈肌支持带上缘处自正中神经分出，经屈肌支持带的表面穿出深筋膜，分布于手掌中部及鱼际的皮肤。

3. 掌短肌　属于退化的皮肌，位于小鱼际近侧部的浅筋膜内，收缩时对浅筋膜有固定作用，并可保护其深面的尺神经和尺血管。

（二）浅层结构

1. 深筋膜　分为浅、深两层。

（1）浅层：为覆盖于鱼际肌、小鱼际肌和指屈肌腱浅面的致密结缔组织膜。此膜又分为三部，分别为掌腱膜、鱼际筋膜和小鱼际筋膜。

1）掌腱膜：由掌长肌腱散开的腱纤维与手掌中部的深筋膜浅层融合而成，使该部深筋膜增厚形成有光泽的腱膜性纤维组织膜。掌腱膜呈一尖向近侧的三角形。其远侧部分成四束纵行纤维，行向第2~5指末节指指骨底。掌长肌收缩时，掌腱膜使掌心皮肤紧张，利于牢固地抓握。

在掌骨头处，掌腱膜深层的横行纤维与其向远端发出的四束纵行纤维之间，围成三个纤维间隙，称指蹼间隙。内含大量脂肪、指血管、神经和蚓状肌腱，是手掌、手背和手指的掌、背侧之间的通道。

2）鱼际筋膜：被覆于鱼际肌表面的掌部深筋膜浅层。

3）小鱼际筋膜：被覆于小鱼际肌表面的掌部深筋膜浅层。

（2）深层：手掌深筋膜的深层包括骨间掌侧筋膜和拇收肌筋膜，较浅层薄弱。

1）骨间掌侧筋膜：覆盖于骨间掌侧肌和掌骨的表面，位于诸指深屈肌腱的深方。

2）拇收肌筋膜：骨间掌侧筋膜在第3掌骨前面向桡侧分出一部分，覆盖在拇收肌表面，称拇收肌筋膜。

2. 骨筋膜鞘　从掌腱膜的外侧缘发出一纤维组织隔，经鱼际肌和示指屈肌腱之间向深层伸入，附于第1掌骨，此纤维隔称为掌外侧肌间隔。从掌腱膜的内侧缘发出一纤维隔，经小鱼际和小指屈肌腱之间走向深部，附于第5掌骨，此纤维隔称为掌内侧肌间隔。这样，在手掌形成3个骨筋膜鞘，即外侧筋膜鞘、中间筋膜鞘和内侧筋膜鞘。

（1）外侧筋膜鞘：又称鱼际鞘，由鱼际筋膜、掌外侧肌间隔和第1掌骨围成。内含拇短展肌、拇短屈肌、拇对掌肌、拇长屈肌腱及其腱鞘，以及至拇指的血管、神经等。

（2）中间筋膜鞘：由掌腱膜，掌内、外侧肌间隔，骨间掌侧筋膜及拇收肌筋膜共同围成。其内有指浅、深屈肌腱，蚓状肌、屈肌总腱鞘、掌浅弓、指血管和神经等。

（3）内侧筋膜鞘：又称小鱼际鞘，由小鱼际筋膜、掌内侧肌间隔和第 5 掌骨围成。其内有小指展肌、小指短屈肌、小指对掌肌和至小指的血管、神经等。

此外，在中间格的后方外侧半还有拇收肌鞘，由拇收肌筋膜、骨间掌侧筋膜、第 1 掌骨和第 3 掌骨共同围成，该鞘包绕拇收肌。拇收肌与骨间掌侧筋膜之间的腔隙，称拇收肌后隙。

3. 筋膜间隙 位于掌中间鞘深部，包括外侧的鱼际间隙和内侧的掌中间隙。两间隙被掌中隔分开。掌中隔是连结于掌腱膜与骨间掌侧筋膜之间的纤维组织隔，包绕示指屈肌腱和第 1 蚓状肌后，附着于第 3 掌骨，将手掌筋膜间隙分隔为掌中间隙和鱼际间隙。

（1）掌中间隙：位于掌中间鞘尺侧半的深方。前界自桡侧起，依次为 3~5 指屈肌腱、第 2~4 蚓状肌；后界为掌中隔后部，第 3、4 掌骨，骨间肌及其前面的骨间掌侧筋膜；内侧界为内侧肌间隔，外侧界为掌中隔。掌中间隙向远侧沿第 2~4 蚓状肌管与 2~4 指蹼间隙相通，进而可通向手背。掌中间隙的近侧达屈肌总腱鞘的深面，可经腕管与前臂屈肌后间隙相交通。此间隙感染时，可经上述渠道蔓延。

（2）鱼际间隙：位于掌中间鞘桡侧半深方。前界为掌中隔前部、示指屈肌腱、第 1 蚓状肌；后界为拇收肌筋膜；外侧界为外侧肌间隔；内侧界为掌中隔后部。鱼际间隙向远端经第 1 蚓状肌管通向示指背侧，其近端为盲端。

4. 手肌 有三群，外侧群包括拇短展肌、拇短屈肌、拇对掌肌和拇收肌。中间群包括蚓状肌、骨间掌侧肌和骨间背侧肌。内侧群包括小指展肌、小指短屈肌和小指对掌肌。

5. 血管 手的血液供应来自桡、尺动脉的分支，彼此吻合成掌浅弓和掌深弓。

（1）掌浅弓：由尺动脉终支和桡动脉的掌浅支吻合而成。位于掌腱膜深面，屈指肌腱及屈肌总腱鞘、蚓状肌的浅面。掌浅弓发出掌侧总动脉至手指。

1）指掌侧总动脉：3 条，由掌浅弓凸侧缘发出，进而再各自分为两支指掌侧固有动脉。

2）小指尺掌侧动脉：发自掌浅弓凸侧的尺侧缘，分布于小指尺侧缘。

（2）掌深弓：约 95% 以上由桡动脉终支和尺动脉的掌深支吻合而成。该弓位于骨间掌侧肌与骨间掌侧筋膜之间。掌深弓的凸侧发出 3 条掌心动脉，沿骨间掌侧肌前面下行，至掌指关节处分别与相应的指掌侧总动脉吻合。掌深弓及其分支有同名静脉伴行。桡动脉从手背间隙穿第 1 掌骨间隙先发出拇主要动脉，拇主要动脉分三支，分布与拇指两侧缘和示指桡侧缘。

6. 神经 手掌面有尺神经、正中神经及其分支分布。

（1）尺神经：主干经屈肌支持带的浅面，尺动脉的尺侧下行进入手掌，至豌豆骨的外下方分为浅、深两支。

1）尺神经浅支：行于尺动脉内侧，发出分支至掌短肌，并在该肌深面分为指掌侧固有神经和指掌侧总神经。指掌侧固有神经分布于小指掌面尺侧缘；指掌侧总神经至指蹼间隙处，又分为两条指掌侧固有神经，分布于小指、环指相对缘的皮肤。

2）尺神经深支：含运动纤维。与尺动脉掌深支伴行，穿经小鱼际肌起始处后，伴行于掌深弓，发出分支至小鱼际诸肌，7 块骨间肌，第 3、4 蚓状肌和拇收肌。损伤后，因拇收肌、骨间肌和小指展肌瘫痪，使各手指不能内收和外展，表现为"爪形手"。

（2）正中神经：经腕管进入手掌，通常行于腕管之后立即分为两支，与掌浅弓同位于掌腱膜的深面、屈肌腱浅面。

1）外侧支：较小，此支先发出一支正中神经返支，进入鱼际肌，再分成三支指掌侧固有神经，分别分布于拇指两侧、示指桡侧掌面皮肤。返支约在屈肌支持带下缘处发出，勾绕拇短屈肌内侧缘向近侧走行，分支支配拇短屈肌、拇短展肌和拇对掌肌。返支在手部位置表浅，易受损伤。损伤时拇指功能部分丧失。

2）内侧支：较大，立即分为两条指掌侧总神经。指掌侧总神经与同名血管伴行，至指蹼间隙处，在同名动脉分支的近侧分为两支指掌侧固有神经，分布于第2~4指相对缘皮肤。

3）正中神经还发出肌支支配第1、2蚓状肌。

三、手背

手背分为腕背和掌背，其皮肤和皮下组织都较薄。因此伸指肌腱在皮肤表面的隆起清晰可见。全部掌骨也皆可触及。当拇指内收时，第1骨间背侧肌隆起，其近端恰为桡动脉入掌处，故可在此触及桡动脉。

（一）浅层结构

皮肤薄而柔软，富有弹性，有毛和皮脂腺。手背皮肤只有横行的张力线而没有螺纹，故握拳时皮肤紧张，伸指时也不太松弛。皮肤切口应按张力线方向切开。手背的浅筋膜很薄而疏松，使皮肤的移动性较大，其内布满静脉、浅淋巴管和皮神经。

1. **手背静脉网**　浅筋膜内丰富的浅静脉互相吻合形成手背静脉网。手背静脉网的桡侧半与拇指的静脉汇集形成头静脉，尺侧半与小指的静脉会合形成贵要静脉。手的静脉回流一般由掌侧流向背侧，从深层流向浅层。是静脉输液常用的静脉。

2. **浅淋巴管**　手背的淋巴回流与静脉相似，也参与形成丰富的淋巴管网。手掌远端的浅淋巴管网在指蹼间隙处流向手背淋巴管网，因此，当手部有感染时，手背较手掌肿胀明显。

3. **桡神经浅支**　分布于手背桡侧半皮肤，并发出五条指背神经分布于拇指、示指和中指近节相对缘的皮肤。

4. **尺神经手背支**　在手背发出，分布于手背尺侧半皮肤，再分出五条指背神经分布于小指、环指和中指相对缘的皮肤。

（二）深层结构

1. **手背腱膜**　指伸肌腱与手背筋膜的浅层结合形成手背腱膜。腱膜的两侧分别附于第2、5掌骨。

2. **骨间背侧筋膜**　覆盖在第2~5掌骨和第2~4骨间背侧肌表面的手背筋膜深层。在各掌骨近端骨间背侧筋膜以纤维隔与手背腱膜相连结，远端在指蹼处手背筋膜的两层相结合。

3. **筋膜间隙**　手背的筋膜在掌骨的近、远端彼此结合，因此在浅筋膜、手背腱膜和骨间背侧筋膜之间形成两个筋膜间隙。

（1）手背皮下间隙：为浅筋膜与手背腱膜之间的间隙。

（2）腱膜下间隙：为手背腱膜与骨间背侧筋膜之间的间隙。

两个间隙相互交通，当手背感染时，整个手背肿胀明显。

4. **指伸肌腱**　在手背有四条，分别走向第2~5指，并在近节指骨底移行为指背腱膜。指伸肌腱扁而薄，在接近掌骨头处，各腱之间被斜行的腱纤维束连结，称为腱间结合。伸指时各腱彼此牵扯，协同动作。

四、手指

手指借掌指关节与手掌相连，运动灵活。手指分掌侧和背侧。拇指腕掌关节为鞍状关节，能完成拇指的对掌运动，运动范围最大，是实现手的握、持、捏、拿功能的重要部分。

（一）浅层结构

1. **皮肤**　掌侧的皮肤厚于背侧，富有汗腺。

2. 浅筋膜　　手指掌面的浅筋膜较厚，其内疏松结缔组织常聚积成球状，有许多纤维隔介于其间，将皮肤直接连于指屈肌腱鞘。刺伤感染时，常导致腱鞘炎。

3. 指髓间隙　　又称指髓，位于各指远节指骨远侧 4/5 段掌侧的骨膜与皮肤之间。间隙两侧、掌面和各指末端都是致密的皮肤；近侧有纤维隔连于指远纹皮下和指深屈肌腱的末端，将指髓封闭成一个密闭的间隙。许多纤维隔连于远节指骨骨膜和指腹之间，将指腹的脂肪分成许多小叶，内有血管和神经末梢。

由于指髓周边是封闭，且内有丰富的血管、淋巴管和神经末梢，指端感染时，肿胀明显，局部压力升高，刺激神经末梢引起剧烈疼痛；也可压迫滋养动脉，导致远节指骨远侧部坏死。此时，应及时行指端侧方切开引流术，并需切断纤维隔，方能引流通畅。

4. 手指的血管和神经　　各手指均有两条指掌侧固有动脉和两条指背动脉，并分别与同名神经伴行于指掌侧面与背侧面交界线上的前后方。手指的浅静脉主要位于指背皮下。浅淋巴管与指腱鞘、指骨骨膜的淋巴管交通，一旦有感染可相互蔓延。

（二）深层结构

1. 指浅、指深屈肌腱　　拇指有一条屈肌腱，其余各指均有浅、深两条肌腱，行于各指的指腱鞘内。

（1）在近节指骨处，指浅屈肌腱位于指深屈肌腱的掌侧，沿两侧包绕指深屈肌腱，继而向远侧分成两股，附于中节指骨的两侧缘，其中间形成腱裂孔，容指深屈肌腱通过。

（2）指深屈肌腱出腱裂孔后，止于远节指骨底。指浅屈肌主要屈近侧指间关节，而指深屈肌主要屈远、近侧指间关节。两腱各有独立的活动范围，又互相协同增强肌力。

2. 指腱鞘　　包绕指浅、深屈肌的鞘管，由腱纤维鞘和腱滑膜鞘两部分构成。

（1）腱纤维鞘：手指深筋膜增厚，附着于指骨及其关节囊的两侧，形成一骨纤维性管道，对肌腱起约束、支持和滑车作用，并增强肌拉力。

（2）腱滑膜鞘：为包绕各指屈肌腱的双层滑膜所形成的囊管状结构，位于腱纤维鞘内。分脏、壁两层，脏层包绕肌腱表面，壁层贴附于腱纤维鞘的内面和骨面。

1）从骨面移行到肌腱的双层滑膜部分称为腱系膜，内有出入肌腱的血管和神经。

2）由于肌腱经常活动，腱系膜大部分消失，仅在血管出入处保留下来，称为腱纽。

3）腱滑膜鞘的两端封闭。拇指与小指的滑膜鞘分别与桡侧和尺侧囊相通，第2~4指的滑膜鞘从远节指骨底向近侧延伸，直达掌指关节处延伸至远节指骨底。

3. 指伸肌腱　手背的指伸肌腱越过掌骨头后向两侧扩展，包绕掌骨头和近节指骨背面，形成指背腱膜，又称腱帽。指背腱膜向远侧分成三束，中间束止于中节指骨底，两条侧束在中节指骨背面合并后，止于远节指骨底。各束都有肌腱加强。指伸肌腱断裂，各关节呈屈曲状态，中间束断裂近侧指关节不能伸直，两条侧束断裂，远侧指关节不能伸直。

第七节　上肢的解剖操作

一、解剖腕前区与腋窝

（一）切口

人体仰位，为避免损伤深层结构，切皮时应浅些，具体切口如下。

1. 胸前正中切口　自胸骨柄上缘沿前正中线向下切至剑突。

2. 胸上界切口　自正中切口中端向外沿锁骨切至肩峰。

3. 胸下界切口　自正中切口下端向外下沿肋弓切至腋后线。

4. 胸部斜切口　自正中切口下端向外上方切至乳晕，环绕乳晕，继续向外上方经腋前襞切至上臂前面正中，再沿臂前面正中向下，切至臂中部，然后折转向内侧，横切至臂内侧缘。

将上内、下外两块皮瓣翻向外侧，上内侧皮片翻至臂外侧，下外侧皮片翻至腋后襞。

（二）解剖层次

1. 解剖浅层结构

（1）解剖女性乳房：自乳头根部向上做垂直切口，自乳头根部外侧缘向外侧做水平切口。在乳房外上象限剥除皮肤，用剪刀尖清除乳腺表面的脂肪组织，修理出乳腺叶的轮廓。在已剥除了乳晕皮肤的部位，以乳头为中心，用刀尖沿放射方向轻划，仔细剖出输乳管，并追踪其至乳腺叶。在乳头处，观察输乳管。

（2）解剖肋间神经前皮支：沿胸骨侧缘外侧 2~3cm 切开浅筋膜，提起浅筋膜向外侧剥离翻开。可见第 2~7 肋间神经前皮支和胸廓内动脉的穿支穿出肋间隙前部。时间关系，寻认 3~4 支也可。

（3）解剖肋间神经外侧皮支：沿腋中线附近，胸大肌下缘稍后方，切开浅筋膜，并翻向前，可见肋间神经外侧皮支穿出肋间隙外侧部，其中第 2 肋间神经的外侧皮支发出肋间臂神经走向外侧，经腋窝皮下至臂内侧部上份的皮肤。

2. 解剖深层结构

（1）观察胸前筋膜及腋筋膜：除去所有的浅筋膜，显露出胸前外侧壁的深筋膜。胸前外侧壁的深筋膜分浅、深两层。浅层覆盖胸大肌，深层包被胸小肌，在该肌下缘处向下至腋窝底，形成腋悬韧带，续于腋筋膜。

（2）找出头静脉：沿三角肌胸大肌间沟切开深筋膜，找到头静脉末端，向近侧修洁至锁骨下窝处。细心剥离，常见 2~3 个锁骨下淋巴结沿头静脉末端排列。在锁骨下窝处不宜深剥，以免损伤此处锁胸筋膜及其深面的结构。

（3）解剖胸大肌

1）清除胸大肌表面的浅、深筋膜，显露胸大肌的境界，观察其形态、起止点和肌纤维方向。

2）在胸大肌锁骨部和胸肋部之间，用剪刀钝性分离肌纤维，将肌与胸壁分离。分离时可摸到胸肩峰动、静脉和胸外侧神经。

3）可沿胸大肌锁骨起点下方，胸肋部外侧与腹部起点外上，距起点 2cm 处弧形切断胸大肌的起始部，由下内向上外掀起该肌，显露胸小肌和锁胸筋膜。翻开时可见，在胸小肌上缘穿过锁胸筋膜进入胸大肌深面。将胸大肌再向外翻，还可见到胸内侧神经的分支穿出胸小肌表面进入胸大肌。

4）清理和观察进入胸大肌的这些血管和神经后，在神经血管入肌处，将它们切断。将胸大肌充分掀向外侧至其止点处。

（4）观察锁胸筋膜：附着于锁骨下肌、胸小肌和喙突之间的深筋膜，即为锁胸筋膜。细心剥离此筋膜，可见有胸肩峰血管、胸外侧神经和头静脉穿过，还可见到该筋膜与深面的腋鞘及腋静脉紧密结合。保留穿过锁胸筋膜的各结构，除去该筋膜；显露和切开腋鞘，分离出其包被的腋血管和臂丛各束。

（5）解剖穿锁胸筋膜的血管神经

1）解剖胸外侧神经：小心剥离和追踪胸外侧神经，可见其起自臂丛外侧束，经腋动脉前方，至锁胸筋膜深面，观察其分支分布。

2）解剖胸肩峰动脉：剥离胸肩峰动脉，追踪至腋动脉处，观察其分支分布。

3）解剖头静脉和锁骨下淋巴结：在锁骨下方，头静脉末端附近，可见数个锁骨下淋巴结，观察后清除，修洁头静脉末端直至注入腋静脉处。

（6）解剖胸小肌表面及下缘的结构：清理胸小肌表面的筋膜，观察其形态、起止。在胸小肌表面，可见胸内侧神经从深方穿出后进入胸大肌。在胸小肌起点稍外上方切断该肌并翻向上方，游离至其抵止的喙突处，打开腋窝前壁。翻开时，将进入该肌的胸内侧神经及伴行血管充分游离，尽量保留。

1）剖查胸外侧动脉：在胸小肌下缘以下，前锯肌表面寻找和剥离胸外侧动脉及伴行静脉，追踪该动脉至腋动脉起始处。

2）观察胸肌淋巴结：该组淋巴结沿胸外侧血管排列，观察后可清除。

（7）解剖腋窝的血管神经

1）小心除去腋窝外侧壁的疏松结缔组织和残留的腋鞘及血管周围的外侧淋巴结。

2）解剖腋窝底。将臂外展，细心清除腋筋膜及其深面的疏松结缔组织，观察位于其内的中央淋巴结，观察后清除。

3）从喙突向下修洁肱二头肌短头和喙肱肌。

4）在喙肱肌内侧剖出进入该肌的肌皮神经及正中神经外侧根和正中神经，并观察臂丛外侧束。

5）循正中神经向内上，剖出正中神经内侧根及位于两根之间的腋动脉，查看臂丛内侧束。

6）切断腋静脉的属支，保留腋静脉主干。

7）剖出位于腋动、静脉之间较粗的尺神经和前臂内侧皮神经及位于腋静脉内侧的臂内侧皮神经。

8）将胸小肌复位，观察腋动脉的第1、2、3段，剖出各段的分支。

9）在腋动脉后方，找出桡神经。

（8）解剖腋窝后壁穿三边孔、四边孔

1）解剖穿三边孔的血管：在肩胛下肌和大圆肌表面分离出肩胛下动脉及其分支胸背动脉和旋肩胛动脉，追踪旋肩胛动脉向后穿三边孔。

2）解剖查穿四边孔的结构：于腋动脉后方清理出腋神经和旋肱后动脉，向后追踪以上结构穿四边孔。

（9）解剖胸背神经：剖出与胸背动脉伴行的胸背神经，追踪至背阔肌。

（10）解剖肩胛下神经上、下支以及腋窝内侧壁的结构

1）在腋窝后壁上部找出肩胛下神经上支，该支常分两支，分布于肩胛下肌和小圆肌；在肩胛下动脉后方剖出肩胛下神经下支，追踪至大圆肌。

2）清理前锯肌，在胸大肌下缘可见胸外侧动脉的分支与属支。在胸外侧血管的后方，沿腋中线附近剖出胸长神经，向上、下略加追踪，观察其分布。

二、解剖臂前区、肘前区与前臂前区

（一）切口

上肢平置外展，手掌向上。皮肤切口尽量浅些，具体切口如下。

1. 在臂前区、肘前区和前臂前区做一纵切口，自臂上部横切口中点开始，沿上肢前面中线向远侧纵行切开皮肤直至腕前区。

2. 在腕远纹做一横切口，与纵切口相交，并向两侧切至肱骨内、外侧缘。

3. 在肘前区做一横切口，与纵切口相交，并向两侧切至肱

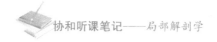

骨内、外上髁稍后方。将剥离的皮肤翻向两侧。

（二）解剖层次

1. 解剖浅层结构

（1）解剖头静脉及前臂外侧皮神经：①沿三角肌胸大肌间沟向下追踪已经解剖出的头静脉，修洁至腕前区。保留头静脉，除去臂前区的浅筋膜。②在肘部前面、肱二头肌腱外侧，寻找从深筋膜穿出的前臂外侧皮神经，向下追踪至腕前区，观察其与头静脉的伴行关系。

（2）解剖贵要静脉及前臂内侧皮神经：①在肱二头肌内侧沟中部寻找贵要静脉，向上追踪至臂中点穿入深筋膜处，向下追踪至腕前区。②在臂上部内侧找出已剖出的前臂内侧皮神经，向下追踪，可见其在臂内侧中、下 1/3 交界处穿出深筋膜，向下与贵要静脉伴行至腕前区。

（3）解剖臂内侧皮神经：沿已剖出的臂内侧皮神经向下追踪，可见其在臂内侧上部穿出深筋膜，分布于臂内侧皮肤。

（4）解剖肘正中静脉：在肘前区的浅筋膜内寻找连接头静脉和贵要静脉之间的肘正中静脉，观察其连接类型后予以切除。

（5）寻找肘淋巴结：在肱骨内上髁上方、贵要静脉附近寻找肘浅淋巴结，观察后可切除。

2. 解剖臂部深筋膜

（1）清除臂前区残余的浅筋膜，保留已剖出的浅静脉和皮神经，显露深筋膜。

（2）从臂上部起，沿前面正中线纵行切开深筋膜，在肘前区做一横切口，将臂部深筋膜翻向两侧，观察臂部深筋膜发出的臂内、外肌间隔，探查其位置和附着部位。

（3）修洁、分离和观察臂肌前群的三块肌。

3. 观察肱二头肌内、外侧沟

（1）解剖正中神经：自腋窝向下沿肱二头肌内侧沟追踪正中神经，观察其与肱动脉的位置关系。

（2）修洁肱动脉：在大圆肌下缘向下修洁肱动脉及其两侧伴行的肱静脉直至肘窝。观察和保留贵要静脉，切除肱静脉其他属支，保留肱静脉本干。

（3）解剖肱动脉的分支

1）在臂上部，大圆肌腱稍下方，找出由肱动脉后内侧壁发出的肱深动脉，向外下方追踪其和桡神经伴行穿入肱骨肌管处为止。

2）在臂中部稍上方，喙肱肌止点平面，找出肱动脉后内侧壁发出细长的尺侧上副动脉，修洁与观察其与尺神经穿臂内侧肌间隔入臂后区。

3）在肱骨内上髁上方约5cm处找出尺侧下副动脉，观察其走行。

4）仔细寻认肱动脉的肌支，观察分布。

（4）解剖尺神经：从臂丛内侧束向下追踪尺神经至臂中部并修洁之，观察其与肱动脉的位置关系，在臂内侧肌间隔处剥离尺神经至臂后区。

（5）解剖肱二头肌外侧沟内

1）已剖出的头静脉沿外侧沟上行，进入胸大肌三角肌间沟。

2）在三角肌止点下方2.5cm处，分离肱桡肌和肱肌，游离出桡神经至外侧沟，并寻认其肌支，在肱骨外上髁前方剖出桡神经分出的浅、深两支。继续剥离浅支至肱桡肌深面，向下剥离深支至其穿旋后肌外。

4. 解剖前臂深筋膜、肱二头肌腱膜及腕掌侧韧带　清除肘窝、前臂前区及腕前区的浅筋膜，保留已分离出的浅静脉和皮神经，显露和观察前臂深筋膜，纵行切开并将其翻向两侧。探查前臂内、外侧肌间隔，观察其位置与附着部位。修洁和保留肱二头肌腱膜，观察腕前区深筋膜，可见有横行纤维增厚的部分，即腕掌侧韧带。切除位于桡侧的腕掌侧韧带，显露位于其远侧深面的屈肌支持带。

5. 解剖肘窝

（1）清理肘窝的境界：找到肱二头肌腱后，在其内侧切断肱二头肌腱膜和肘窝内的深筋膜，修洁旋前圆肌和肱桡肌，观察肘窝的境界，显露肘窝的内容。

（2）解剖肘窝

1）用剪刀分离找出肱二头肌腱，用解剖刀修洁肱二头肌腱，进而向内分离旋前圆肌，用解剖刀剥除旋前圆肌表面的深筋膜。

2）肱二头肌腱的内侧，分离剖出肱动脉的末端至分为桡、尺动脉为止，切除伴行静脉。

3）于肱动脉的内侧修洁正中神经，向下追踪至其穿入旋前圆肌两头之间。

4）沿正中神经主干插入止血钳，将旋前圆肌肱头切断并翻向外下方，显露正中神经和该肌的尺头。

5）在正中神经的背侧寻找骨间前神经。

6）拉开旋前圆肌尺头，寻找其深方通过的尺动脉及其发出的骨间总动脉。

6. 解剖前臂前区

（1）观察前臂肌前群浅层：①清理肱桡肌表面的筋膜。②清理起自肱骨内上髁的浅层肌；观察和辨认各肌的名称、排列顺序、走行和终止部位。③从前臂下1/3将浅层的肌及其肌腱与指浅屈肌分离。

（2）解剖桡侧血管神经束：将肱桡肌拉向外侧，修洁桡动脉和桡神经浅支，观察两者之间的位置关系。追踪桡神经浅支至前臂中、下 1/3 交界处，经肱桡肌腱深面转向背侧；桡动脉在桡骨茎突下方转向手背，寻认桡动脉的分支。

（3）解剖尺侧血管神经束：将尺侧腕屈肌拉向内侧，找出尺动脉和尺神经，向上追踪尺神经至尺神经沟处，向下追踪至腕前区，寻找尺神经的分支。观察尺神经和尺动脉间的位置关系。

（4）解剖正中神经：在旋前圆肌两头之间找出已剖出的正中神经，追踪至指浅屈肌和指深屈肌之间。在前臂上段，分离出正中神经分支——骨间前神经。

（5）解剖观察前臂肌前群深层：将指浅屈肌拉向内侧，观察深面的拇长屈肌和指深屈肌的位置与形态。在腕上方分开两肌，观察旋前方肌的位置和形态。

7. 解剖骨间总动脉和骨间前神经血管束　在旋前圆肌尺头深面，查找已剖出的骨间总动脉，向外下剥离此动脉至前臂骨间膜上缘处，查看分出的骨间前、后动脉。在拇长屈肌与指深屈肌之间寻找骨间前动脉和骨间前神经，追踪至旋前圆肌上缘。观察骨间后动脉穿经前臂骨间膜上缘至前臂骨间膜后方。

8. 观察前臂屈肌后间隙　在腕上方，观察拇长屈肌、指深屈肌与旋前方肌之间的前臂屈肌后间隙。插入刀柄伸向腕管，理解其交通关系。

三、解剖三角肌区、肩胛区、臂后区、肘后区及前臂后区

（一）切口

人体俯卧，上肢外展，做下列皮肤切口。

1. 背正中切口　自枕外隆凸向下，沿后正中线垂直切至第 5 腰椎棘突处。

2.肩部横切口　自第 7 颈椎棘突尖向两侧肩峰做一水平切口。

3.肩胛下角横切口　在平肩胛骨下角高度，从正中线向两侧切至腋前线。

4.上肢纵切口　从肩部沿臂后中线向下切至腕背部（若经前面的切口已剥离了皮肤，可以不再做切口）。

5.肘后横切口　在肘后区做一横切口与肘前区横切口相接。

6.腕部横切口　在腕背做一横切口与腕前区横切口相接。

剥离皮肤，翻开皮瓣，显露浅筋膜。

（二）层次解剖

1.解剖浅筋膜及浅层结构

（1）解剖肩胛区的皮神经：①在肩胛冈平面，用剪刀分离找出第 2 脊神经后支的皮支。②尝试在其上、下方的肋间隙中分离找出第 1、第 3 脊神经后支的皮神经。

（2）解剖上肢后面的皮神经：①在三角肌后缘中点下方找出臂外侧皮神经，在臂后区中部找出臂后皮神经。②在臂后中、下 1/3 交界处外侧部找出前臂后皮神经。③在前臂后区下部的内外侧部寻找贵要静脉、头静脉和前臂内、外侧皮神经，在中间部剖出前臂后皮神经。

（3）保留皮神经，除去所有浅筋膜，显露深筋膜。

2.解剖肩胛区与三角区

（1）解剖肩胛上动脉和肩胛上神经

1）清除斜方肌表面的浅、深筋膜，沿肩胛冈切断斜方肌的附着点。将该肌翻起，清理辨认肩胛骨后面的上肢带肌。

2）将冈上、下肌在中份切断翻起，剖查肩胛上动脉和肩胛上神经，寻找位于两肌深面的肩胛上动脉和肩胛上神经。

（2）解剖腋神经和旋肱后动脉

1）修洁小圆肌、大圆肌和肱三头肌长头，从后方观察三边孔和四边孔的境界。

2）清除三角肌表面的深筋膜，将手指自三角肌后缘探入，把肌肉与其深部的结构分开。沿三角肌的起点（留下约1cm）处切断三角肌，翻向外侧。

3）用剪刀分离四边孔，找出腋神经和旋肱后动脉的主干，去除伴行静脉。观察腋神经和旋肱后动、静脉从四边孔穿出后进入三角肌和小圆肌的情况。

（3）解剖旋肩胛动脉：在三边孔内清理旋肩胛动脉和静脉，继续修洁穿出三边孔后的旋肩胛动脉直至冈下窝。

3. 解剖臂后区与肘后区

（1）解剖桡神经和肱深动脉：①修洁肱三头肌表面的深筋膜。②在肱三头肌长头和外侧头之间钝性分离，寻找桡神经和肱深动脉进入肱骨肌管处，将镊子沿桡神经走行方向插入肱骨肌管，切断该肌外侧头，切开肱骨肌管，显露管内的桡神经和肱深血管。向上、下修洁神经和动脉，寻认其分支的分布与走行。

（2）解剖尺神经：在尺神经沟内找出尺神经，向上、下略加追踪。

4. 解剖前臂后区

（1）解剖筋膜及伸肌支持带：①用解剖刀去除前臂后面的浅筋膜，暴露前臂后面和腕后区的深筋膜。②观察腕背区由深筋膜横行纤维增厚形成的伸肌支持带。③在伸肌支持带上缘做横切口，保留伸肌支持带，用解剖刀剥除前臂后面下2/3的深筋膜，显露前臂肌后群。

（2）解剖前臂背侧深层结构：①剥离和辨认浅层诸肌，观察形态、位置和起止。②分离和向两侧拉开桡侧腕伸肌和指伸肌，清理和辨认深层的5块肌，观察其位置、走行和终止部位。

（3）解剖骨间后血管神经束：找出桡神经深支穿旋后肌处，向下追踪深支，可见其自旋后肌中部穿出，穿出后的神经即骨间后神经，向下修洁至旋后肌下缘，剖出骨间后血管，观察它们的位置与走行。

四、解剖腕前区与手掌面

（一）切口

1. 自腕前区横切口中点至中指指端做一纵切口。
2. 由腕前区横切口中点至拇指指端做一斜切口。
3. 在指蹼平面，由第 2 指外侧至第 5 指内侧做一横切口。
4. 沿第 2~5 指前面中线做一纵行切口。
将手掌、拇指和中指掌侧面皮肤翻开。

（二）层次解剖

1. 解剖浅筋膜　寻找前臂外侧皮神经终支、桡神经浅支、正中神经掌支、尺神经的掌支至手掌；在小鱼际处寻认并观察掌短肌。保留皮神经，除去浅筋膜，显露手掌深筋膜浅层和掌腱膜。

2. 解剖掌腱膜和骨筋膜鞘

（1）解剖掌腱膜：从屈肌支持带上切断掌长肌腱，向远侧剥离掌腱膜，切断掌内、外侧肌间隔，直至指蹼间隙处。将掌腱膜翻向远侧，切勿损伤其深方的结构。

（2）观察三个骨筋膜鞘：掌腱膜深方为掌中间鞘；小鱼际筋膜深方为内侧鞘；鱼际筋膜深方为外侧鞘。探察内、外侧鞘与中间鞘，清除小鱼际筋膜和鱼际筋膜，显露手内肌。

3. 解剖尺神经、尺动脉及其分支

（1）解剖尺动脉及其分支：①在豌豆骨桡侧，切除腕掌侧韧带。打开腕尺侧管，修洁管内走行的尺动脉和尺静脉后。②向远侧追踪尺动脉，可见其在管内发出掌深支，继续剖查尺动脉末端与桡动脉掌浅支吻合成的掌浅弓。③修洁由弓发出的三条指掌侧总动脉。

（2）解剖尺神经及其分支：在腕尺侧管内，修洁尺神经，可见其在豌豆骨与钩骨之间分为浅、深支，再向下剥离尺神经浅支，追踪观察其分支走行与分布。

4. 解剖正中神经及其分支

（1）解剖腕管：修洁屈肌支持带后，将其纵行切开。分离腕管内的屈肌腱、屈肌腱鞘和正中神经。

（2）解剖正中神经：于腕管内向远侧剥离正中神经，在屈肌支持带下缘找出正中神经的返支，追踪至鱼际肌。再向下追踪正中神经的三条指掌侧总神经，直至指蹼间隙处。观察其与同名动、静脉的伴行情况。

5. 观察屈肌腱鞘 在腕管内纵行切开屈肌总腱鞘，向远侧探查其与指滑膜鞘的关系，观察指浅、深屈肌腱之间的位置关系。切开拇长屈肌腱鞘，观察其与拇指腱滑膜鞘的交通情况。

6. 解剖掌深层结构

（1）解剖鱼际肌：在鱼际肌内侧缘找出桡动脉的掌浅支，保留掌浅支和正中神经返支。观察鱼际浅层的两块肌，切断两肌，辨认深面的两块鱼际肌和拇长屈肌腱。

（2）解剖小鱼际肌：辨认浅层的两块肌。寻找尺神经深支和尺动脉的掌深支。横断小指展肌，观察小指对掌肌。

（3）解剖蚓状肌：分离指浅、深屈肌腱，查看蚓状肌的起始与走行。

（4）解剖指蹼间隙：除去各指蹼间隙处的脂肪。修洁各指掌侧总动脉和总神经的末端，观察它们的分支和分布。修洁蚓状肌腱。探查该间隙的交通。

（5）探查手掌的筋膜间隙：用镊子捏起示指屈肌腱和第1蚓状肌，观察其深面的鱼际间隙，挑起第3、4、5指屈肌腱及第2、3、4蚓状肌，观察它们深方的掌中间隙，并向近侧探查其交通。

（6）解剖观察掌深弓和尺神经深支：向桡侧拉开各指屈肌腱及蚓状肌（或在腕管近侧切断各腱），除去其深方的疏松结缔组织和骨间掌侧筋膜。循已剖出的尺神经掌支和尺动脉的掌深支，向桡侧继续追踪，观察尺动脉的掌深支和桡动脉末端吻合成的掌深弓。修洁掌深弓及其凸侧发出的三条掌心动脉。修洁与掌深弓伴行的尺神经深支及其分支。

7. 解剖手指掌侧面　从指蹼间隙处向下修洁指掌侧固有神经和血管，观察其位置。除去浅筋膜，显露手指掌侧面的腱纤维鞘。纵行切开腱纤维鞘，观察指浅、深屈肌腱的位置关系及其终止部位。观察腱滑膜鞘的结构。

五、解剖腕背区手背面

（一）切口

1. 拇指背切口　自腕背横切口，经拇指背面切至拇指甲根。
2. 掌背纵切口　从腕背横切口中点至中指甲根做一纵切口。
3. 掌背横切口　在掌指关节平面，从第2指外侧切至第5指内侧。
4. 指背纵切口　沿第2~5指背面中线各做纵切口，切至各指甲根。

翻开或切除手背和手指背面的皮肤。

（二）层次解剖

1. 解剖浅层结构

（1）观察手背浅筋膜：因浅筋膜薄，翻剥皮肤时勿损伤浅静脉和皮神经。

（2）解剖手背静脉网：先修洁手背浅筋膜内的手背静脉网，并向桡、尺侧追踪观察其汇合成头静脉和贵要静脉。

（3）解剖桡神经浅支和尺神经手背支：在手背近侧端剖出桡神经浅支，在尺侧剖出尺神经手背支，观察两者在手背的吻合及其发出的五条指背神经的走行与分布。

（4）解剖伸肌支持带及其六个骨纤维管：清除腕背侧的浅筋膜，显露伸肌支持带，观察其形态及附着部位，纵行切开伸肌支持带，观察其发出的五个纤维隔及骨纤维管。修洁六个骨纤维管内的肌腱及其腱鞘，辨认各伸指肌腱及其腱鞘的排列情况。

（5）解剖手背动脉：在桡侧修洁至拇指的三个长肌腱，观察解剖学“鼻烟窝”各边界。除去窝内的疏松结缔组织，修洁在窝内走行的桡动、静脉。略向上追踪至前臂前区，向下追踪至其穿第 1 骨间背侧肌入手掌。

2. 解剖手背筋膜间隙　保留浅静脉和皮神经。逐渐清除浅筋膜，显露手背腱膜，观察两者之间的手背皮下间隙。清除手背腱膜，显露骨间背侧筋膜，观察两者之间的手背腱膜下间隙。观察伸指肌腱的腱间结合。

3. 解剖手指背面　追踪伸指肌腱至手指背面，观察指背腱膜。

第八节　临床病例分析

病例：

男性，25 岁。骑摩托车时由于车速较快，至转弯处时摔倒，左小腿严重骨折，手术放置了金属板固定骨折部位。因骨折的下肢不能承重，需使用拐杖约半年。频繁地使用拐杖 8 周后，患者感觉左三角肌区疼痛、感觉异常，左上肢外展乏力。医师检查后告诉患者，上述症状的出现是由于长期使用拐杖不当所致。

临床解剖学问题：

1. 压迫什么神经可导致患者左三角肌区的感觉及运动障碍？

2. 医师认为患者的症状是因长期用拐杖不当所致的原因是什么？怎样消除神经的压迫？如果不消除神经压迫的因素，病情将如何进展？

解答：

1. 根据症状可判断患者左侧腋神经在腋窝中受压而损伤，导致左三角肌区疼痛且感觉异常，左上肢外展乏力。

2. 腋神经位于肩关节的下方，长期错误地使用腋型拐杖导致腋窝承受大多数重量，而不是手。将腋神经挤压至肩关节，使腋神经出腋窝处受到间歇性的压迫。医师应指导患者正确使用腋型拐杖：让双手承受重量而不是腋窝。出现上述症状后，应建议患者换用长肘型拐杖。

如果不及时消除腋神经压迫，将造成拐杖性瘫痪，进一步发展还可能出现：①肩部及臂上外部皮肤感觉障碍。②肩关节不能外展。③三角肌萎缩，肩部圆隆的外形消失，形成方肩畸形。

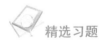

精选习题

1. 构成"鼻烟窝"内侧界的结构是

A. 拇长展肌腱

B. 拇短伸肌腱

C. 拇长伸肌腱

D. 桡侧腕屈肌腱

E. 尺侧腕屈肌腱

2. 腋动脉第 1 段发出的动脉有

A. 胸上动脉

B. 胸肩峰动脉

C. 旋肱前动脉

D. 胸背动脉

E. 旋肱后动脉

3. 胸长神经支配的肌是

　A. 胸大肌

　B. 背阔肌

　C. 菱形肌

　D. 前锯肌

　E. 斜方肌

4. 正中神经支配的肌是

　A. 肱二头肌

　B. 喙肱肌

C. 肱肌

D. 肱桡肌

E. 旋前圆肌

5. 掌浅弓位于

　A. 掌腱膜浅面

　B. 掌腱膜深面

　C. 指浅屈肌腱的深面

　D. 指深屈肌腱的深面

　E. 蚓状肌的深面

参考答案：1. C　2. A　3. D

　　　　　4. E　5. B

第九章 下 肢

核心问题

1. Nelaton 线和 Kaplan 点及其临床意义。
2. 坐骨神经、股动脉和足背动脉的体表投影。
3. 梨状肌上、下孔及坐骨小孔的构成及其穿经结构。
4. 大隐静脉起止与走行、属支及临床意义。
5. 肌腔隙、血管腔隙的位置、境界及内容。
6. 股三角的位置、境界、构成及内容物的位置关系。收肌管的构成、内容及临床意义。
7. 坐骨神经的走行、分支及分布。

内容精要

下肢除具有行走和运动的功能外，还可使身体直立并支持体重。故下肢的骨骼比上肢粗大，骨连结的形式较上肢复杂，稳固性大于灵活性；下肢的肌亦较上肢发达。

第一节 概 述

一、境界与分区

前方以腹股沟与腹部分界；后方以髂嵴与腰、骶部分界；

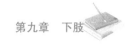

上端内侧为会阴部。分为臀、股、膝、小腿及踝和足部。除臀部外，其余各部可分为若干区。

二、表面解剖

（一）体表标志

1. 臀部与股部

（1）髂嵴、髂前上棘和髂后上棘：位于臀部的上界。

（2）髂结节：髂前上棘后上方约 5cm 处。

（3）股骨大转子：髂前上棘下方约 10cm 处。

（4）第 4 腰椎棘突：两侧髂嵴最高点连线中点。

（5）坐骨结节：髋关节屈曲时，在臀下部内侧。

（6）耻骨结节：腹股沟内侧端的前内上方，向内为耻骨嵴。

（7）耻骨联合的上缘：两侧耻骨嵴连线中点稍下方。

（8）腹股沟韧带：髂前上棘与耻骨结节之间。

2. 膝部

（1）髌骨和下方的髌韧带：前方可扪及，其可触及。

（2）胫骨粗隆：膝部下端。

（3）股骨内、外侧髁和胫骨内、外侧髁：分别位于髌骨两侧的上下端。

（4）股骨内、外上髁：分别为股骨内、外侧髁的突出部。

（5）股骨内上髁的上方可触及收肌结节。

（6）股二头肌和半腱肌、半膜肌腱：屈膝时，分别位于膝部后方的外侧和内侧。

3. 小腿部

（1）胫骨前嵴：小腿前方。

（2）腓骨头：胫骨粗隆后外方。

（3）腓骨颈：腓骨头下方。

4. 踝与足

（1）内踝和外踝：踝部两侧。

（2）跟腱：踝部后方，其下方为跟骨结节。

（3）舟骨粗隆：足内侧缘中部。

（4）第 5 跖骨粗隆：足外侧缘中部。

（二）对比关系

1. Nelaton 线　侧卧，髋关节屈 90°～120°，自坐骨结节至髂前上棘的连线。意义：正常时该线恰通过股骨大转子尖。当髋关节脱位或股骨颈骨折时，大转子尖可移位于此线上方。

2. Kaplan 点　仰卧，两下肢并拢伸直，当两髂前上棘处于同一水平面时，由两侧大转子尖过同侧髂前上棘做延长线。正常时两侧延长线相交于脐或脐以上，相交点称 Kaplan 点。髋关节脱位或股骨颈骨折时，此点偏移至脐下并偏向健侧。

（三）颈干角和膝外翻角

1. 颈干角　股骨颈与股骨体长轴之间的夹角，125°～130°（平均 127°）。大于此范围为髋外翻，小于此范围为髋内翻。

2. 膝外翻角　股骨体长轴轴线与胫骨长轴线在膝关节处相交成向外的夹角约 170°，其补角称膝外翻角，男性者略小于女性。外侧夹角<170°为膝外翻（X 形腿），>170°为膝内翻（O 形腿或弓形腿）。

（四）体表投影

1. 臀上动、静脉与神经　髂后上棘与股骨大转子尖连线的中、内 1/3 交点为臀上动、静脉和神经经梨状肌上孔出入盆腔的投影点。

2. 臀下动、静脉与神经　出盆腔的投影点在髂后上棘至坐骨结节连线的中点。

3. 坐骨神经　其出盆腔的投影点在髂后上棘至坐骨结节连线中点外侧 2~3cm 处。坐骨神经干的体表投影位置为股骨大转子与坐骨结节连线的中、内 1/3 交点至股骨内、外侧髁之间中点（或腘窝上角）的连线。

4. 股动脉　大腿微屈并外展、外旋时，由髂前上棘至耻骨联合连线的中点至收肌结节连线的上 2/3 段。

5. 腘动脉　股后面中、下 1/3 交界线，与股后正中线交点内侧约 2.5cm 处至腘窝中点连线为斜行段投影；腘窝中点至腘窝下角连线为垂直段投影。

6. 胫前动脉　腓骨头到胫骨粗隆连线的中点与内、外踝前面连线中点的连线。

7. 胫后动脉　腘窝下角至内踝与跟腱内缘之间中点的连线。

8. 足背动脉　内、外踝经足背连线的中点至第 1、2 跖骨底之间的连线。

第二节　臀　　部

一、境界

上为髂嵴，下为臀沟，内侧为骶、尾骨外侧缘，外侧为髂前上棘至大转子间的连线。

二、浅层结构

1. 特点　皮肤较厚，富含皮脂腺和汗腺；浅筋膜发达，女性尤为明显，形成致密的脂肪垫。脂肪垫于臀下部处较厚，但骶骨后面及髂后上棘附近很薄。故患者长期卧床时，骶骨后面及髂后上棘附近易受压形成压疮。

2. 皮神经

（1）臀上皮神经：由第 1~3 腰神经后支的外侧支组成，在第 3、4 腰椎棘突平面穿出。分布至臀部皮下。一般有三支，以中支最长，有时可达臀沟；腰部急性扭伤或神经在骨纤维管处受压时，可引起腰腿疼痛。

（2）臀下皮神经：来自股后皮神经，绕臀大肌下缘至臀下部皮肤。

（3）臀内侧皮神经：第 1~3 骶神经后支，分布于骶骨表面和臀内侧皮肤。

（4）髂腹下神经的外侧皮支：分布于臀部外上方。

三、深层结构

1. 深筋膜（臀筋膜）

（1）位置：上部与髂嵴骨膜愈着，分两层包绕臀大肌，内侧部愈着于骶骨背面骨膜，外侧移行为阔筋膜，并参与组成髂胫束。

（2）临床意义：臀筋膜损伤是腰腿痛的病因之一。

2. 臀肌

（1）分层（表 9-2-1）

表 9-2-1　臀肌分层

浅层	臀大肌和阔筋膜张肌
中层	臀中肌、梨状肌、上孖肌、闭孔内肌腱、下孖肌和股方肌
深层	臀小肌和闭孔外肌

在臀大肌和坐骨结节间有臀大肌坐骨囊，臀大肌外下方的腱膜与大转子间还有臀大肌转子囊。

（2）临床意义：臀肌之间的间隙沿血管神经互相连通，形成感染蔓延的通道。

3. 梨状肌上、下孔及其穿行结构 梨状肌与坐骨大孔的上、下缘之间各有一间隙，分别为梨状肌上孔和梨状肌下孔。

（1）梨状肌上孔：自外向内依次为臀上神经、臀上动脉和臀上静脉。臀上神经分上、下两支，支配臀中、小肌和阔筋膜张肌后部；臀上动脉亦分浅、深两支，浅支主要营养臀大肌，深支营养臀中、小肌及髋关节。静脉与动脉伴行。

（2）梨状肌下孔：八个穿行结构，自外向内坐骨神经，股后皮神经，臀下神经，臀下动、静脉，阴部内动、静脉和阴部神经。

（3）坐骨神经与梨状肌的关系：总干出梨状肌下孔约占66.3%；坐骨神经在盆内分为两支，胫神经出梨状肌下孔，腓总神经穿梨状肌肌腹，约占27.3%；其他变异型约占6.4%。

（4）临床意义：当梨状肌损伤、痉挛或出血肿胀时，易压迫坐骨神经引起腰腿痛，称为梨状肌损伤综合征。

4. 坐骨小孔

（1）坐骨小孔：由骶棘韧带、坐骨小切迹、骶结节韧带围成。

（2）穿行结构：由外向内为阴部内动、静脉和阴部神经，分布于会阴和外生殖器。

5. 髋周围动脉网 髋关节周围有髂内、外动脉及股动脉等的分支分布，组成吻合丰富的动脉网，通常称为臀部十字吻合或周围动脉网。

（1）臀部十字吻合：位于臀大肌深面，股方肌与大转子附近。由两侧的旋股内、外侧动脉，上部的臀上、下动脉和下部的股深动脉第1穿动脉等形成。

（2）临床意义：结扎一侧髂内动脉时，可借髋周围动脉网建立侧支循环。

第三节　股　　部

一、境界与分区

1. 前上方　以腹股沟与腹部分界。
2. 后方　以臀沟与臀部为界。
3. 上端　内侧邻会阴部。
4. 下端　以髌骨上方两横指处的水平线与膝分界。以股骨内、外侧髁的垂线，分为股前内侧区和股后区。

二、股前内侧区

（一）浅层结构

1. 浅筋膜

（1）浅的脂肪层：与腹前壁下部的脂肪层（Camper 筋膜）相续。

（2）深的膜性层：与膜性层（Scarpa 筋膜）相续。膜性层在腹股沟韧带下方约 1 cm 处与股部深筋膜（阔筋膜）相融合。

2. 浅动脉（表 9-3-1）

表 9-3-1　浅动脉

名　称	起　源	分　布
旋髂浅动脉	股动脉、股深动脉	沿腹股沟韧带走向髂前上棘，分布于腹前壁下外侧部
腹壁浅动脉	股动脉	于腹股沟韧带内侧半下方约 1cm 处穿阔筋膜，分支供应腹前壁下部
阴部外动脉	股动脉	分布于外生殖器皮肤

此外，还有发自旋股外侧动脉的股外侧浅动脉。

3. 浅静脉　大隐静脉是全身最长的浅静脉，全长约76cm。

（1）走行：起于足背静脉弓内侧端，经内踝前方约1cm处，沿小腿内侧缘伴隐神经上行，经股骨内侧髁后方约2cm处，进入大腿内侧部，与股内侧皮神经伴行，在耻骨结节外下方穿隐静脉裂孔，汇入股静脉。

（2）五条属支：旋髂浅静脉、腹壁浅静脉、阴部外静脉、股内侧浅静脉和股外侧浅静脉。

（3）临床意义：大隐静脉曲张行高位结扎时，需分别结扎、切断各属支，以防复发。大隐静脉的管腔内有9~10对静脉瓣，呈袋状。

4. 浅淋巴结　腹股沟浅淋巴结，一般分两群。

（1）上群：又称斜群。2~6个，斜行排列于腹股沟韧带下方，分为内、外侧两组，主要收集腹前外侧壁下部、会阴、外生殖器、臀部及肛管和子宫的淋巴。

（2）下群：又称远侧群或纵群。2~7个，沿大隐静脉末段纵行排列，以大隐静脉为界，分为内、外侧两组，主要收纳下肢的浅淋巴管、会阴和外生殖器的部分浅淋巴。其输出淋巴管注入腹股沟深淋巴结或髂外淋巴结。

5. 主要皮神经（表9-3-2）

表9-3-2　股前内侧区主要皮神经

名　称	起　源	走行与分布
股外侧皮神经	腰丛	在髂前上棘下方5~10cm处穿出，分前、后两支。前支分布于大腿外侧面皮肤，后支分布于臀区外侧皮肤
股神经前皮支	股神经	在大腿前面中部穿出，分布于大腿前面中间部的皮肤

续　表

名　　称	起　源	走行与分布
股神经内侧皮支	股神经	于大腿下 1/3 穿出，分布于大腿中、下部内侧份皮肤
闭孔神经皮支	闭孔神经	穿股薄肌或长收肌，分布于股内侧中、上部的皮肤

此外有生殖股神经及髂腹股沟神经的分支，分布于股前区上部中、内侧皮肤。

（二）深层结构

1. 深筋膜　又称阔筋膜或大腿固有筋膜。上方附于腹股沟韧带及髂嵴，与臀筋膜和会阴筋膜相续；下方与小腿筋膜和腘筋膜相续。是全身最厚的筋膜。在大腿外侧，阔筋膜增厚形成髂胫束。

（1）髂胫束：自髂嵴前份至胫骨外侧髁、腓骨头和膝关节囊下部。上部分为两层，包裹阔筋膜张肌。临床意义是作为体壁缺损、薄弱部或膝关节交叉韧带修补重建的材料。

（2）隐静脉裂孔：又称卵圆窝，阔筋膜的卵圆形薄弱区，位于腹股沟韧带中、内 1/3 下方约一横指处。

（3）筛筋膜：隐静脉裂孔表面覆盖的一层疏松结缔组织，有大隐静脉及其属支穿入并汇入股静脉。隐静脉裂孔外缘锐利，因此又称镰状缘。上端止于耻骨结节并与腹股沟韧带和腔隙韧带相续；下端与耻骨肌筋膜相续。

2. 骨筋膜鞘　阔筋膜发出股内侧、股外侧和股后三个肌间隔，附于股骨粗线，与骨膜及阔筋膜形成三个骨筋膜鞘（表9-3-3）。

表 9-3-3 骨筋膜鞘

名 称	内 容
前骨筋膜鞘	股前群肌，股动、静脉，股神经及腹股沟深淋巴结
内侧骨筋膜鞘	股内侧群肌，闭孔动、静脉和闭孔神经
后骨筋膜鞘	股后群肌肉、坐骨神经及深淋巴结和淋巴管

3. 肌腔隙与血管腔隙　腹股沟韧带与髋骨间的腔隙，被髂耻弓分隔成外侧的肌腔隙和内侧的血管腔隙（表9-3-4）。

表 9-3-4 肌腔隙与血管腔隙

名 称	组 成	内 容	临床意义
肌腔隙	前界：腹股沟韧带外侧部 后外界：髂骨 内侧界：髂耻弓	髂腰肌、股神经和股外侧皮神经	腰椎结核脓液扩散的通道，并可能刺激股神经产生症状
血管腔隙	前界：腹股沟韧带内侧部 后界：耻骨肌筋膜及耻骨梳韧带 内侧界：腔隙韧带 外界：髂耻弓	股鞘及其包含的股动、静脉，生殖股神经股支和淋巴管	

4. 股三角　位于股前内侧上 1/3，底向上、尖向下的倒三角形，下与收肌管相续。

（1）境界：上界，腹股沟韧带；外下界，缝匠肌内侧缘；内下界，长收肌内侧缘；前壁，阔筋膜；后壁，自外向内分别为髂腰肌、耻骨肌和长收肌及其筋膜。

（2）内容：由外向内为股神经、股鞘及其包含的股动、静

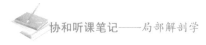

脉，股管及股深淋巴结和脂肪等。

1）股鞘：腹横筋膜及髂腰筋膜向下延续的筋膜鞘，漏斗形，向下移行为股血管鞘。分为纵行的三个腔：外侧腔容纳股动脉，中间腔容纳股静脉，内侧腔形成股管。

2）股管：①四壁、两口。前壁，由上向下为腹股沟韧带、隐静脉裂孔镰状缘的上端和筛筋膜；后壁，耻骨梳韧带、耻骨肌及其筋膜；内侧壁，腔隙韧带及股鞘内侧壁；外侧壁，股静脉内侧的纤维隔；下端，盲端（股管下角）；上口，股环。②内容。1~2个腹股沟深淋巴结和脂肪组织。③临床意义。腹压增高时，肠管经股环至股管，在隐静脉裂孔处突出，形成股疝。

3）股环：卵圆形，内侧界为腔隙韧带，后界为耻骨梳韧带，前界为腹股沟韧带，外侧界为股静脉内侧的纤维隔。上通腹腔的通道，被股环隔覆盖，衬有腹膜。腹腔面上呈一小凹，称股凹。

临床意义：股环上方常有腹壁下动脉的闭孔支或变异的闭孔动脉经过，在股疝修补术中注意避免损伤此血管。

4）股动脉：髂外动脉的延续，经股三角、收肌管、收肌腱裂孔至腘窝，移行为腘动脉。发出三条浅动脉，腹壁浅动脉、旋髂浅动脉、阴部外动脉。股深动脉为最大分支，于腹股沟韧带下方3~5cm起自股动脉的后外侧，行于长收肌和大收肌之间，又发出旋股内、外侧动脉，数条穿动脉及肌支，同时参与髋周围及膝关节动脉网的组成。股动脉在管下段又发出膝降动脉（又称膝最上动脉）。

5）股静脉：连接腘静脉与髂外静脉。起自收肌腱裂孔，与股动脉伴行向上，并从股动脉后方逐渐转至动脉内侧，穿血管腔隙移行为髂外静脉。股静脉除收集大腿深部静脉和收纳大隐静脉的血液。

6）腹股沟深淋巴结：在股静脉上部附近及股管内，3~4

个，收纳下肢和会阴部的深、浅淋巴。其输出淋巴管注入髂外淋巴结。

7）股神经：起于腰丛。①肌支，支配股四头肌、缝匠肌和耻骨肌。②关节支：支配髋和膝关节。③皮支：股神经中间皮支和内侧皮支（分布至股前内侧区的皮肤）以及隐神经。②隐神经，在股三角内伴行于股动脉外侧，穿过收肌管下端的大收肌腱板后在缝匠肌和股薄肌之间，在膝关节内侧穿出，伴行大隐静脉，分布于髌骨下方、小腿内侧和足内侧缘的皮肤。

5. 收肌管（Hunter管）

（1）境界：股中1/3段前内侧，缝匠肌的深面，大收肌和股内侧肌之间，是一断面呈三角形的管状间隙。前壁，收肌腱板和缝匠肌；外侧壁，股内侧肌；后壁，长收肌和大收肌；上口与股三角尖相通；下口为收肌腱裂孔，通腘窝上角，故又称股腘管。

（2）临床意义：股三角或腘窝的炎症，可借此互相蔓延。

（3）内容：由前向后为股神经和隐神经、股动脉、股静脉、淋巴管和疏松结缔组织。股动脉在管下段发出膝降动脉。

6. 股内侧区的血管和神经

（1）闭孔动脉：起于髂内动脉，在股内侧分前、后两支，分别位于短收肌的前、后方，营养内收肌群、髋关节和股方肌，并与旋股内侧动脉吻合。

（2）闭孔静脉：与同名动脉伴行，回流至髂内静脉。

（3）闭孔神经：起于腰丛，伴闭孔血管出闭膜管后分为两支，前支支配内收肌群大部及膝关节；后支支配闭孔外肌和大收肌。

三、股后区

（一）浅层结构

股后皮神经位于阔筋膜与股二头肌之间，沿股后正中线下行至腘窝上角。分布于股后区、腘窝及小腿后区上部的皮肤。

（二）深层结构

1. 后骨筋膜鞘

（1）内容：股后群肌肉、坐骨神经及深淋巴结和淋巴管。

（2）临床意义：臀部和腘窝的炎症可沿此间隙内的血管神经束互相蔓延。

2. 坐骨神经

（1）走行：全身最粗大的神经，起于骶丛，出梨状肌下孔。从臀大肌深面，坐骨结节与大转子之间进入股后区，行于大收肌和股二头肌长头之间，下降至腘窝上角，分为胫神经和腓总神经两终末支。

（2）支配：在股后部发出肌支，支配股二头肌长头、半腱肌、半膜肌和大收肌。

（3）临床意义：坐骨神经肌支在股内侧，手术分离坐骨神经时，应沿外侧分离。坐骨神经偶有异常伴行动脉，称坐骨动脉。行股部截肢时，需先结扎此动脉。臀大肌下缘和股二头肌长头外侧缘夹角处，坐骨神经的位置表浅，是检查坐骨神经压痛点的常用部位。

第四节 膝 部

一、膝前区

膝前区结构主要包括皮肤、筋膜、滑液囊和肌腱等。伸膝时，明显可见并能扪及股四头肌腱、髌骨及髌韧带的轮廓。髌韧带两侧隆起的深面填以髌下脂垫。屈膝时，该处呈浅凹，是关节腔穿刺的常用部位。

（一）浅层结构

1. 皮肤　薄而松弛，皮下脂肪少，移动性大。

2. 髌前皮下囊　位于皮肤与髌韧带之间，慢性劳损时易发生炎症。

3. 皮神经　膝内侧有隐神经及其髌下支；在外上和内上方有股外侧皮神经、股神经前皮支和内侧皮支的终末分布；外下方有腓肠外侧皮神经分布。

（二）深层结构

1. 深筋膜　阔筋膜的延续，与其深面的肌腱融合，外侧部有髂胫束。

2. 鹅足囊　膝前区内侧由缝匠肌腱、股薄肌腱和半腱肌腱共同形成的结构，深面有滑液囊，称鹅足囊。

3. 股四头肌腱　附着于髌骨底及两侧缘，向下延续为髌韧带，止于胫骨粗隆。在髌骨两侧，股四头肌腱与阔筋膜一起，形成髌支持带，附着于髌骨、髌韧带及胫骨内、外侧髁。

4. 髌上囊　位于股四头肌腱与股骨之间，多与关节腔相通。临床意义：关节腔积液时，可出现浮髌感，此时可在髌骨两侧缘中点，行关节腔穿刺抽液检查。髌韧带两侧的凹陷处，相当于半月板的前端。

二、膝后区

膝后区主要为腘窝。伸膝时，此部深筋膜紧张，屈膝时松弛，腘窝边界清晰可见，其内上和外上界的半腱肌、半膜肌和股二头肌腱均可扪及。

（一）浅层结构

1. 皮肤　松弛薄弱，移动性较大。

2. 浅筋膜　有小隐静脉的末端穿入深筋膜，其周围有腘浅淋巴结。

3. 皮神经　股后皮神经末支、隐神经及腓肠外侧皮神经的分支。

（二）深层结构

1. 境界　腘窝为膝后区的菱形凹陷。

（1）外上界：股二头肌腱。

（2）内上界：半腱肌和半膜肌。

（3）下内和下外界：分别为腓肠肌内、外侧头。

（4）腘窝顶浅面：腘筋膜，是大腿阔筋膜的延续，向下移行为小腿深筋膜。由纵、横交织的纤维构成，致密而坚韧，患腘窝囊肿或腘动脉瘤时，因受腘筋膜的限制而胀痛明显。

（5）腘窝底面：自上而下为股骨腘面、膝关节囊后部及腘斜韧带、腘肌及其筋膜。

2. 内容　由浅至深为胫神经、腘静脉和腘动脉。外上界有腓总神经，血管周围有腘深淋巴结。

（1）胫神经与腓总神经

1）胫神经：位于腘窝最浅面。①走行。于腘窝上角由坐骨神经分出，在腘窝最浅面沿腘窝中线下行，到腘肌下缘穿比目鱼肌腱弓，进入小腿后区。②分支。在腘窝内发出肌支、关节支至附近肌肉和膝关节。另发出腓肠内侧皮神经，到小腿后面，加入腓肠神经。

2）腓总神经：①走行。一般起自腘窝上角，沿股二头肌腱内侧缘行向外下，越腓肠肌外侧头表面，至腓骨头下方，绕腓骨颈，分成腓浅和腓深神经。腓总神经在腓骨颈处紧贴骨面。②分支。腓总神经在腘窝发出关节支和皮支（腓神经交通支和腓肠外侧皮神经）。③临床意义。腓骨颈骨折或此部外伤时，易损伤腓总神经，引起小腿前、外侧群肌肉瘫痪，导致足下垂。

（2）腘动脉

1）走行：股动脉的延续，位置最深，与股骨腘面及膝关节囊后部紧贴，腘动脉上部位于胫神经内侧，中部居神经前方，下部转至神经外侧。在腘窝下角腘动脉分成胫前动脉和胫后动脉。

2）分支：膝上内、外侧动脉，膝中动脉、膝下内、外侧动脉，参与膝关节动脉网；其他分支营养膝部的肌肉。

3）临床意义：股骨髁上骨折易损伤腘动脉。

（3）腘静脉

1）走行：在腘窝内伴胫神经和腘动脉上行，位于二者之间，并与腘动脉包于同一筋膜鞘内。

2）属支：由胫前、后静脉在腘窝下角处汇成，有小隐静脉注入。

（4）腘深淋巴结：位于腘血管周围，4~5 个。收纳小腿以下的深淋巴和小腿后、外侧和足外侧部的浅淋巴管。其输出淋巴管注入腹股沟深淋巴结。

三、膝关节动脉网

膝关节动脉网构成如下。

1. 来自股动脉 膝降动脉。

2. 来自股深动脉 旋股外侧动脉降支、第 3 穿动脉和胫前返动脉。

3. 来自腘动脉 膝上内侧动脉、膝上外侧动脉、膝中动脉、膝下内侧动脉、膝下外侧动脉。

4. 特殊意义 保证供给膝关节的营养；腘动脉损伤或栓塞时，可变成侧支循环的途径保证肢体远端的血供。

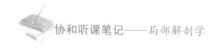

第五节　小　腿　部

一、境界与分区

1. 上界　平胫骨粗隆的环形线。
2. 下界　内、外踝基部的环形连线。
3. 分区　经内、外踝的垂线，分为小腿前外侧区和小腿后区。

二、小腿前外侧区

（一）浅层结构

1. 皮肤　较厚而紧，移动性小，多毛发，血供较差。
2. 浅筋膜　疏松，含少量脂肪。身体轻度水肿时，于内踝上方易出现压痕。
3. 浅静脉　为大隐静脉及其属支。大隐静脉起于足背静脉弓的内侧，经内踝前方约1cm处（大隐静脉切开的常用部位），上行达小腿前内侧。大隐静脉及其属支在此区与小隐静脉、深静脉有广泛的交通和吻合。
4. 皮神经
（1）隐神经：伴大隐静脉行至足内侧缘，在小腿上部，隐神经居静脉后方，在小腿下部绕至静脉前方。
（2）腓浅神经：由腓总神经分出，于小腿外侧中、下1/3交点处，穿出深筋膜至皮下，随即分成内、外侧支，分布于小腿外侧肌足背皮肤。

（二）深层结构

小腿前外侧区深筋膜（表9-5-1）较致密。在胫侧，与胫骨体内侧面的骨膜紧密融合；在腓侧，发出前、后肌间隔，止于腓骨骨膜。

表 9-5-1 小腿前外侧区筋膜鞘

名　称	组　成	内　容
前骨筋膜鞘	深筋膜，前肌间隔，胫、腓骨骨膜及骨间膜	小腿前群肌肉、腓深神经和胫前血管
外侧骨筋膜鞘	深筋膜，前、后肌间隔，胫骨骨膜	小腿外侧群肌和腓浅神经

1. 胫前动脉

（1）走行：于腘肌下缘由腘动脉分出，向前穿骨间膜，进入小腿前骨筋膜鞘，紧贴骨间膜前面，伴腓深神经下行。上1/3 段位于胫骨前肌和趾长伸肌之间，下 2/3 段位于胫骨前肌和踇长伸肌之间。主干下行至伸肌上支持带下缘处，移行为足背动脉。

（2）分支：起始部发胫前返动脉，加入膝关节动脉网；中部发肌支营养小腿前群肌及胫、腓骨；下部在踝关节附近发内、外踝前动脉，参与踝关节动脉网。

2. 胫前静脉　两支，与同名动脉伴行。

3. 腓深神经

（1）走行：于腓骨颈高度自腓总神经，穿腓骨长肌起始部及前肌间隔，进入前骨筋膜鞘与胫前血管伴行。

（2）分支：肌支支配小腿前群和足背肌。皮支仅分布于第1、2 趾相对面的背侧皮肤。腓深神经损伤可致足下垂和不能伸趾。

4. 腓浅神经

（1）走行：于腓骨颈高度，由腓总神经分出，下行于腓骨长、短肌之间，在小腿外侧中、下 1/3 交点处穿出深筋膜至皮下。

（2）分支：肌支支配腓骨长、短肌；皮支分布于小腿外侧及足背皮肤（第 1 趾蹼及第 1、2 趾相对面皮肤除外）。

（3）临床意义：损伤常导致足不能外翻。

三、小腿后区

（一）浅层结构

1. 皮肤　柔软，弹性好，血供丰富，是临床上常用的带血管蒂皮瓣的供皮区。

2. 浅静脉——小隐静脉

（1）走行：起于足背静脉弓的外侧端，伴腓肠神经绕外踝后方于小腿后区正中线上行，至腘窝下角处，穿腘筋膜入腘窝，上升一段后汇入腘静脉。

（2）属支：小隐静脉有 7~8 个静脉瓣，并有交通支与大隐静脉和深静脉相吻合。

（3）临床意义：静脉瓣发育不良或深静脉回流受阻，可导致小隐静脉和大隐静脉淤血或曲张。

3. 皮神经　腓肠内侧皮神经、腓肠外侧皮神经和腓肠神经。腓肠神经：由腓肠内侧皮神经和腓肠外侧皮神经吻合而成，穿出深筋膜后，经外踝后方达足背外侧，分布于小腿后区下部及足背外侧的皮肤。

（二）深层结构

此区深筋膜较致密，与胫、腓骨的骨膜，骨间膜及后肌间隔共同围成后骨筋膜鞘，容纳小腿后群肌肉及血管神经束。

1. 后骨筋膜鞘　分浅、深两鞘。

（1）浅鞘：容纳小腿三头肌，向下逐渐缩窄，仅包绕跟腱及周围脂肪。

（2）深鞘：容纳小腿后群深层肌及腘肌，在小腿上部，由外向内侧依次为姆长屈肌、胫骨后肌和趾长屈肌。

（3）腱交叉：在内踝后上方，趾长屈肌腱跨过胫骨后肌腱浅面形成交叉。

2. 血管神经束

（1）胫后动脉

1）走行：腘动脉的延续，在小腿后区深、浅肌层之间下行，沿途分支营养邻近肌肉。主干经内踝后方进入足底。

2）分支：起始处发腓动脉。

（2）腓动脉

1）走行：越过胫骨后肌表面，斜向外下，在姆长屈肌与腓骨之间，下降到外踝后方，终于外踝支。

2）供应：营养邻近肌肉和胫、腓骨。

（3）胫后静脉：两支，与同名动脉伴行。

（4）胫神经

1）走行：为腘窝内胫神经的延续，伴胫后血管行于小腿后群浅、深肌肉之间，最后经内踝后方，进入足底。

2）分支：肌支支配小腿后群肌肉。皮支为腓肠内侧皮神经，伴小隐静脉分布于小腿后面的皮肤。

第六节　踝与足部

一、境界与分区

踝部上界平内、外踝基底的环线，下界为过内、外踝尖的环线，其远侧为足部。踝部以内、外踝，分为踝前区和踝后区。足部又可分为足背和足底。

二、踝前区与足背

(一) 浅层结构

1. 皮肤 较薄。

2. 浅筋膜 疏松，缺少脂肪。

3. 浅静脉 足背静脉弓及其属支，静脉弓内、外侧分别汇合成大、小隐静脉。

4. 皮神经 ①足背内侧的隐神经。②足背外侧的腓肠神经终支（足背外侧皮神经）。③足背中央的腓浅神经终支（足背内侧皮神经和足背中间神经）。④第 1、2 趾相对面背侧的腓深神经。

(二) 深层结构

1. 伸肌上支持带（小腿横韧带）

（1）位置：宽带状，位于踝关节上方，连于胫、腓骨下端之间。

（2）深面分为两个间隙

1）内侧：通过胫骨前肌腱及其腱鞘、胫前血管和腓深神经。

2）外侧：通过姆长伸肌腱、趾长伸肌腱及其腱鞘和第 3 腓骨肌腱。

2. 伸肌下支持带（小腿十字韧带）

（1）位置：位于踝关节前方的足背区，多呈横 Y 形，外侧端附于跟骨外侧面，内侧端分叉附于内踝及足内缘。

（2）深面形成三个骨纤维管

1）内侧：通过胫骨前肌腱及其腱鞘。

2）中间：通过姆长伸肌腱及其腱鞘、足背动脉和腓深神经。

3）外侧：通过趾长伸肌腱及其腱鞘和第3腓骨肌腱。

3. 足背动脉

（1）走行：胫前动脉在伸肌上支持带下缘移行而成，在踝关节前方行于踇长伸肌腱和趾长伸肌腱之间，主干继续沿踇短伸肌内缘和深面前行，至第1跖骨间隙的近侧，延续为足底深支和第1跖背动脉两个终末支。

（2）分支

1）跗外侧动脉：行向足背外侧。

2）跗内侧动脉：1~3支，行向足背内侧及足底。

3）弓状动脉：向足背外侧弓状弯行，与跗外侧动脉吻合，并发三支跖背动脉。

4）足底深支：穿第1跖骨间隙至足底与足底动脉吻合。

5）第1跖背动脉：足背动脉主干终支，分布于踇趾和第2趾背面的内侧。

4. 腓深神经

（1）走行：足背动脉的内侧。

（2）分支：分成内、外侧支，分布于足背肌、足关节及第1、2趾相对面背侧的皮肤。

5. 足背筋膜间隙及内容　足背深筋膜分两层：浅层为伸肌下支持带的延续，附着于足内、外缘；深层紧贴骨间背侧肌及跖骨骨膜。两层间为足背筋膜间隙，容纳趾长伸肌腱及腱鞘、趾短伸肌及腱、足背动静脉及其分支和伴行静脉、腓深神经。

二、踝后区

上界为内、外踝基部后面的连线，下界为足跟下缘。中线深面有跟腱附着于跟结节。跟腱与内、外踝之间各有一浅沟：内侧浅沟深部有小腿屈肌腱及小腿后区的血管、神经穿入足底；

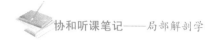

外侧浅沟内有小隐静脉、腓肠神经及腓骨长、短肌腱通过。

（一）浅层结构

1. 皮肤　上部移动性大，足跟皮肤角化层较厚。

2. 浅筋膜　较疏松，跟腱两侧有较多脂肪。

3. 跟腱与皮肤之间有跟皮下囊，跟腱止端与跟骨骨面之间有跟腱囊。

（二）深层结构

1. 踝管

（1）屈肌支持带（分裂韧带）：踝后区的深筋膜在内踝和跟结节内侧面之间的部分增厚形成。

（2）位置：屈肌支持带与跟骨内侧面、内踝之间围成。

（3）支持带发出3个纤维隔，将踝管分为4个通道，由前向后依次为：①胫骨后肌腱及其腱鞘。②趾长屈肌腱及其腱鞘。③胫后动、静脉和胫神经。④蹞长屈肌腱及其腱鞘。

（4）临床意义

1）小腿后区与足底间的一个重要通道，感染时可借踝管互相蔓延。

2）踝管狭窄时，可能压迫踝管内容物，形成踝管综合征。

2. 腓骨肌上、下支持带

（1）腓骨肌上支持带

1）位置：外踝后缘与跟骨外侧面上部之间。

2）功能：限制腓骨长、短肌腱于外踝后下方。

（2）腓骨肌下支持带

1）位置：前端续于伸肌下支持带，后端止于跟骨外侧面前部。

2）功能：固定腓骨长、短肌腱于跟骨外侧面（两肌腱在穿经支持带深面时包于一个总腱鞘内）。

3. 踝关节的韧带

（1）内侧韧带：起于内踝下缘至舟骨、距骨和跟骨前内侧面，呈三角形。

（2）外侧韧带：分成三部分。

1）距腓前韧带：位于外踝前缘和距骨前外侧面之间。

2）距腓后韧带：位于外踝后缘和距骨后突之间。

3）跟腓韧带：位于外踝尖和跟骨外侧面中部之间。

（3）临床意义：外侧韧带比内侧韧带薄弱，易损伤。

三、足底

（一）浅层结构

1. 皮肤　厚、致密而坚韧，移动性差，容易因摩擦增厚而形成胼胝。

2. 浅筋膜　内有致密的纤维束将皮肤与足底深筋膜紧密相连，不易剥离。

（二）深层结构

深筋膜分两层。浅层覆于足底肌表面，两侧较薄，中间部增厚称跖腱膜（又称足底腱膜）；深层覆于骨间肌的跖侧（又称骨间跖侧筋膜）。

1. 足底腱膜

（1）形状与位置。三角形，含有较多的纵行纤维。后端稍窄，附于跟结节前缘内侧部。

（2）足底腱膜两侧缘向深部发出肌间隔，止于第1、5跖骨，在足底形成三个骨筋膜鞘。

1）内侧骨筋膜鞘：容纳踇展肌、踇短屈肌、踇长屈肌腱以及血管和神经。

2）中间骨筋膜鞘：容纳趾短屈肌、足底方肌、踇收肌、趾长屈肌腱、蚓状肌、足底动脉弓及其分支、足底外侧神经及其分支等。

3）外侧骨筋膜鞘：容纳小趾展肌、小趾短屈肌及血管和神经。

2. 足底的血管和神经　胫后动脉及胫神经穿踝管至足底，即分为足底内、外侧动脉和足底内、外侧神经。

（1）足底内侧动脉：较细小，沿足底内侧缘前行，分布于邻近组织；末端与第1~3跖足底动脉吻合。

（2）足底外侧动脉

1）走行：较粗，斜向前外穿趾短屈肌深面至足底外侧缘；终支向内弯行至第1跖骨间隙处，与足背动脉的足底深支吻合成足底弓。

2）分支：分支分布于邻近组织；足底弓发出四个跖足底动脉，分布于各趾。

（3）足底内侧神经：支配足底内侧部的肌肉和关节、足底内侧半及内侧三个半趾底面的皮肤。

（4）足底外侧神经：支配足底外侧部肌肉和关节、足底外侧半及外侧一个半趾底面的皮肤。

第七节　下肢解剖操作

一、解剖股前内侧区

（一）切口

1. 上切口　从髂前上棘至耻骨结节做一斜行切口。

2. 下切口 过胫骨粗隆水平做一横行切口。

（二）层次解剖

1. 解剖浅筋膜内结构

（1）解剖大隐动脉及属支和伴行的浅动脉

1）在股骨内侧髁后缘脂肪组织内寻找大隐静脉及伴行的隐神经。向上追踪大隐静脉至耻骨结节下外约 3cm 处，可见其穿过股部深筋膜注入股静脉。

2）用镊子将大隐静脉近侧端稍提起，观察其形状、大小和位置。

3）在附近分别寻找大隐静脉的五条属支，腹壁浅静脉、旋髂浅静脉、阴部外浅静脉及伴行的三条同名动脉。仔细观察大隐静脉末段与股静脉之间是否有阴部外动脉通过，临床上常用该动脉作为寻找大隐静脉根部的标志。

4）寻找股内侧浅静脉、股外侧浅静脉。

5）最后全面观察五条属支的类型、大隐静脉与深静脉的交通支并纵行剖开一段大隐静脉以观察静脉瓣。

（2）观察腹股沟浅淋巴结。

（3）解剖皮神经：在浅筋膜内寻找下列皮神经。①股外侧皮神经，在髂前上棘下方 5~10cm 处穿出深筋膜。②股神经前皮支和内侧皮支于大腿中、下部沿缝匠肌表面穿出深筋膜。③闭孔神经皮支于大腿上部内侧穿出阔筋膜（大约在缝匠肌中点内侧三横指处可找到该神经）。上述皮神经均尽量追踪至远端并保留之。

2. 解剖深筋膜 保留浅血管和皮神经，去除浅筋膜，仔细观察阔筋膜，可见外侧与内侧厚薄不股外侧面阔筋膜增厚的部分称为髂胫束起自髂嵴，止于胫骨外侧髁。臀大肌下份附着于髂胫束阔筋膜张肌包于髂胫束上份两层之间。由腹股沟韧带中点稍向下纵行切开阔筋膜，用刀柄将其与深层组织分离，翻向两侧，注意勿损伤深面的结构，至髂胫束前缘时切断阔筋膜以保留髂胫束。

3. 解剖股前群肌　仔细去除股前部的阔筋膜，修洁缝匠肌和股四头肌。观察股四头肌四个头的位置及纤维方向。检查股四头肌腱止于髌骨，并形成髌韧带附着于胫骨粗隆。

4. 解剖股三角及其内容

（1）观察股三角的位置、边界及股鞘的结构特点。

（2）解剖股动脉及主要分支：在髂前上棘至耻骨联合上缘的中点（腹股沟中点）、腹股沟韧带下方，寻找股动脉，并追踪至股三角的尖部，观察其潜入缝匠肌的深面，进入收肌管。在股动脉主干上部后外侧，距腹股沟韧带 3~5cm 处解剖出其最大分支——股深动脉。小心切断缝匠肌上端和股直肌中部，并翻起，可见旋股外侧动脉分为升、横、降三支。在股深动脉内侧解剖出旋股内侧动脉，可见其从髂腰肌和耻骨肌之间穿向深面。沿股深动脉主干追踪其发出的 3~4 支穿动脉，观察它们穿过短收肌与大收肌至大腿后部。

（3）解剖股静脉、观察腹股沟深淋巴结：在股动脉内侧解剖出股静脉，注意其先位于股动脉内侧至股三角尖走向股动脉后方。清理股深静脉时，勿损伤股深动脉分支，并注意寻找沿股静脉近段排列的腹股沟深淋巴结，观察后除去。

（4）探查股管：股静脉内侧的潜在性间隙即股管，内有一腹股沟深淋巴结和脂肪。观察股管长约 1.5cm，外侧壁是将股静脉与其分隔的纤维隔，前壁为阔筋膜，后壁为耻骨肌筋膜。股管上口称为股环，用小指顺股静脉内侧向上探，可通向股环。股管下部是盲端，对着卵圆窝的内上份。

（5）解剖股神经：在腹股沟韧带下方，股动脉的外侧，切开覆盖于髂腰肌表面的髂腰筋膜，暴露神经及髂腰肌。解剖追踪股神经的分支，形如马尾，分别支配耻骨肌、缝匠肌、股四头肌及股前内侧区皮肤。其中最长的一支，称隐神经，与股动脉伴行进入收肌管，追踪并修洁。

5. 解剖收肌管及其内容　将已切断的缝匠肌向上、下翻起，如有皮神经穿过此肌，可切断。注意缝匠肌下段的深面有一层致密的结缔组织，称为腱板，其架于股内侧肌与长收肌、大收肌之间。缝匠肌与腱板共同组成收肌管前壁。纵行切开腱板，暴露收肌管内结构，主要是股三角内结构的延续。

用镊子分离管内结构，观察动、静脉与神经的关系，隐神经从外侧跨过股动脉前方至内侧。在收肌管内寻找隐神经发出的髌下支和股动脉发出的膝降动脉（或膝最上动脉）。注意股动脉在收肌管内逐渐跨向股静脉的前内侧，两者共同通过收肌腱裂孔至腘窝。

6. 解剖股内侧肌群及闭孔神经　先分离修洁内侧的股薄肌，再清理长收肌和耻骨肌。在长收肌起点下约 3cm 处切断该肌，向上、下翻起暴露深部的短收肌。清理短收肌及其表面的闭孔神经前支和位于其深面的闭孔神经后支。清理短收肌后下方的大收肌，注意该肌下部的收肌腱裂孔，股动、静脉由此进出腘窝，改名为腘动、静脉。

二、解剖小腿前外侧区与足背

（一）切口

1. 在内、外踝水平做一过踝关节前方的横切口。

2. 沿足趾根部、趾蹼背侧做一横切口达足背内、外侧缘。

3. 延长大腿前面的纵切口直达内、外踝水平的横切口处。

4. 循上述第 1、第 2 条切口的中点，纵切足背皮肤，直达第 3 趾尖。

（二）层次解剖

1. 解剖浅筋膜

（1）小腿前外侧区浅筋膜内结构

1）解剖大隐静脉和隐神经：沿股前内侧区解剖出的大隐静脉向下追踪并修洁至足背，保留之。同时找出和其伴行的隐神经。从足背静脉弓外侧端找出小隐静脉，往上追踪至其通过外踝的后下方。同时找出与小隐静脉伴行的腓肠神经。

2）解剖腓浅神经：清除小腿浅筋膜前，先在小腿外侧中、下 1/3 交界处，仔细找出腓浅神经的皮支，并追踪修洁至足背远端，保留之。

（2）解剖足背浅筋膜内的结构：确认足背静脉弓，沿其内侧端清理出大隐静脉起始段及伴行的隐神经。从外侧端清理出小隐静脉及伴行的腓肠神经终支、足背外侧皮神经。在足背正中部位修洁和保留腓浅神经的两终支：足背内侧和足背中间皮神经，观察其分布。在第 1、2 趾蹼处切开浅筋膜，寻找腓深神经的终末支。

2. 解剖深筋膜　小腿下部，踝关节上方，深筋膜横行纤维增厚，即伸肌上支持带（小腿横韧带）。向下，在踝关节前下方近足背处深筋膜又显著增厚，呈横位的 Y 形，此即伸肌下支持带（小腿十字韧带），检查它们的境界及附着点，清除深筋膜，仅保留伸肌上、下支持带。

3. 解剖小腿前外侧区深层结构

（1）解剖小腿前群肌、外侧群肌：于小腿下 1/3 从内侧到外侧依次修洁小腿前方的胫骨前肌、鉧长伸肌、趾长伸肌和其外侧的第 3 腓骨肌；在小腿外侧，修洁腓骨长、短肌。清理深筋膜时，注意观察在伸肌上支持带及腓骨肌支持带深面经过的肌腱皆包以腱滑液鞘，其功能是保护肌腱，减少摩擦。

（2）解剖胫前动脉和伴行静脉

1）分离胫骨前肌与趾长伸肌的上段，在两肌之间、骨间膜前面解剖出胫前动脉和伴行静脉（除去静脉保留动脉）。

2）向上尽量分开胫骨前肌与趾长伸肌，在胫骨粗隆水平处横断胫骨前肌，切除胫骨前肌上份残端的肌纤维，沿胫前动脉向上找出向内上行于胫骨前肌深面、紧贴胫骨外侧髁的胫前返动脉（与胫前返神经伴行），两者分支分布于膝关节。

3）在小腿下份腓骨内侧纵切伸肌上支持带，于第3腓骨肌外侧，找出腓动脉的穿支该支有时粗大，可代替足背动脉。

（3）解剖腓浅神经、腓深神经

1）在腓骨颈外侧找出腓总神经，观察其绕过腓骨颈前面，穿入腓骨长肌深面，并分成三个分支：胫前返神经、腓浅神经、腓深神经。

2）先将尖头镊沿腓总神经方向向前插入腓骨长肌，顺腓总神经的走向切断该肌暴露上述三条神经。胫前返神经与胫前返动脉伴行；腓浅神经在腓骨长、短肌之间下行，观察其支配两肌的肌支以及在小腿前外侧中、下1/3交界处穿出深筋膜，分为内、外两支的情况。

3）沿胫前动脉（小腿前群肌深面）寻找和修洁伴行的腓深神经达足背。

4.解剖足背的深层结构　清理踇长伸肌腱、趾长伸肌腱，并找出其深面的短伸肌、趾短伸肌。于足趾根部切断踇长、短伸肌腱及趾长短伸肌腱，翻向近侧。于踝关节前方找出腓深神经。再找出与腓深神经伴行的足背动脉和足背静脉，追踪该动脉至第1跖间隙近侧端，寻找发出的第1跖背动脉和足底深支。

三、解剖臀区及股后区

（一）切口

1.上切口　从髂前上棘起始沿髂嵴切到髂后上棘，再向内

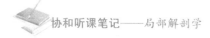

侧切至骶部正中。

2. 正中切口　由上切口内侧端沿骶部正中垂直向下切至尾骨尖。

3. 下切口　继续沿臀沟至臀部外侧做一弧形切口。

4. 膝下切口　过腘窝下方（相当于胫骨粗隆水平）做一横切口。

5. 股后纵切口　由第3切口中点向下沿股后正中线纵切至膝下切口。

（二）层次解剖

1. 解剖浅筋膜内结构　于髂嵴上方、竖脊肌外缘，浅筋膜内寻找由第1~3腰神经后支发出的皮神经，即臀上皮神经，并向下追踪至臀上部。在臀大肌下缘中点附近寻找从下向上的臀下皮神经2~3支（为股后皮神经的分支）。有时这些神经不易找到，不必花费过多时间去解剖，去除剩余浅筋膜。股后部浅筋膜中无重要结构，可直接去除。

2. 观察深筋膜。

3. 解剖深层结构

（1）解剖臀大肌及股后皮神经：在臀大肌下缘与股二头肌相交处，纵行切开深筋膜直达腘窝。在深筋膜的深面，寻找股后皮神经。确认并修洁臀大肌上、下缘。沿臀大肌起点约2cm处弧形切开臀大肌。最好在未切断该肌之前先用手指伸入臀大肌的深面，尽可能地将其与深层结构分离，边分边切。臀大肌切开后向两侧翻开，用镊子清理进入臀大肌上部的臀上动、静脉的浅支，以及进入臀大肌下部的臀下动、静脉和神经。将臀大肌向外侧翻开，有时可见此肌与股骨大转子之间的滑液囊，戳破此囊有黏液淌出。

（2）解剖出入梨状肌上孔的血管和神经及臀部肌：清理梨

状肌上缘，使之与臀中肌分离，清理并切断臀中肌中份，将此肌翻开即可见臀小肌。在梨状肌的内上方寻找由梨状肌上孔穿出的臀上动脉、静脉和臀上神经并修洁。臀上动脉分浅、深两支，浅支分布至臀大肌，深支伴臀上神经分布至臀中小肌。

（3）解剖出入梨状肌下孔的血管和神经：在梨状肌下方可见粗大的坐骨神经，其内侧为股后皮神经，再内侧为臀下动静脉和臀下神经，它们分布至臀大肌，依次解剖和修洁这些神经、血管，并保留。在最内侧解剖出阴部内动、静脉和阴部神经，它们行径隐蔽，出梨状肌下孔后，立即进入坐骨小孔，然后走向坐骨肛门窝至会阴部。

（4）观察坐骨神经的行径及其深面的肌：清理坐骨神经周围结缔组织，可见该神经自梨状肌下孔穿出后（有时在梨状肌上缘或梨状肌中穿出）在坐骨结节与大转子连线中点偏内下行。在臀大肌下缘与股二头肌长头之间坐骨神经位置表浅。提起坐骨神经，在其深面由上而下清理上孖肌、闭孔内肌腱、下孖肌和股方肌。垂直切断股方肌并翻开，可见其深面的闭孔外肌。

（5）观察股后区的肌及神经和血管：分别修洁半腱肌、半膜肌和股二头肌。在股二头肌深面，追踪坐骨神经及支配股后群肌和部分大收肌的肌支。在坐骨神经深面寻找股深动脉发出的穿动脉，观察其穿过短收肌、大收肌并分支营养股后区肌的情况。

四、解剖腘窝及小腿后区

（一）切口

1. 在腘窝下缘已有一横切口。

2. 于内、外踝水平过踝关节后方做一横切口（不宜过深）。

3. 沿小腿后区正中做一纵切口，与切口1、2相连。将小腿皮肤翻向两侧

4. 由切口 2 中点做一垂直切口，直达足跟，把皮肤尽量向两侧翻开。

（二）层次解剖

1. **解剖浅筋膜内结构** 在外踝后下方的浅筋膜中解剖出小隐静脉及伴行的腓肠神经，向上追踪，直至穿入腘窝的深筋膜为止。小心清除小腿后面及腘窝的浅筋膜，注意小隐静脉穿入腘筋膜的位置，观察在小腿后面中、下份，小隐静脉是否有穿支与深静脉交通，大、小隐静脉之间是否有吻合支。沿腓肠神经向上解剖，于小腿后正中线深筋膜深面，可找到腓肠内侧皮神经（起自胫神经）。在腓骨头后方约 5cm 处找出由腓总神经发出的腓肠外侧皮神经，观察两者合并共同形成腓肠神经。

2. **解剖深筋膜** 切开厚而坚韧的腘筋膜，在小隐静脉末端附近，有时可见 1~2 个腘淋巴结，看到后除去。然后修洁腘窝边界的肌，同时修去小腿后区的深筋膜。

3. **解剖深层结构**

（1）观察腘窝境界：观察腘窝上内侧界的半膜肌、半腱肌，上外侧界的股二头肌。下内、下外侧界的腓肠肌内、外侧头，并修洁。

（2）解剖腘窝中的血管和神经：清理股二头肌内侧缘，找出腓总神经，追踪至窝外侧角，可见其在腓骨头下方绕腓骨颈向前穿入腓骨长肌（至小腿前外侧面的部分已解剖）。在窝中线清理胫神经，可见其发分支到小腿三头肌，还有若干关节支。

用木枕垫在踝关节前方，使小腿后群肌放松。先清理腓肠肌的内、外侧头，以刀柄插入内、外两头的深面，使之与跖肌、比目鱼肌及腘肌分开。将腓肠肌内、外侧头从起点下约 5cm 处（胫神经分支穿入点以下）切断，将该肌翻向下方，然后小心切开包裹腘动、静脉的筋膜鞘。暴露腘静脉，并拉向一侧其深面为腘动脉。

解剖腘动脉在腘窝发出的 5 条关节支：①膝上内侧动脉。②膝上外侧动脉。③膝中动脉。④膝下外侧动脉。⑤膝下内侧动脉。

（3）解剖小腿后区的肌及血管和神经：修洁比目鱼肌。仔细解剖穿过其上缘倒 U 形腱弓的胫神经、胫后动脉、胫后静脉。沿腱弓切断比目鱼肌内侧份，翻向外侧。可见该肌深面为小腿深筋膜隔，分隔小腿后面浅、深两群肌，观察后将此筋膜清除。然后切开腘肌表面的筋膜，显露腘肌。辨认胫骨后肌（中间）、趾长屈肌（胫侧）、踇长屈肌（腓侧）并修洁之，注意三者在内踝上、下位置关系的变化。

在胫骨后肌表面清理胫后动、静脉及胫神经。在腘肌下缘，观察腘动脉分成胫前、后动脉。解剖胫前动脉及伴行静脉直至穿骨间膜为止。清理胫后动脉及其肌支，追踪至屈肌支持带深面。在腘肌下缘胫后动脉起点稍下方寻找腓动脉及伴行静脉，沿腓骨内侧缘向下追踪至腓骨肌支持带深面。观察胫神经在小腿后面的分支，向下追踪至屈肌支持带深面。

（4）解剖踝管及其内容：在内踝与跟骨之间切开屈肌支持带，打开踝管，观察支持带向深面发出的纤维隔和形成的四个骨纤维管。解剖踝管内结构，从前向后依次为胫骨后肌腱、趾长屈肌腱、胫后动脉及伴行静脉、胫神经、踇长屈肌腱等。

五、解剖足底

（一）切口

1. 从足跟沿足底正中线纵切至中趾的趾端。
2. 沿趾根从足底外侧横切至足底内侧。

（二）层次解剖

1. 解剖足底浅、深筋膜　修去浅筋膜，注意其内的脂肪及纤维束结实，趾蹼处横行纤维发达解剖深筋膜，可见内侧部最薄，外侧部较厚，中间部最厚，即足底筋膜。修去内、外侧部，保留足底腱膜，注意勿损伤深面的结构。观察足底腱膜向前分裂成五束，终于5趾，两侧向深部发出内、外侧肌间隔，附于第1、5跖骨。于趾蹼处沿趾间隙纵行切开足底腱膜，清除脂肪组织，寻找通向趾部的神经和血管。

2. 解剖足底浅层肌及血管和神经　在跟骨前方5cm处，横断足底腱膜，割断内、外侧肌间隔，向远侧翻起，注意勿损伤深面的结构。从内向外修洁踇展肌、趾短屈肌、小趾展肌，解剖出其间的足底内、外侧神经及血管。

3. 解剖足底中层肌及血管和神经　在中部切断趾短屈肌，翻向远侧，暴露踇长屈肌腱及趾长屈肌腱。观察两肌腱在足底内侧相互交叉。进一步查看足底方肌及四个蚓状肌。观察走在足底方肌浅面的足底外侧神经、血管及其分支；观察走在踇展肌与趾短屈肌之间的足底内侧神经、血管及其分支。

4. 解剖足底深层肌及血管和神经　在跟结节前方切断足底方肌、趾长屈肌腱及踇长屈肌腱，翻向远侧，暴露踇短屈肌、踇收肌、小趾短屈肌。在足底内侧切断展肌起端，翻向远侧，露出胫骨后肌腱。在足底外侧切断小趾展肌止端，翻向近侧，露出腓骨长肌腱。检查两肌腱的止点。切断踇收肌斜头及横头起端，翻向远侧，露出足底动脉弓、足底外侧神经深支，以及三个骨间足底肌和四个骨间背侧肌。

第八节　临床病例分析

病例：

女性，36岁。主诉站立或行走过久时，左内踝后部疼痛不适，休息后即可缓解。最近5天病情加重，上述症状反复出现，发作时间延长，左足跟内侧与足底麻木，有蚁行感。既往有左踝关节扭伤史。体格检查：左足趾皮肤干燥、发亮，汗毛脱落，足部肌萎缩。用手轻叩左内踝后方，足底部刺感加剧，足极度被伸展时加重。结合影像学检查，诊断为左踝管综合征。

临床解剖学问题：

1. 踝管综合征可累及哪些结构？

2. 请用解剖学知识解释出现这些症状的原因。

解答：

1. 踝管位于踝关节内侧，踝管内通过的结构包括胫骨后肌腱及腱鞘、趾长屈肌腱及腱鞘、胫后血管、胫神经、蹞长屈肌腱及腱鞘。因此患踝管综合征时上述结构将被累及。

2. 踝关节内侧反复扭伤，使踝管内肌腱产生摩擦而形成腱鞘炎，腱鞘肿胀、肥厚，从而使踝管相对狭窄，由于管内压力增高，产生胫神经受压等症状。而胫神经穿踝管至足底，随即分为内、外侧神经。因此产生了足底麻木、蚁行感等症状。

 精选习题

1. 大隐静脉切开常用的部位是

    A. 内踝前方 1cm 处

    B. 内踝后方 1cm 处

    C. 内踝上方 1cm 处

    D. 内踝下方 1cm 处

    E. 内踝最高点处

2. 呈 Y 形的韧带是

    A. 腓骨肌上支持带

    B. 腓骨肌下支持带

    C. 伸肌上支持带

    D. 伸肌下支持带

    E. 屈肌支持带

3. 足下垂及不能伸趾是因为损伤了

    A. 胫神经

    B. 腓浅神经

    C. 腓深神经

    D. 腓肠神经

    E. 隐神经

4. 关于腓肠神经的描述，哪项是正确的

    A. 终支为足背内侧皮神经

B. 终支为足背外侧皮神经

C. 终支为足背中间皮神经

D. 分布于小腿前区下部

E. 分布于足内侧缘

5. 腹股沟浅淋巴结收纳范围中不包括

A. 会阴

B. 全腹壁

C. 肛管及外生殖器

D. 下肢

E. 臀区

参考答案：1. A　2. D　3. C
　　　　　4. B　5. B